AF509515

MATIERE MÉDICALE,

TOME SECOND,

Contenant les Sections IV. V. VI. VII. VIII. IX. X. XI.

MATIERE MÉDICALE,

TRADUITE DU LATIN

DE M. J. FR. CARTHEUSER,

AUGMENTÉE

D'UNE TABLE RAISONNÉE,

& d'une Introduction à la Matiere Médicinale.

TOME SECOND.

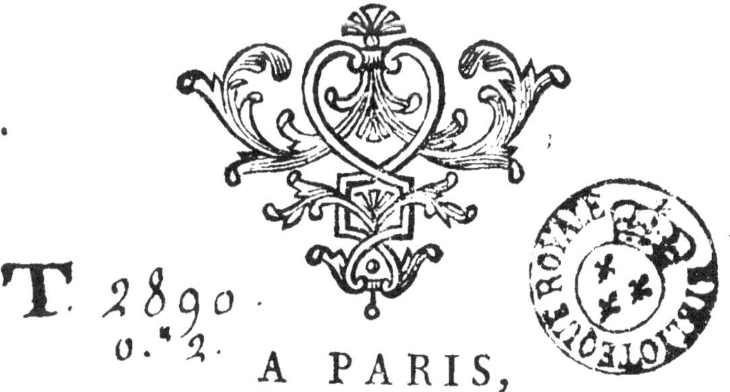

T. 2890.
o. 2.

A PARIS,

Chez **BRIASSON**, Libraire, rue Saint Jacques, à la Science.

M. DCC. LV.
Avec Approbation & Privilége du Roi.

MATIERE MÉDICALE.

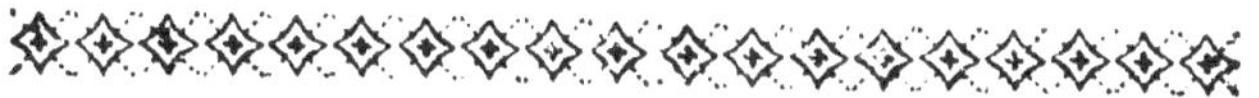

CHAPITRE PREMIER.

De la difference, de la nature & de l'origine des sels alkalis fixes.

§. I.

LES *Sels alkalis*, ou plutôt les *alkalis* en gé-néral, sont divisés en *fixes* ou *lixiviels*, & en *volatils* ou *urineux*. Les Alkalis fixes dont nous allons parler en premier lieu, font sentir sur la langue une saveur âcre, brûlante, que l'on peut beaucoup mieux & plus exactement connoître en les goûtant, que par tout ce qu'on en pourroit dire;

Section IV.   A

ils se dissoudent très-facilement dans l'eau, &
même lorsqu'on les a dépouillés de toute leur humidité par une calcination violente, & qu'ils sont
devenus par ce moyen très-secs & très-altérés. Ils
s'imbibent sur le champ de l'eau qui nage dans l'air
sous la forme de vapeurs, & se résolvent enfin en
une liqueur aqueuse & grasse au toucher. Par
exemple, une seule once de tartre très-sec, suivant
l'observation de *Boerhaave*, peut successivement
absorber & pomper de l'air environ trois onces
d'eau. Voici comme il a constaté ce fait. Il a mis
deux onces & un gros de sel de tartre, qu'il avoit
desséché à un si grand feu, que ce sel étoit en fusion ; il a mis, dis-je, ce sel dans un vaisseau de
verre qu'il a placé dans un endroit élevé & sec, &
où il l'a laissé depuis le 17 Janvier jusqu'au 20 du
même mois. Il a ensuite observé que le poids de
l'alkali du tartre étoit augmenté de trois gros &
demi. L'y ayant laissé ensuite plus long-tems, le
poids s'en augmenta tous les jours jusqu'à ce qu'enfin le sel fût parfaitement dissout en liqueur. Les
vapeurs aëriennes s'insinuent si promptement dans
cet alkali, qu'à peine l'a-t'on retiré du feu, versé
dans le vase qu'on bouche sur le champ de son
couvercle, qu'il ne laisse pas dans ce léger intervalle de s'imbiber de quelque humidité.

Quelques-uns dérivent le mot *Alkali* de l'arti-
cle Arabe *al* & de *kali* sel, ou mieux encore d'une

plante très-connue fous le nom de *Kali* , des cendres de laquelle on prépare en très-grande quantité dans differens pays le fel lixiviel très-connu ,
qu'on appelle ordinairement la foude. D'autres
penfent que ce fel fut nommé autrefois *Sal Kali* ,
qu'on en retrancha enfuite l'*S* , & que de ces deux
mots joints enfemble on en forma le mot *Alkali*.

Quant au mot *lixiviel* , *Boerhaave* dit qu'il
dénote la *cendre du feu* , & c'eft de là que les
fels tirés des cendres s'appellent *lixiviels* ou *lixi-
vieux*.

§. I I.

Quoique les fels alkalis fixes fe diffolvent facilement lorfqu'ils font expofés à l'humidité , ils
font néanmoins très-fixes dans le feu , & on ne les
fait fondre qu'au moyen du feu le plus violent. Du
refte, ils font effervefcence avec toutes fortes d'a-
cides ; & le bouillonnement paffé , ils forment avec
cet acide un fel moyen qui fe criftalife facilement.
Si on les ajoûte au fel ammoniac diffout dans de
l'eau, le principe acide , urineux & réfineux fe
fépare, & la partie urineufe volatile s'éleve en
partie fous la forme de fel fec & en partie fous celle
d'efprit. L'acide s'unit à l'alkali fixe, & il en réfulte un nouveau fel moyen bien plus fixe dans le
feu que le fel ammoniac. Ils donnent la couleur
verte au fyrop de violette, & ils font prendre une
couleur purpurine à la teinture aqueufe très-rouge

du bois de Brefil. Ils précipitent le mercure fublimé diffout dans de l'eau fimple fous la forme d'une
chaux orangée. Ils réfolvent & étendent les corps
fulphureux bitumineux, ou au moins ils en facilitent beaucoup la diffolution. Si on les unit à des
menftruës appropriés, ils fe réuniffent avec les
huiles étherées en une maffe grumeufe & en forme
de favon, & ils forment avec les onctueux & les
graiffes des animaux des favons parfaits. Cette
concrétion néanmoins n'empêche pas la diffolution
des huiles étherées dans un efprit inflammable très-
rectifié, ils la facilitent au contraire. On a remarqué fort fouvent que les alkalis les plus purs, les
plus fecs, les plus âcres, les plus altérés & les plus
chauds à la fortie du feu, mêlés avec l'alkool le plus
parfait, l'abforbent & l'embraffent très-étroitement. Il ne doit plus y avoir de phlegme, autrement l'alkali attireroit fur le champ cette partie
aqueufe & repoufferoit l'alkool.

§. I I I.

Les fels alkalis fixes ou lixiviels font, comme
je l'ai dit en paffant ci-deffus, compofés de terre
foluble, d'un fel acide & d'un peu de matiere
inflammable, tantôt plus fixe, tantôt plus épaiffe,
huileufe & onctueufe, très-étroitement unie aux
autres principes au moyen d'un feu violent. La
terre domine de beaucoup dans leur compofition,
comme le confirme l'expérience fuivante. On

diſſout un ſel alkali fixe quelconque dans de l'eau ſimple, on filtre à pluſieurs repriſe, & on purifie parfaitement la diſſolution juſqu'à ce qu'elle ſoit tranſparente. On fait évaporer & deſſécher l'alkali, on le met fondre dans un creuſet en y renverſant deſſus un autre pour le fermer exactement. On l'expoſe enſuite à l'air pour la faire tomber en dé-faillance. Ainſi il s'amaſſe inſenſiblement au fond une poudre blanchâtre, au-deſſous de la liqueur tranſparente. Si on l'ôte & qu'on le faſſe reſécher, on obſerve que ce n'eſt qu'une vraye terre fort ſemblable à celle que l'on tire des cendres des plantes. Lorſqu'on réitere pluſieurs fois cette opé-ration, & qu'on décante la liqueur tranſparente pour la faire évaporer juſqu'à ſiccité, la maſſe ſé-che, ſaline, ſe diſſout, ſe fond, tombe d'elle-même en défaillance & redevient fluide. Il reſtera toujours une portion de terre au fond, de façon que toute la maſſe du ſel dégénere en cette eſpéce de terre ſimple, ſi on en excepte la partie vérita-blement ſaline onctueuſe inflammable, qui à force d'être deſſéchée, fondue & diſſoute, abandonne enfin inſenſiblement ſa matrice terreuſe & s'éva-pore; perte qui ſe manifeſte très-ſenſiblement par la diminution du poids de la matiere d'où il ſort.

§. I V.

Nous pourrions rapporter ici les differentes ex-périences au moyen deſquelles on peut dévelopex

les autres principes des fels alkalis ; mais pour ne
pas paroître diffus, je rapporterai fimplement celles
qui peuvent fuffire ici : par exemple , fi on jette
fucceffivement de la poudre de charbon fur du nitre en fufion dans un creufet , il fe fait à chaque
fois qu'on la jette une détonation ; mais une fois
qu'on en a mis une quantité fuffifante & que les
détonations ceffent , il refte un corps parfaitement
alkali qu'on appelle nitre fixé , & lorfqu'on laiffe
tomber ce corps en défaillance dans un lieu un peu
humide , ils forment l'alka-eft de *Glauber*. Le
nitre en dégénerant en fel alkali, fournit une terre
& un acide , & les charbons fourniffent de la terre
& un principe inflammable très-fubtil ; on peut
parvenir au même but en fe fervant au lieu de
poudre de charbon d'une égale quantité de tartre
de vin pulvérifé ; ou bien , on broye l'une &
l'autre matiere dans un mortier , & après les avoir
exactement mêlées enfemble , on les met par
cueillerée dans un creufet rouge. Bien plus, le tartre lui feul , le feul jus de citron épaiffi , le fel gras
effentiel des plantes , les autres corps fenfibles ,
chargés de terre , d'un fel acide & d'une fubftance
inflammable , fe changent par la combuftion &
par une calcination violente en fels alkalis fixes
d'autant plus parfaits qu'ils contiennent chaque
élément néceffaire à la compofition de l'alkali
fixe, de même que la plûpart des plantes , furtou

des ameres, des cendres defquelles on retire par la leffive un alkali fixe.

§. V.

Il arrive le contraire, fans qu'on puiffe parvenir à fon but , quand la partie onctueufe-inflammable , ou l'acide manque entiérement dans les corps que l'on brûle, ou qu'on en a privé le corps à alkalifer avant la calcination , en l'extrayant avec l'efprit de vin ou avec l'eau fimple. Prenez par exemple quatre livres d'abfynthe , pilez-la , & verfez deffus à plufieurs reprifes de l'efprit de vin très-rectifié , jufqu'à ce que vous en ayez retiré la fubftance huileufe-réfineufe colorante ; faites enfuite brûler la plante , & vous retirerez de ces cendres , au moyen de la leffive un fel alkali ; vous en aurez environ une once de fel fec, au lieu qu'une pareille quantité d'abfynthe qui n'auroit point été dépouillée de fon principe inflammable en eût fourni deux onces & demi ; ou bien , après avoir tiré l'huile & la réfine de cette plante, verfez à plufieurs reprifes de l'eau deffus pour en détacher auffi la fubftance faline & gommeufe , & le refte alors donnera à peine dix-neuf ou vingt grains de fel alkali fixe ; d'où il eft manifeftement conftaté que la terre feule ni l'acide ne peuvent produire un fel alkali ; mais qu'il faut auffi dans la compofition de ce fel une matiere onctueufe-inflammable très-néceffaire, & qui fe perfectionne au moyen

d'un feu violent. Tous les corps qui fourniſſent une
quantité aſſez conſidérable de ſel alkali fixe, ne
ſont plus propres à cet effet une fois qu'on les a
fait pourrir, ou qu'ils ſe ſont pourris d'eux-mêmes,
parce que le mouvement de la pourriture ne produit point d'alkali fixe, mais toujours des volatils
urineux.

§. VI.

Le ſel alkali fixe parfait, n'eſt que le produit
d'un feu violent ; c'eſt - là pourquoi il n'entre
jamais naturellement dans la compoſition des animaux, des végétaux, ni même des minéraux, ſi
on excepte le ſel commun, les eaux minérales
chaudes & les autres eaux de cette eſpéce. En effet,
toutes les autres concrétions que l'on trouve dans
differens endroits & qui ſont en quelque façon
analogues au ſel alkali, ne ſont que de pures terres
alkalines, qui, à la vérité, ſont efferveſſence avec
les acides, mais ne forment jamais avec eux un ſel
moyen parfait, & ne produiſent ſimplement qu'un
corps terreux ſalin : outre cela, le ſel alkli fixe qui
ſe trouve dans les eaux minérales chaudes, les
froides, & les eaux de fontaine minérales, ſont
formées par les feux ſouterrains plus violens aux
environs des montagnes, des colines & des endroits des champs qui vomiſſent le feu ; ou plus
tranquilles dans les nids & les couches de pyrrites
graſſes, qui s'échauffent peut-être lorſqu'elles ſont
humectées,

humectées, & qui vomiffent des flammes lorfqu'elles viennent à être expofées à un air libre. Il
fe trouve donc dans ces endroits une caufe formelle ; ils ont donc auffi les matieres néceffaires pour
former les alkalis fixes, & par conféquent on ne
doit point s'étonner qu'il s'y forme réellement des
alkalis.

Jean Otto Helbigius rapporte que dans le
Royaume de Coromandel, près de la Ville de
Tegnopatana, proche de la mer, dans un fole fa-
bloneux, les habitans y ramaffent tous les jours le
matin une certaine terre d'un jaune cendré ; le
vulgaire croit qu'elle y pouffe pendant la nuit.
Ils en font une leffive qu'ils animent avec la chaux
vive, ils y mêlent des couleurs qu'ils tirent des
fucs des végétaux pour peindre enfuite leurs in-
diennes. Le même Auteur afsûre que cette terre
eft chargée d'un fel alkali naturel, & que lorfqu'on la laiffe pendant quelque tems dans l'endroit où elle fe produit, elle altere le nitre aërien
& fe change enfin d'elle-même en nitre ; fi cela
étoit bien conftaté, il en réfulteroit une grande
oppofition à ce que nous avons dit ci-devant ; mais
je fuis très-perfuadé qu'*Helbigius* s'en eft fié trop
aveuglément à ce que lui en ont dit les créoles,
que sûrement il n'a pas fait les recherches convenables pour s'afsûrer de la nature de cette concrétion minérale ; que par conféquent il a pu être

trompé, comme il l'a été effectivement.

§. VII.

Les sels alkalis fixes, parfaits & très-purs, différent peu les uns des autres quant à leur caractere & leurs effets, surtout en médecine, excepté que ceux qui ont été formés d'un acide & d'une terre minérale, font un peu plus âcres que ceux qui tirent leurs principes des végétaux. Outre cela, il y a encore une très-légere difference à faire, que l'on observe assez souvent, & qui dépend ordinairement des hétérogênes inhérens aux matieres qui les forment, aux molécules de la nature du charbon, de la suye & de l'huile, ou d'une calcination imparfaite, qui laisse très-souvent entieres les particules du sel moyen, ou de quelqu'autre substance que l'on a employée pour leur composition. Ceci s'observe très-fréquemment dans le nitre fixé. En effet, lorsque l'on verse l'acide vitriolique sur ce sel, il s'en éleve ordinairement une vapeur acide, nitreuse, d'un rouge jaunâtre, si toutes les molécules du nitre n'ont pas été parfaitement alkalisées pendant la détonation, mais qu'elles soient restées encore entieres, puisque cette vapeur ne s'éleve jamais lorsque toutes les molécules du nitre se sont parfaitement alkalisées.

CHAPITRE II.

De la maniere d'opérer & des vertus médicinales
des sels alkalis fixes.

§. I.

LEs sels alkalis fixes, tant liquides que secs, donnés en quantité convenable, aiguillonnent légérement les parties solides du corps, détruisent puissamment toutes sortes d'acides, surtout ceux des premieres voyes ; & moyennant un changement vif qui se fait, il s'en produit des sels moyens. Comme le savon, ils détergent les impuretés acides & pituiteuses des premieres voyes, surtout si la matiere muqueuse & grasse s'unit étroitement avec eux. Ils corrigent la viscosité & l'inertie de la bile en l'atténuant. Ils dissolvent le sang, la lymphe & les autres humeurs qui péchent par leur épaisseur & leur mucosité, & ils leur donnent de nouveau leur premiere fluidité. On ne doit donc point douter qu'ils ouvrent les conduits & les vaisseaux de tous genres, bouchés & obstrués par des matieres visqueuses & tenaces, ou acides & tartareuses. Ils facilitent les excrétions, surtout à travers les reins & par les pores de la peau, & ils raréfient les parties urineuses, huileuses & inflammables du sang. A ces effets doivent par conséquent succéder de près l'exaltation de la couleur purpu‑

rine du fang, une plus grande production du fel
urineux, & une augmentation confidérable de la
chaleur.

La bile cyftique du bœuf, faine & affez fluide,
fe coagule fur le champ lorfqu'on verfe deffus de
l'huile de vitriol ; elle devient pâle & puante, elle
perd de fon amertume, & enfin fa matiere très-
muqueufe tombe au fond, & l'eau qui furnage
devient très-transparente. L'eau forte la coagule
auffi très-promptement, & ce caillot qui fe forme
eft denfe, verdâtre, très-amer, & quelques jours
après d'une confiftence d'emplâtre & de réfine, &
d'une couleur de verd très-foncé. L'efprit de fel &
tous les autres acides la coagulent, & le coagulum
a plus ou moins de confiftence, fuivant que l'âcre
des acides eft plus ou moins fort. Si l'on verfe fur
le coagulum une fuffifante quantité d'un alkali
quelconque, fluide, fixe ou volatile, il fait fur le
champ efferveftence enfemble, & la bile reprend
fa premiere fluidité, fa faveur & fa couleur naturelle

Jean Hummelius rapporte que fi l'on mêle au
fang, immédiatement après qu'il eft tiré, un peu
de fel de tartre ou de cendre gravelée, il s'en éleve
fur le champ une odeur urineufe foible. En effet,
on regarde ordinairement comme ammoniacal le
fel très-fubtil qui entre dans la compofition naturelle du fang & de fa partie gélatineufe.

Il n'est plus aujourd'hui de Chymistes qui ne sçachent qu'un sel ammoniacal quelconque, lâche sur le champ sa portion urineuse, si-tôt qu'on le joint à quelqu'alkali fixe, surtout si on les a dissous dans de l'eau avant de les mêler ensemble. Il ne faut donc point s'étonner que les alkalis fixes pris intérieurement en trop grande dose, produisent une trop grande quantité de sel urineux dans la masse du sang, & que par cette raison ils n'augmentent considérablement sa chaleur, sa fluidité & la transpiration de la peau. On doit être encore moins surpris de ce que, lorsqu'on en use en trop grande quantité, ils causent une dissolution nuisible & putride des humeurs.

§. II.

Toutes ces vertus générales des sels alkalis fixes, font que lorsqu'on les employe à propos, ils sont d'un secours prompt & sûr contre les poisons caustiques, minéraux, dans les maladies d'estomac & des intestins, produites par une grande quantité de saburre pituiteuse, & même lorsqu'on en use avec prudence dans le commencement des fiévres quotidiennes & quartes. Ils détruisent les viscosités & l'inertie de la bile, & quelquefois même la cachexie histérique qui en résulte. Ils produisent aussi d'excellens effets dans la cachexie pituiteuse, l'asthme, l'obstruction du foye, de la ratte, des reins, de la matrice, toutes les fois que ces mala-

B iij

dies proviennent d'une semblable matiere acide-muqueuse-tartareuse, ou de l'épaississement du sang, ou de la coagulation de la lymphe; ils ne sont pas d'un foible secours dans la cachexie ordinaire, la leucophlegmatie, la néphretique pituiteuse, & autres maladies semblables.

§. I I I.

Lorsqu'on use à propos, modérément & avec circonspection de ces sortes de sels, on en retire de très-grands avantages; lorsqu'au contraire on en abuse, il en peut résulter de très-grands dommages. En effet, si on les fait prendre mal-à-propos & en trop grande quantité, ils ôtent l'appétit, détruisent la sistase naturelle des humeurs, concourent à une production plus abondante de sel urineux, disposent, comme nous l'avons dit cidevant, à une dissolution putride, allument des feux prêter-naturels & même febriles dans le sang. Ils occasionnent ordinairement beaucoup de dommage, lorsqu'on les fait prendre imprudemment dans des maladies chaudes; par exemple, dans des fiévres continues, bilieuses, ardentes, inflammatoires, exanthématiques, lentes, hectiques & malignes; dans l'ictere, les hémorragies violentes, après la colere, dans des congestions de sang & dans toutes les autres maladies qui dépendent de la résolution violente des humeurs, de leur commotion, de leur orgasme, ou de leur intemperie.

bilieuse, ou de leur intemperie huileuse, réfineu-
se, putride.

§. IV.

On peut aiguiser la vertu échaufante, sudorifi-
que, diurétique & purisiante des sels alkalis, en y
joignant quelque substance sulphureuse ou bitu-
mineuse minérale, ou huileuse & résineuse végé-
tale, comme le prouvent entr'autres les teintures
ordinaires, sulphureuses, alkalines & antimonia-
les ; parce qu'alors ils poussent, comme on le
sçait par expérience, plus fortement par les sueurs,
& qu'ils ont beaucoup plus d'efficacité que les
alkalis purs & solitaires, contre la galle, la teigne,
la lépre, la vérole, la gonorrhée virulente, la néphretique pituiteuse, la cachexie, &c.

CHAPITRE III.

De la nature, de la différence & de l'origine des sels alkalis volatils.

§. I.

LEs sels alkalis urineux se distinguent des alkalis fixes, non-seulement par la subtilité, la
mobilité & la volatilité de leurs parties ; mais encore par d'autres propriétés & quelques effets particuliers. En effet, quoique les alkalis urineux,
de même que les fixes, fassent effervescence avec
un acide quelconque ; néanmoins ils ne forment

B iiij

jamais avec lui un fel falé, vulgaire, rélativemenꞇ
plus fixe; mais ils dégénerent en un fel ammoniacal, qui devient volatil lorſqu'on l'expoſe à un feu
violent, & le précipité qu'il donne lorſqu'on les
verſe ſur la diſſolution de mercure ſublimé, eſt
blanc au lieu d'être orangé. Outre cela, ils rendent
bleue la diſſolution de cuivre; ils raréfient les huileux & les ſulphureux inflammables ſubtils, plus
que les alkalis fixes; ils donnent au ſang une couleur bien plus vive; ils l'agitent fortement de
même que toutes les autres humeurs & le diſſou-
dent en l'agitant. Nous devons auſſi obſerver que
l'eſprit urineux très-concentré produit ſur le
champ, lorſqu'on le mêle avec l'eſprit de vin, un
coagulum *(Offa Helmonti)*, quoique l'un & l'autre
ayent un mouvement inteſtin très-vif, & qu'ils
ſoient l'un & l'autre très-enclins à l'évaporation.

§. I I.

La légere difference qui s'obſerve entre la nature
ſpécifique des alkalis volatils, ne dépend pas de
leur partie véritablement ſaline, mais d'une huile
ſpécifique, nichée dans leurs pores; c'eſt-là pourquoi on peut en ajoûtant diverſes huiles, ſurtout
empireumatiques, au ſel volatil ammoniac le plus
pur de tous ceux que l'on puiſſe trouver dans les
boutiques, préparer differens ſels volatils tous
également naturels, c'eſt-à-dire, tirés de leur
propre ſubſtance, & ils ne forment qu'un ſeul

& même fel qu'on ne peut plus diftinguer du fel
volatil ammoniac ordinaire , une fois qu'on l'a
parfaitement purifié par une nouvelle fublimation
avec l'alkali fixe ou avec quelque terre alkaline ,
& lorfqu'on les a entiérement dépouillés de rechef
de leur fubftance huileufe au moyen d'une digeftion répetée , & après l'en avoir tirée à plufieurs
reprifes avec l'efprit de vin très-déphlegmé.

Il n'y a , dit *Hoffmann*, qu'un feul fel volatil dans
tout le régne des animaux ; la vertu fpécifique de
ce fel , fa faveur & fon odeur, dépendent uniquement de l'huile qui entre dans fa compofition. Or
comme on peut préparer avec le fel ammoniac un
fel volatil très-pur , privé entiérement d'huile , on
doit comprendre par-là comment il eft poffible
enfuite , en joignant à ce fel une huile empireumatique quelconque & en le fublimant , d'en faire un
alkali volatil de la nature de l'huile qu'on aura fait
entrer dans le mêlange. En effet , toutes les fois
qu'on verfe fur le vrai fel volatil de corne de cerf
de l'efprit de vin très-rectifié , & qu'après y en avoir
verfé à plufieurs reprifes , on en a tiré la partie huileufe ; qu'enfuite on mêle le refte avec la corne de
cerf brûlée ou le fel de tartre , qu'on la fublime de
nouveau pour en féparer toute la portion huileufe ,
nous voyons alors s'élever un fel qui n'a prefque
pas d'odeur ni de faveur , & qui s'accorde dans tous
fes points avec le fel volatil ammoniac , &c.

§. III.

Les fels alkalis volatils ou urineux , ont les
mêmes principes ou les mêmes parties conftitutives que les fixes , fi ce n'eft que ces principes font
plus fubtils, & qu'il entre dans leur compofition
une plus grande quantité de la fubftance graffe ,
huileufe & inflammable ; c'eft pourquoi fi on y
ajoûte cette fubftance , ou fi par hazard elle fe
mêle & s'unit étroitement à un alkali fixe , cet
alkali peut devenir & devient effectivement au
moyen de la chaleur , fel volatil urineux , comme
le confirment amplement les expériences chymiques fuivantes.

1°. Si l'on ajoûte à un fel alkali très-fec & tiéde ,
une affez grande quantité d'effence de thérébenti-
ne , qu'on puiffe en le porphirifant le réduire en
pulpe , & que l'on faffe diftiller cette maffe après
l'avoir fait digérer dans une cucurbite pendant une
femaine ou deux : on voit d'abord s'élever dans
l'alambic quelques molécules huileufes , puis une
portion confidérable de fel urineux.

2°. Les charbons , comme l'obferve M. *Geoffroi* ,
diftillés au feu de réverbere dans une retorte , ne
rendent qu'un phlegme empireumatique qui ne
donne aucuns fignes d'acide ni d'alkali. Mais fi on
enflâme les charbons en poudre avec une quantité
proportionnée de nitre dans une retorte tubulée ,
il s'éleve pendant la détonation une odeur urineufe

forte , & il paſſe au moyen d'un tuyau adapté ex-près ſur le côté de la retorte , une liqueur ſaline d'une odeur urineuſe, pénétrante, qui a toutes les autres proprietés du ſel alkali volatil, ſi ce n'eſt qu'elle ne fait point une efferveſcence vive avec les acides. Néanmoins le précipité qu'il fait lorſqu'on le mêle dans la ſolution du mercure ſublimé eſt jau-ne, & donne la couleur verte au ſyrop violat & bleue à la diſſolution de cuivre. Il ſe forme une ſemblable liqueur, lorſqu'au lieu de charbon, on jette ſur le nitre du tartre de vin pulvériſé , & les phénomenes qui accompagnent la détonation dans la retorte tubulée, ſont les mêmes.

3°. Si on mêle deux parties de ſel de tartre ſur une d'alun dans une retorte , qu'on adapte à cette retorte un grand récipient , & qu'on faſſe diſtiller le mélange en augmentant le feu par dégrés, il en ſortira d'abord un eſprit urineux , puis un ſel pé-nétrant volatil ſec. On doit néanmoins obſerver qu'il faut diſtiller une grande quantité de ce mê-lange ; par exemple , 2. 3. 4 ou 5 livres pour en tirer une grande quantité de liqueur. Si au lieu d'alun on met ſur les deux parties de ſel de tartre une partie de fleur de ſoufre, & qu'on faſſe fondre ce mélange dans un creuſet, il jette une odeur un peu urineuſe & en même tems réſineuſe, de même que le mélange d'eſprit de ſel ammoniac , & d'huile de ſuccin ou de petrole. Si on fait diſtiller ce mê-

lange dans une retorte de verre, il paſſe dans le
récipient une liqueur forte, ingrate, d'odeur
d'œufs pourris & chargée d'une grande quantité
de ſel volatil urineux. Lorſqu'on prend partie égale
de ſouffre & de ſel de tartre, il s'amaſſe beaucoup
plus de liqueur, qui n'en ſort ordinairement qu'en
très-petite quantité ; & même ſi on diſſout dans
l'eau ce mêlange fondu dans un creuſet, & qu'enfin on diſtille la liqueur après l'avoir laiſſée repoſer pendant quelque tems dans un lieu un peu
chaud, il en ſort une portion beaucoup plus conſidérable d'eſprit urineux.

4°. Si on verſe l'huile de tartre par défaillance
ſur une diſſolution de fer faite avec l'eau-forte, &
ſi concentrée qu'elle ait preſque la conſiſtence d'un
ſyrop, il ſe forme ſur le champ, comme l'obſerve
M. *Lemeri*, un coagulum verdâtre, & il s'en éleve
une odeur urineuſe forte. Toutes les fois que l'on
fait ce mêlange dans une cucurbite, l'odeur urineuſe qui s'en éleve frappe vivement les narines,
& même ce mêlange diſtillé à un feu lent jette une
liqueur très-urineuſe, d'une ſaveur pénétrante,
ſemblable à celle d'eſprit de ſel ammoniac dont
elle differe peu. La petite portion de liquide qui
ſuit cette liqueur ſubtile ſpiritueuſe, lorſqu'on a
pouſſé le mêlange à un feu plus fort, a, à la vérité,
une odeur urineuſe, mais bien plus foible. Elle
fait néanmoins ſentir ſur la langue & les narines

une forte impreſſion d'un âcre ſubtil , & la grande
quantité de chaux qu'elle précipite dans la diſſolution aqueuſe du mercure ſublimé , eſt blanche
comme dans la précédente. La troiſiéme & la quatriéme portion qui s'éleve à meſure qu'on augmente le feu , n'a preſque ni odeur , ni ſaveur , &
donne néanmoins une couleur laiteuſe à la diſſolution de mercure ſublimé , & précipite auſſi un
peu de chaux blanche.

§. I V.

Les ſels natifs urineux ou alkalis volatils , ne ſe
trouvent que dans le ſeul régne animal , & ils y
entre t dans la compoſition du ſang & de la partie
gélatineuſe , de maniere cependant qu'ils y ſont
intimement enveloppés par les parties graſſes &
huileuſes , & forment avec un certain acide ſubtil
un ſel ammoniacal très-tendre , qui peut ſe diſſoudre & ſe détruire par une diſtillation ſéche , à un
feu violent. En effet , on tire de toutes les parties ,
tant ſolides que liquides des animaux , en les faiſant
diſtiller à ſec dans une retorte , un flegme puant ,
un ſel urineux , & une huile empireumatique impregnée auſſi d'un ſel urineux , & il ne reſte qu'u-
ne terre pure encore un peu couverte de parties
fuligineuſes qui la rendent noire. Il y a néanmoins
tout lieu de croire que ce ſel urineux s'eſt révivifié
non-ſeulement par le changement violent du ſel
ammoniac ; mais auſſi en partie pendant la diſtil-

lation de l'acide, qui s'eft violemment féparé du principe urineux & d'une terre très-tendre, & d'une grande quantité de fubftance huileufe graffe, qui fe fo tde nouveau mêlées plus intimement & plus étroitement unies.

§. V.

Il eft plus facile de féparer le fel urieux des parties des animaux, lorfqu'on les a fait pourrir avant cette opération, parce que la pourriture eft la principale caufe productrice des alkalis, & le moyen le plus commun dont fe fert la nature dans la génération ordinaire des fels. En effet, le mouvement lent & inteftin de la pourriture réfout intimement & jufqu'au centre, tous les corps dont la tiffure eft plus ferme, dont la féchereffe & la compofition particuliere ne peut réfifter à ce mouvement, & font entiérement changés, fi on en excepte le peu de terre fixe qui refte, en un fel fétide, puant, volatil & gras, qui s'évapore peu à peu avec le phlegme. Nous obfervons de même que toutes les plantes, furtout celles qui font chargées d'une grande quantité d'acide, d'un principe huileux réfineux, & qui donnent, lorfqu'elles fo t brûlées, beaucoup de fel alkali fixe, ne fourniffent plus de ce fel une fois qu'elles font pourries, mais fimplement un fel urineux gras & puant.

§. V I.

Plufieurs Médecins & Chymiftes cherchent un

fel volatil urineux, même dans le mélange naturel & entier de quelques végétaux pour en prouver l'exiftence. Ils rapportent les vapeurs âcres & piquantes qui s'élévent d'abord de quelques plantes, particuliérement de celles qu'on appelle antifcorbutiques, & ces liqueurs alkalines qu'ils ont tirées au moyen d'une diftillation féche & très-violente de differentes matieres, & même les fucs exprimés feulement fans le fecours du feu de quelques plantes encore fraîches, telle, par exemple, que la *jonbarde* ordinaire. Mais ils fe trompent groffiérement, & fe font laiffés féduire par une analogie trompeufe & des analyfes chymiques peu exactes, ou mal appliquées & mal expliquées. En effet, ces vapeurs qui s'élevent de certaines plantes âcres, n'ont aucun rapport avec celles d'un efprit urineux. On peut au contraire, à beaucoup plus jufte titre & avec bien plus de fûreté, les comparer, comme je le démontrerai évidemment dans fon lieu, aux vapeurs acides & un peu balfamiques qui s'élevent de l'efprit récent de fucre ; quant aux liqueurs & aux fels fecs que l'on a quelquefois tiré de quelques plantes, ceux qui foutiennent le contraire confondent mal-à-propos les produits qu'ils ne doivent qu'à la violence du feu avec les principes naturels des corps, & qui n'ont encore jamais fouffert au feu aucune altération ou autre changement. En effet, que peut-il fe former

plus aifément dans les plantes & dans leurs parties
compofées d'une terre tendre, d'un acide fubtil &
d'une fubftance gommeufe, réfineufe ou craffe, &
de beaucoup d'huile, particuliérement lorfqu'on
les expofe à un feu violent, & que par ce moyen
il fe fait un plus ou moins grand changement de
leurs particules ; que peut-il, dis-je, fe former
plus facilement, qu'un certain fel alkali fixe ou
volatil ? Ceux qui font verfés dans la chymie en
conviendront. La raifon en eft facile à faifir. Les
particules acides & plus ou moins volatiles, incar-
cerées & embarraffées dans une fubftance gommeufe-réfineufe plus fixe, ou huileufe plus grof-
fiere, ne peuvent pas fe dégager, fe développer
& fe débarraffer avec toute la vélocité qu'il convient, & font par ce moyen expofées pendant
plus long-tems à la violence du feu avec les
parties huileufes & réfineufes. Il ne faut donc pas
s'étonner que les parties huileufes & inflammables
deviennent empyreumatiques, & qu'une grande
partie fe mêle avec les acides & les terreux en
certaine proportion, & de maniere qu'il en réfulte
un nouveau fel & même alkali, tantôt fixe, tantôt volatil ou urineux, tel que celui qui provient
le plus fouvent des végétaux àcres dont nous avons
parlé, rélativement cependant à la differente fubtilité naturelle des élémens.

§ VII.

§. VII.

Enfin les expériences des fucs exprimés des plantes, ne font d'aucune reffource pour ceux qui foutiennent le contraire , puifqu'elles ne font appuyées que fur des principes faux & erronés. Pour le prouver, je rapporterai à ce fujet l'expérience que nous a communiqué le fçavant D. *Burghart* ; & après fa defcription , je donnerai le réfultat de fon expérience. Pour ne point amufer le Lecteur, dit-il, de tout le détail de la coagulation, paffons à notre expérience. Prenez une fuffifante quantité de joubarde ordinaire , qui croît fur le toit des maifons ; écrafez-la dans un mortier de marbre , afin d'en pouvoir mieux extraire le fuc, foit à la preffe, ou de toute autre façon ; filtrez à travers un papier le fuc que vous en aurez exprimé, afin de l'avoir plus clair ; il deviendra alors de couleur jaunâtre, pâle, d'un goût amer & enfuite un peu âcre ; mêlez-y enfuite une égale quantité d'efprit de vin rectifié, & vous verrez auffi-tôt tout le fuc de joubarde fe coaguler & fe changer en une efpéce de boüillie très-blanche, entiérement femblable au fain-doux bien lavé ou à la pomade. Le changement de ce fuc de joubarde en boüillie, ou fi vous voulez en onguent, eft un phénomene très-curieux. La couleur, comme nous l'avons dit, en eft très-blanche ; cette mauvaife odeur herbacée fe diffipe en quelque façon fi-tôt qu'on le mêle avec l'efprit de vin ; fon goût, qui étoit auparavant un peu âcre, s'anéantit prefqu'entiérement, excepté qu'il conferve un peu celui d'efprit de vin, il devient d'une confiftence de boüillie très-molle, & point du tout épaiffe. Il eft fi volatil, que fi l'on expofe en plein air une petite quantité de ce coagulum ou de cet onguent, il s'évapore en peu de tems fans qu'il en refte aucun veftige. Le phlegme qui s'en eft féparé par la filtration, eft encore un peu jaunâtre, prefqu'infipide, fans être cependant entiérement dépoüillé de toutes fes parties étrangeres. L'ufage de ce coagulum eft, continue-t'il, en partie phyfique.... Son ufage phyfique eft le plus étendu. Il nous fait connoître une plante chargée d'un certain fel âcre volatil, fur laquelle on a autrefois balancée fous quelle claffe on la devoit ranger, jufqu'à ce que *Wedelius* eût clairement démontré dans deux Mémoires particuliers, le fel volatil des plantes qu'il a découvert dans la guête ou le paftel. Mais l'obfervation de *Wedelius* ne prouve rien ici ; car le fel urineux qu'il a découvert dans le paftel, n'eft que l'effet d'une légere pourriture à laquelle les feüilles de cette plante font expofées, qui n'a conféquemment aucun rapport avec les principes naturels & entiers du paftel. En quoi, foit dit fans l'offenfer, nous croyons notre expérience préférable à la fienne pour démontrer l'exiftence du fel volatil des plantes. En effet, les feüilles de

paſtel doivent eſſuyer une certaine fermentation ,
ou plutô t une certaine putréfaction , auparavant
qu'on en puiſſe tirer le ſel volatil , au lieu que la
joubarde le fournit ſur le champ ; & pour qu'on
n'ait point à m'objecter que cette coagulation ne
ſuffit point pour démontrer la volatilité du ſel des
plantes , l'on pourra faire attention à ce qui ſuit ,
je le crois propre à lever tous les doutes qu'on
pourroit avoir. L'eſprit de vin eſt une liqueur ſaline moyenne , qui approche néanmoins davantage
de la nature des acides que des autres , & qui contient en elle-même une certaine quantité d'huile
très-raréfiée. Ce même eſprit de vin eſt tel , autant
qu'on a pû s'en aſsûrer juſqu'à préſent , qu'il ne ſe
coagule avec aucune liqueur ſaline , acide ou alkaline , ſoit que le ſel ſoit fixe volatil ou moyen ,
& il ne ſe coagule qu'avec l'eſprit urineux , comme
nous l'apprend la préparation de l'*Offa Helmontii*.
Il ſuit donc de tout ceci que le ſuc de joubarde eſt
anti-acide , ou ſi on aime mieux alkali , & non pas
de la nature d'un ſel fixe , mais volatil. De plus ,
que l'huile renfermée dans l'eſprit de vin ordinaire , unie au phlegme par tous les autres principes ,
& d'une façon inviſible au moyen des vertus des
principes ſalins & aigrelets , ſe précipite , les parties
ſalines rameuſes , tant de l'eſprit que du ſuc , ſe
réuniſſant pour former un ſel moyen , & paroiſ-
ſant former un coagulum ſavonneux , ou une eſpéce

d'onguent, avec le fel moyen qui vient de fe faire tout récemment .... Joignez à cela, que la volatilité de ce coagulum qui approche en quelque façon de celle du camphre, fi ce n'eft qu'elle eft un peu plus fugitive, confirme encore davantage le fentiment dans lequel nous fommes que la joubarde contient un fel très-volatil, femblable entr'autre au fel urineux.

§. VIII.

Je ne m'arrêterai pas ici à examiner ni à réfuter ce que notre Auteur vient de rapporter de la nature & des principes conftitutifs de l'efprit de vin. Je vais fimplement examiner l'expérience, qui au fond eft vraye & fi fpécieufe, que je ne doute point que ceux qui étoient déja de ce fentiment n'y perfiftent encore davantage, & que d'autres qui étoient d'un avis contraire ne fe laiffent d'abord féduire, furtout s'ils admettent fimplement la concluffion qu'on en déduit, & que fans un plus grand examen ils négligent de faire avec ce fuc differentes épreuves qui font tout-à-fait contraire à la concluffion qu'on en tire ici, comme je peux l'afsûrer d'après des expériences réitérées, qui prouvent fuffifamment que ce fel aigrelet fubtile, plus ou moins volatil, un peu enveloppé dans la fubftance muqueufe - gommeufe tendre, fe trouve dans ce fuc. Je vais rapporter les expériences que j'ai faites pour confirmer ce que j'avance, & pour empêcher ceux qui feroient d'un fentiment contraire d'en douter, ou de me contredire.

1°. L'efprit de vin rectifié coagule fur le champ le fuc de joubarde ordinaire tiré des feüilles fraîches de cette plante & filtré, fi on le mêle en égale qualité, de maniere que ce mêlange reffemble à du lait caillé, excepté que les molécules qui nagent dans le refte de la liqueur paroiffent bien plus tendres que dans le lait caillé. Lorfque par la filtration on en a féparé la liqueur limpide, les molécules coagulées reftent fur le filtre, & fe réuniffent en une maffe qui par fa forme extérieure & par fa confiftence reffemble à la crême de lait ou à une pomade très-blanche, & imprime fur la langue une faveur fubtile, âcre, mêlée d'un goût d'herbe. Si on expofe cette maffe à l'air extérieur, elle s'exhale peu à peu & fe confume, & il ne refte qu'une petite portion de matiere féche qui crépite fous les dents comme du fable fin, & n'a plus qu'un goût d'herbe. Tout ceci s'accorde exacment avec ce que notre Auteur a rapporté ; mais les expériences fuivantes vont bien nous faire voir autre chofe, d'où nous pourrons déduire des caracteres plus diftinctifs & plus vrais de ce fuc.

2°. Ce même fuc mêlé avec une liqueur alkaline fixe, fe coagule de même qu'avec l'efprit de vin, & laiffe après la filtration une maffe tendre, très-blanche, fort femblable à la précédente, fi ce n'eſt qu'elle paroit un peu plus graſſe : on voit auſſi pendant la filtration dans la maſſe coagulée , & même après la filtration , une pellicule graſſe , luiſante , émaillée de taches verdâtres & rougeâtres , nager ſur la ſurface de la liqueur filtrée ; preuve inconteſtable de la ſéparation remarquable qui s'eſt faite de la ſubſtance graſſe ou onctueuſe qui adouciſſoit auparavant l'acide. On doit auſſi remarquer que quoique l'on paſſe à pluſieurs repriſes à travers le papier broüillard la liqueur filtrée , elle eſt toujours quelque tems après blanchâtre & trouble , & qu'enfin elle dépoſe ſur les parois & ſur le fond du vaſe , une pellicule blanchâtre très-tendre , qui eſt d'une ſaveur ſalée & parſemée de petites pointes criſtalines luiſantes. Le coagulum qui reſte ſur le filtre n'eſt pas à beaucoup près auſſi volatil que dans l'expérience précédente , mais il ſe deſſéche peu à peu ; & en le goûtant après qu'il eſt deſſéché , on n'y obſerve qu'une ſaveur terreuſe ſemblable à celle de la poudre des yeux d'écreviſſes ; mais elle fait encore ſentir ſur la langue une légere ſaveur ſalée , lorſqu'on la goûte fraîche & encore molle.

3°. On obſerve à peu près la même choſe , lorſqu'on verſe de l'eſprit de ſel ammoniac ſur ce ſuc , ſi ce n'eſt que la liqueur filtrée reſte toujours tranſparente , & que la maſſe coagulée qui reſte ſur le

filtre, eſt un peu plus tendre que dans les expériences précédentes, & qu'elle reſſemble par ſa
forme extérieure à de la graiſſe liquide & nouvellement coagulée. Si on expoſe cette partie coagulée à l'air, il en reſte une portion ſur le filtre ; & ſi
on l'a goûte lorſqu'elle eſt fraîche & molle, on y
trouve très peu d'àcreté, & une ſaveur terreuſe ſi
on l'a goûté deſſéchée.

4°. On ne voit aucun mouvement manifeſte,
aucune précipitation, ni aucun autre changement
ſingulier, ſi on verſe ſur ce ſuc differentes liqueurs
acides, telles que l'eſprit de nitre, de ſel & de vinaigre, & ce mêlange reſte toujours parfaitement
tranſparent.

5°. Le ſuc de joubarde purifié exactement par la
filtration & limpide comme de l'eau de fontaine,
change ſur le champ la couleur rouge de la teinture aqueuſe de *branche urſine* en une couleur légérement dorée, ou d'un jaune pâle à peu près ſemblable au vin paillet.

6°. Ce ſuc récemment filtré & réduit par l'évaporation à la conſiſtence d'extrait, forme une
maſſe mucilagineuſe ou gommeuſe très-ſemblable
par ſa forme & ſa conſiſtence au miel purifié &
épaiſſi. Elle eſt d'un jaune foncé : elle a une odeur
légérement balſamique, approchant de celle de la
ſemence de fenoüil grec, & une ſaveur manifeſte-
ment aigrelette.

CHAPITRE IV.

De la maniere d'opérer & des vertus médicinales des alkalis volatils.

§. I.

LEs sels volatils urineux produisent de quatre façons differentes leurs effets dans les corps animés ; 1°. en éteignant l'acide coagulant , soit qu'il se trouve dans les premieres voyes, soit dans les recoins les plus éloignés du corps ; 2°. en irritant très-fort les solides nerveux membraneux ; 3°. en raréfiant les principes huileux inflammables du sang ; 4°. ils remuent le sang & toutes les autres humeurs , en dissolvant par cette commotion vive & en même tems assez véhémente , les fluides épaissis & muqueux. En effet , ces remédes étant composés de molécules très-subtiles, très-mobiles, volatiles , & ayant par conséquent un mouvement intestin assez prompt , qui s'augmente de plus en plus à la chaleur ; il ne peut se faire que ces remédes dans le corps ne se raréfient sur le champ , & que résouts en parties très-subtiles , ils ne pénétrent à travers tous les vaisseaux , même les plus petits ; qu'ils n'entraînent avec eux tous les corps qu'ils rencontrent, dans un mouvement violent ou au moins qu'ils ne tâchent de les y entraîner.

§. II.

Les urineux doivent donc être regardés non-seulement comme des répercuſſifs & des ſudorifiques les plus forts, mais encore comme de puiſſans échauffans, carminatifs & ſtimulans, & par conſéquent on peut les faire prendre en potion avec beaucoup de ſuccès dans les maladies froides, qui dépendent de la trop grande humidité des ſolides, du relâchement & de l'engourdiſſement de la force contractile, ou même du caractere viſqueux, muqueux, acide & tartareux des humeurs, de l'abondance de la partie ſéreuſe & de la dégradation des parties ſalines inflammables ; telles ſont la cocluche, la cephalalgie rhumatiſmale & catharreuſe, les affections ſoporeuſes, l'apoplexie pituiteuſe, la fiévre catharreuſe bénigne, le bourdonnement & le tintement des oreilles accompagné d'épanchement de la matiere cerumineuſe muqueuſe, la lypotimie, la ſyncope, les maladies pituiteuſes du goſier & des poulmons (par exemple, l'enrhouëment, la toux, l'aſthme), la colique, la cardialgie venteuſe, les affections pſoriques humides, la cachexie, l'anaſarque, l'œdeme des pieds & autres maladies de cette eſpéce, qui demandent (à cauſe de la reſſemblance de leurs cauſes) d'être traités avec les mêmes médicamens, & le doivent être également avec les anti-acides.

§. III.

Les alkalis volatils pris intérieurement, font non-
feulement d'un grand fecours dans differentes maladies ; mais on les applique encore extérieurement avec beaucoup de fuccès pour difcuter , exciter & fortifier , foit comme linimens , foit en les
injectant ou de toute autre façon , dans les inflammations féreufes , les tumeurs froides des glandes ,
la foibleffe & le relâchement des membranes & des
ligamens ; la lypotimie , la fyncope , l'apoplexie ,
les affections foporeufes , la douleur de tête , les
affections froides rhumatifmales , la cachexie , l'a-
nafarque , l'œdeme des pieds & des mains , la cardialgie & la colique venteufe , la paralifie , l'épilepfie , la mélancholie , &c. , c'eft-à-dire , fi les
maladies proviennent des caufes froides dont nous
avons parlé ci-deffus.

§. IV.

La volatilité des urineux & l'activité que leur
donne principalement cette propriété , s'augmente
confidérablement , lorfque leurs particules falines
s'uniffent plus étroitement avec une plus grande
quantité de fubftance huileufe inflammable très-
fubtile. En effet , une feule goûte de fel volatil
huileux, comme on le fçait par expérience, échaufe
ordinairement beaucoup plus que quatre ou cinq
goûtes d'efprit purement urineux ; c'eft-là fans
doute pourquoi les Chymiftes paroiffent s'être plus

appliqués à indiquer les préparations de differens
sels huileux volatils, tant secs que liquides, &
qu'ils les préferent aux urineux toutes les fois que
l'on croit qu'il est à propos de faire usage de ces
sortes de remédes.

§. V.

Les sels alkalis volatils agissant avec beaucoup
d'activité, on ne doit les faire prendre intérieurement qu'avec beaucoup de circonspection, en
petite dose, & noyés dans une grande quantité
d'eau. En effet, le sel volatil sec d'urine ou de sel
ammoniac appliqué à la peau chaude d'un homme
en santé & couvert sur le champ d'un emplâtre de
poix pour l'empêcher de s'exhaler, fait en très-
peu de tems un escarre, cause une inflammation
considérable & des douleurs énormes. Cela étant
ainsi, que doit-on donc attendre de l'effet d'un
pareil sel, lorsqu'on le donne mal-à-propos & en
trop grande dose, puisqu'il pénétre dans les recoins les plus intérieurs du corps, & que mis dans
un plus grand mouvement par la chaleur, il commence à lancer ses pointes dans les solides élastiques, sensibles, très-tendres, nerveux & membraneux ?

§. VI.

On doit donc proscrire l'usage intérieur des
alkalis volatils aux personnes d'un tempérament
sec, bilieux, cholérique & plétorique, dans les

pays très-chauds , pendant l'été , & dans toutes les maladies qui reconnoissent pour cause principale l'abondance & l'orgasme du sang , la trop grande chaleur & l'ébullition de la bile , ou la sécheresse des solides , leur resserrement spasmodique , leur trop grand mouvement oscillatoire , telles que sont les fiévres continues , si on en excepte la catharreuse bénigne , les inflammations séches , les hémorragies , l'apoplexie sanguine , l'asthme sanguin spasmodique & le convulsif, la dysenterie , le cholera , la cardialgie , la colique bilieuse hémorroïdale , &c. ; la manie & plusieurs autres affections dans lesquelles le sang regorge , ou bien est dans un trop grand mouvement , ou rempli de parties bilieuses raréfiées , ou d'huileuses urineuses qui engendrent & provoquent la pourriture.

MATIERE MÉDICALE.

SECTION CINQUIE'ME.

Des Mixtes salins explicites d'une moyenne nature.

CHAPITRE PREMIER.

Des élémens, de la nature & de la difference des corps salins.

§. I.

TOUT sel moyen, soit natif, soit artificiel, est composé d'acides & d'alkalis ; il y a néanmoins des differences assez considérables à faire sur les principes dont nous avons dit que les differens sels neutres étoient composés ; & ces differences consistent en ce que les uns sont composés d'un acide & d'un alkali fixe, les autres au contraire

le font d'un acide & d'un alkali volatil ou urineux.
Dans quelques-uns l'acide eft fulphureux ou vitriolique, & dans d'autres il eft nitreux, ou marin
ou végétal. C'eft de-là que dépend auffi principalement la difference tant générique que fpécifique,
qui fe trouve dans la fubtilité, la folubilité, la
fufibilité, la fixité, & les autres propriétés de ces
corps.

§. I I.

Quoique le caractere hermaphrodite des fels
neutres les empêche de faire effervefcence avec les
acides & les alkalis, & que l'acide & l'alkali dont
ils font compofés foient fi intimement unis enfemble (fi on en excepte la terre foliée de tartre &
les autres fels moyens très-tendres de cette efpéce)
que le feu feul, même le plus violent, ne peut prefque les féparer ; cependant il fe fait dans quelques-
uns de ces fels une ébullition qui reffemble fi
fort à l'effervefcence, qu'il s'en éleve d'abord une
vapeur blanchâtre ou rougeâtre, lorfqu'on verfe
deffus un acide liquide, fpécifiquement plus pefant que celui qui a entré dans leur compofition.
Le fel urineux fe fépare dans les ammoniacaux
mêmes, lorfqu'on verfe deffus quelqu'alkali fixe ;
& nous devons encore obferver que les fels
moyens, même les plus fixes, boüillis pendant quelque tems dans l'eau dans un vaiffeau découvert ou
expofé pendant long-tems à l'air libre, pendant leur

fufion, perdent un peu de leur acide. Le nitre, par exemple, tenu pendant long-tems en fufion dans un creufet & expofé enfuite à un air un peu humide, fournit un peu de liqueur alkaline au moyen de la diffolution produite par la partie, quoique très-petite, de ce fel qui tombe en défaillance. Les curieux fcrutateurs de la nature fçavent auffi que l'eau falée de fontaine, bouillie dans des vaiffeaux d'airain au moyen d'un feu très-violent & évaporée, ne forme pas de criftaux falins purs d'un caractere falé, mais qu'elle dépofe auffi une grande quantité de liqueur terreufe, faline, alkaline, qui ne peut fe criftalifer, quoiqu'avant l'évaporation, on n'obfervât pas le moindre veftige de fel alkali dans cette eau pure.

Hoffman obferve à ce fujet qu'on ne fait pas ordinairement attention à ce qui arrive dans la coction du fels, fçavoir que fi on ne diminue par dégré le feu, & qu'au contraire on l'augmente & on excite une flâme plus vive fous les vaiffeaux dans lefquels on a fait bouillir fortement l'eau chargée des élémens & des femences du fel, il fe détruit la quatriéme partie du fel, de forte que cette opération fait évaporer une grande quantité de fel; & il n'eft pas douteux que les autres fels neutres, par exemple, le tartre vitriolé, l'arcanum duplicatum, &c., ne produifent le même effet fi on les fait bouillir à un trop grand feu.

Les sels moyens se diffolvent facilement & parfaitement en molécules fimilaires dans les liqueurs
aqueufes, les unes cependant plus promptement
que les autres, & l'eau en diffout auffi une plus ou
moins grande quantité de l'un que de l'autre. Cette
difference provient en partie de l'acide diftinct &
fingulier qui entre dans la compofition du fel, en
partie de la différente fubtilité des molécules &
peut être auffi de leur figure. En effet, les differens
fels neutres diffous féparément, & même enfemble dans l'eau, fe criftalifent après qu'on a fait
évaporer, comme il convient, la diffolution, &
qu'on l'a expofée dans un endroit propre à cet
effet ; les criftaux que chacun de ces fels forment, ont une figure diftincte par laquelle on peut
conftamment reconnoître ces fels, même dans les
plus petits criftaux, au moyen du microfcope. Le
fel gemme, par exemple, le fel marin & le digeftif
de *Sylvius*, forment des criftaux cubiques ; le nitre en forme de prifmatiques exangulaires, pyramidaux & pointus de toute part ; le fel ammoniac
de rameux en forme de feüillage ; les autres en
forment d'autres d'une autre efpéce. Nous devons
néanmoins avertir que l'évaporation doit être
douce & lente, & qu'on doit laiffer pendant quelque tems la leffive dans laquelle on a diffout ces
fels, en repos dans un lieu froid, autrement on

ne

ne peut, sans ces précautions, s'attendre d'avoir de beaux cristaux.

§. IV.

Cette figure singuliere des molécules des sels neutres, fait qu'ils sont plus âcres que les alkalis & plus obtus que les acides, & ils ne peuvent comme les acides concentrés cailler le lait, le chyle, le sang & les autres humeurs, ni les dissoudre trop comme le font les alkalis ; mais ils conservent leur fluidité, & ils l'augmentent même considérablement en les incisant doucement ; c'est ce qui se voit très-bien lorsqu'on verse du nitre dissout dans de l'eau, sur du sang que l'on vient de tirer des veines, & peu de tems après qu'il s'est coagulé.

§. V.

Les sels neutres different non seulement par leur solubilité, la forme de leurs cristaux, mais encore par leur fusibilité & leur fixité. Quelques-uns effectivement, comme la terre foliée de tartre, se fondent à un petit feu ; d'autres comme le nitre, le borax, le sel ammoniac, &c., demandent un dégré de feu un peu plus violent ; & enfin quelques-uns, comme le tartre vitriolé, ne peuvent se fondre qu'à un feu très-violent. Quant à leur fixité & à leur volatilité, les uns, comme les sels ammoniacaux, peuvent se sublimer sans perdre leur caractere salin ; d'autres, comme la terre foliée de tartre, le sel secret de *Glauber*, &c., ne peuvent se sublimer,

Section V.   B

& s'élevent néanmoins à une hauteur remarquable fur les parois de la cucurbite au moyen d'un feu moderé ; ils y forment une croûte faline qui s'augmente infenfiblement du fond vers le fommet du vafe ; d'autres enfin , & c'eft la plus grande partie , font fi fixes, & confervent fi bien leur mixtion , que le feu le plus fort ne peut les réfoudre en particules volatiles.

§. V I.

Nous obfervons encore une difference affez confidérable entre ces fels par rapport à leur faveur , leur caractere fpécifique & quelques effets qui leur font particuliers. On peut facilement ranger fous cinq claffes ceux qui ont jufqu'à préfent été de quelqu'ufage en médecine ; fous la premiere , les fels nitreux ; fous la feconde, ceux qui font purement falés comme le fel gemme , le fel de fontaine , le digeftif de *Sylvius*, la terre foliée de tartre, le tartre tartarifé & foluble , &c. ; fous la troifiéme, les fels amers ; par exemple, d'epfon, de feidlectz, &c ; fous la quatriéme, les terreux falés , par exemple, le borax de Venife , le fel ammoniac fixe , &c. ; fous la cinquiéme enfin, les ammoniacaux , par exemple , le fel ammoniac ordinaire , les fleurs fimples de fel ammoniac , le fel fecret de *Glauber* , &c.

CHAPITRE II.

*De la maniere d'opérer & des vertus médicinales
des sels moyens.*

§. I.

LEs sels neutres sont facilement dissous par
les sucs des corps animés, qui sont en grande
partie aqueux, & ils pénetrent les petits vaisseaux
en se mêlant à la masse des humeurs où ils sont
divisés en molécules similaires très-subtiles ; mais
ils ne souffrent aucune métamorphose, ou s'ils en
souffrent, elle n'est pas considérable, & ils ne sont
pas facilement dissous jusques dans leurs derniers
élémens. Ils sont ordinairement filtrés par les differens cribles du corps, & surtout par les reins,
sans être altérés, c'est-à-dire, en conservant toujours la forme qu'ils ont dans leur mixtion ; je dis
ordinairement & par rapport à la plus grande partie, parce qu'on pourra effectivement prouver que
la dissolution radicale de certaines molécules, n'est
pas tout-à-fait impossible dans certaines circonstances. D'ailleurs, nous avons dit ci-devant que le
sel marin qui boût pendant long-tems dans de
l'eau au moyen d'un feu violent, perdoit insensiblement pendant l'évaporation plusieurs particules
acides qui s'échapent avec son phlegme, & qu'il se
déposoit dans le fond du vaisseau quelque portion

de faumure demi - alkaline. Cette obfervation
pourra , je penfe , jetter du jour fur ce dont il eft
queftion ici. En effet , quoique la coction n'ait
jamais lieu dans les corps animés , il y a néanmoins
une chaleur douce & humide ; il s'y fait auffi une
trituration diverfifiée & fouvent répétée des parties
mues , qui peuvent , finon entiérement , au moins
en partie , diffoudre radicalement les fels moyens ,
furtout s'ils font obligés de refter plus long-tems
dans le corps , à caufe de la longueur & de la fuppreffion des excrétions , ou qu'ils foient entiérement noyés par les humeurs un peu infectées de
pourriture ; car on fçait que l'urine humaine eft
toujours chargée d'une quantité confidérable de
fel moyen tant ammoniacal que culinaire , & que
néanmoins fi on la diftille après l'avoir fait pourrir pendant long-tems, elle jette outre le phlegme,
une huile fétide & un feul urineux , & peu ou point
du tout de fel culinaire qui refte dans la cucurbite.
On fçait d'ailleurs que le fel culinaire qui eft un
compofé de terre putride nitreufe , difparoît peu
à peu , & qu'il augmente la quantité du fel urineux
gras ; c'eft auffi là pourquoi les terres ainfi préparées attirent plus abondamment l'acide errant dans
l'air , & qu'il s'y forme une plus grande quantité de
nitre dont elle renferme déja le germe. Enfin nous
devons dire encore que l'eau de mer arrêtée , croupiffante & pourrie , de même que la faumure que

l'on retire des viandes falées, fourniffent un fel
urineux que produit la diffolution & la transformation du fel moyen ; que le fel commun diffout
dans une quantité fuffifante d'eau croupiffante de
marais ou d'urine pourrie , fouffre le même changement, de façon que l'on peut retirer par la diftillation une bien plus grande quantité de fel urineux qu'on n'auroit fait fans cet expédient.

§. I I.

Quoique les fels neutres foient très-rarement
diffous dans les corps animés jufques dans leurs
derniers élémens , & qu'ils n'entrent point dans le
mêlange intime des humeurs , fi l'on en excepte
l'ammoniacal à caufe de fa fubtilité, ils font néanmoins d'une très-grande utilité pendant leur paffage , parce qu'ils incifent très-promptement les humeurs épaiffes , muqueufes, coagulées ; qu'ils les
diffoudent , les détergent , & qu'ils donnent une
contraction plus vive aux folides nerveux , mufcu-
leux , membraneux , en les aiguillonnant doucement ; ils augmentent & provoquent par conféquent la circulation du fang & des autres liqueurs,
& conféquemment les excrétions. C'eft en effet
une obfervation d'*Hoffman*, que quoique les fels
moyens ordinaires n'entrent jamais dans la compofition des humeurs vitales , & qu'ils ne puiffent
par cette raifon être regardés comme alimens ; on
doit néanmoins en faire beaucoup de cas à caufe

de leurs vertus médicinales, qui confiftent à aiguillonner doucement les fibres motrices & les
tuyaux excrétoires qui en font tiffus ; à rendre la
circulation du fang & des humeurs plus vive, en
donnant non-feulement plus de fluidité aux parties
les plus groffieres du fang au moyen de leur choc
& de leur trituration mutuelle, mais encore en
facilitant l'excrétion fi falutaire des chofes étrangeres & des fels mêmes qui ne peuvent refter dans
le fang, & qui doivent en être chaffés par differens émonctoires. Il eft donc manifefte partout
ceci, qu'on doit regarder les fels moyens comme
des remédes choifis & dont l'action eft très-promp-
te, & qu'on doit compter beaucoup fur eux dans
les maladies, furtout dans celles qui proviennent
de crudités vifqueufes des premieres voyes, d'obftructions des conduits & des vifceres, & d'une intemperie muqueufe des humeurs ; telles font la
diminution & la perte de l'appétit, l'altération de
la chymofe & de la chylification, les pefanteurs
d'eftomac après le repas, les fiévres intermittentes
& continues, la diarrhée muqueufe, les obftructions, & les tumeurs du foye, de la ratte & des
glandes, la cachexie ordinaire, l'ictere, l'hydropifie communicante, la néphrétique pituiteufe, la
fuppreffion des régles, des vuidanges, des hémorroïdes & de l'urine, les fleurs blanches, l'afthme,
la toux convulfive, l'hypocondrie, la céphalalgie

catharreufe, l'apoplexie pituiteufe, & plufieurs
autres maladies qui proviennent des caufes générales dont nous venons de parler. On les fait très-
fréquemment précéder aux émétiques & aux purgatifs, & on les y ajoûte quelquefois pour incifer la
faburre, la rendre plus mobile & la faire fortir
plus facilement, & pour foutenir l'action des purgatifs. On les fait entrer extérieurement dans les
clyfteres déterfifs & ftimulans, dans les injections,
les gargarifmes, pour ftimuler, réfoudre, déterger, dans l'enrhouëment, la fauffe fquinancie, les
tumeurs des glandes falivaires & les ulcéres vénériens impurs, &c. On ne doit cependant les employer qu'en petite quantité.

<h3 style="text-align:center">§. I I I.</h3>

Outre les vertus communes que nous venons
d'indiquer, quelques-uns des fels neutres en ont
encore de fpécifiques. En effet, les fels neutres ont
la propriété finguliere, & peuvent efficacement
tempérer & rafraîchir; c'eft-là pourquoi ils font
d'un très-grand fecours dans differentes maladies,
furtout dans les fiévres continues & intermittentes, de quelque genre qu'elles puiffent être, fi on
en excepte en quelque façon les hectiques; dans
les inflammations, l'ébullition de fang & de bile,
les douleurs, les pamoifons, les convulfions, les
grandes hémorragies, les affections chaudes rhu-
matifantes & gouteufes, la manie idiopatique &
B iiij

l'ictérique fymptomatique , l'hypocondriaque ?
l'apoplexie fanguine , la céphalalgie bilieufe , ou
même produite par l'orgafme du fang , l'afthme
fanguin fpafmodique , le cholera , la dyarrhée
muqueufe & bilieufe , la dyfenterie commençante ,
la gonorrhée bénigne , la trop grande ardeur des
plaifirs , l'ictere aigu fpafmodique , produit par
la pierre de la véficule du fiel pouffée dans le canal
choledoque , ou par une trop grande colere ou par
des purgatifs trop violens , & d'autres remédes trop
âcres , pris à contre-tems ; dans l'hydropifie afcite ,
dans la tympanite , dans l'hydropifie féche ftrictement prife , dans l'hypocondrie , le mal de mere ,
le calcul , la fupreffion d'urine , des régles , des
vuidanges , des hémorroïdes , & ainfi des autres
dont nous parlerons plus amplement dans le Chapitre particulier du nitre.

§. I V.

De même que l'on préfere les fels nitreux aux
fels moyens dans toutes les maladies , dans lefquelles on fe propofe de réfoudre & de rafraîchir ;
on doit de même préferer les amers , lorfqu'il s'a-
git de lâcher efficacement le ventre fans naufée ,
fans remuer les humeurs , enfin fans diminuer l'appétit ni les forces. Les ammoniacaux incifent plus
puiffamment les matieres groffieres , vifqueufes &
muqueufes , & ils les détergent plus efficacement
que les autres ; par conféquent , on doit les leur

préferer, lorfqu'il s'agit de déterger la lie gluti-
neufe des premieres voyes, & de combattre les fiévres intermittentes aufquelles cette matiere donne
lieu, l'atrophie, le gonflement du ventre trop dur
des enfans, & quelques autres vices dans l'appétit,
la digeftion & la nutrition. On s'en fert auffi extérieurement en les diffolvant dans l'eau fimple,
ou on les fait entrer dans des gargarifmes & dans
d'autres liqueurs dans le relâchement de la luette,
la tumeur des glandes falivaires, la fauffe fquinancie, les aphtes benins des enfans, les ulcéres impurs vénériens, maladies dans lefquelles ces fels
produifent de très-bons effets, fi dans ces derniers
cas on les mêle en petite dofe avec le miel rofat.
Enfin le borax eft peut-être l'unique corps terreux,
falin, fpécifique, qu'on ait dans les accouchemens
difficiles & laborieux, dans la fuppreffion des vuidanges, dans l'obftruction que caufe la fuppreffion des régles.

§. V.

On aiguife les vertus de certains fels, & ils pénétrent plus promptement dans les recoins du
corps, lorfque diffous dans l'efprit de vin, ils fe
font affociés le principe fpiritueux inflammable.
Tous ces fels ne font cependant pas fufceptibles de
cette diffolution, & il n'y a que ceux qui tombent
en défaillance dans un air humide, & qui font
d'une tiffure plus tendre, comme la terre foliée de

tartre , le tartre foluble , le fel fecret de *Glauber*,
& autres femblables , qui puiffent s'y diffoudre.
C'eft à cette occafion qu'*Hoffman* obferve que les
alkalis fixes ne font pas les feuls qui puiffent fe
diffoudre dans l'efprit de vin très-rectifié , mais
qu'il y a auffi des fels neutres & moyens que l'efprit de vin rectifié diffout encore bien plus promptement qu'aucun fel fixe alkali , au point que fix
parties d'efprit peuvent en diffoudre une de fel, la
nicher dans leurs pores & fe la tenir fermement
attachée. Ces deux fels font artificiels. Voici comme on prépare le premier. On prend du fel volatil
ammoniac pur & fec, en auffi grande quantité qu'on
le juge à propos. On le met dans un balon : on
verfe doucement deffus de l'eau forte ou de l'efprit
de nitre , jufqu'à ce qu'on ait trouvé le point de
faturation. Pour pouvoir mieux s'afsûrer de la nature de ce fel, on fait évaporer cette liqueur, qui eft
d'une faveur nitreufe & âcre, fur un fourneau chaud,
& on obtient par ce moyen un fel très-blanc, fec ,
d'une faveur très-nitreufe & âcre, qui s'enflâme
lorfqu'on le jette au feu, & laiffe néanmoins quelques particules terreufes. On prépare le fecond de la
maniere fuivante. Prenez du fel volatil ammoniac ,
fec, & le foulez d'efprit de fel ; il réfulte de ce mêlange un troifiéme fel parfaitement femblable au fel
ammoniac, qui s'unit très-promptement & très-
étroitement avec l'efprit de vin bien rectifié.... Ces

ſels neutres , continue notre Auteur , ſolubles dans l'eſprit de vin, nous promettent de grands effets dans la médecine & dans la chymie tranſcendante. En effet , quant à la médecine , le nitre diſſout par ce moyen dans notre eſprit bezoardique , ou même dans notre liqueur anodine ou camphrée , devient un très-grand reméde pour arrêter le progrès des inflammations internes & les diſſiper , & il eſt très-efficace pour la ſortie des exhanthemes & de toutes ſortes d'éruptions. On ſçait encore que le nitre eſt un reméde merveilleux dans les inflammations éréſipelateuſes de la peau, ſi on le fait entrer dans l'eſprit de vin camphré , parce que ſeul & abandonné à lui-même, il eſt trop ardent & trop chaud. Or comme le nitre ordinaire ne peut ſe diſſoudre dans cet eſprit, notre nitre volatil peut donc remplir ces indications ; quant au ſel ammoniacal , il peut, lorſqu'il eſt diſſout dans l'eſprit de vin , devenir un grand ſtomachique , c'eſt-à-dire, ſi on l'aiguiſe en verſant deſſus de l'eſprit de ſel. On peut en effet le prendre de cette façon depuis vingt juſqu'à trente gouttes dans un véhicule convenable pour reſſuſciter l'appétit, réſoudre les crudités qui ſont la ſource d'une infinité de maladies, & on peut le prendre au lieu de la teinture de *Moebius* , dont il ſurpaſſe de beaucoup les vertus.

Nous devons néanmoins avertir que l'eſprit de vin que l'on doit employer pour cette diſſolution, ne doit pas être dépoüillé de tout son phlegme ; mais modérément rectifié & chargé par conséquent d'une suffisante quantité d'eau, qui est le seul principe qui puisse dissoudre les sels. C'est pourquoi l'on peut employer à cet effet l'esprit de vin ordinaire le plus rectifié, qui est encore chargé d'une assez grande quantité d'eau.

CHAPITRE III.

Du nitre.

§. I.

LE nitre tel qu'on le trouve de nos jours, & qu'on appelle aussi sel de pierre, est un sel moyen singulier, composé d'un acide de son genre & d'une substance terreuse, saline, alkaline ; il est blanc, cristallin, fusible au moinde feu, & détonne pendant sa fusion avec tous les corps sulphureux, bitumineux, résineux, huileux, gras, & les autres qui sont chargés d'un principe terreux phlogistique plus sec, concentré & plus ou moins développé.

§. II.

On ne doit donc point le confondre avec le nitre des Anciens, ou le *natrum* d'Egypte avec lequel il n'a aucun rapport. En effet, ce sel fossile natif étoit d'une nature alkaline & détersive, par conséquent point inflammable, & point du tout

propre à faire de la poudre à canon. Car ce qu'on
appelle de nos jours nitre natif, n'a pas, comme
l'afsûre *Neuman*, les caractères du vrai nitre parfait ; & suivant les analyses qu'il en a faites, il a
trouvé que c'étoit ordinairement un sel commun
mêlé avec les cendres gravelées, quelquefois avec
le sel ammoniac, d'autres fois avec le borax, ou
quelque terre alumineuse ; de sorte qu'on est fondé
à soutenir qu'il n'y a jamais eu dans aucun endroit
de la terre un nitre fossile natif parfait, c'est-à-
dire, entiérement semblable au nôtre.

§. I I I.

Cette vérité va être amplement éclaircie par
l'examen détaillé que nous allons faire du nitre,
& surtout par les recherches exactes de la maniere
dont il se produit. Le vrai nitre parfait, tel qu'on
le trouve aujourd'hui, est peut-être un produit de
la nature & de l'art. En effet, la nature produit
d'abord dans les terres propres à engendrer ce sel,
un certain nitre très-tendre demi-volatil, que l'on
appelle ordinairement salpêtre. Lorsque l'acide
spiritueux, errant par tout dans l'atmosphere de la
terre, & qui tient beaucoup de la nature de l'acide
vitriolique ou sulphureux, entre avec l'air & pé-
netre successivement ces terres impregnées de parties huileuses, urineuses, alkalines, formées surtout par la pourriture ; il se convertit avec le sel
gras urineux (qui dans ce cas est pour lui une

efpéce d'aimant qui l'attire) en un nouveau fel neutre , fans cependant qu'il s'y uniffe étroite-ment, puifque le falpêtre ne peut foutenir un trop grand dégré de feu , & qu'il fe diffout de rechef & fe détruit une fois qu'on l'a dégagé par la leffive, des terres qui le contiennent ; de forte qu'après la coction & l'évaporation, on ne trouve point au fond du vafe un nitre fec, criftalin , mais fimplement un réfidu falin onctueux , qu'on ne peut voir conftamment refter fec , qui même eft compofé de principes fi peu unis, qu'il ne peut réfifter à l'ardeur du foleil , & qu'il s'y détruit même , à la vérité un peu lentement ; ce paroît être là l'unique & la vraye caufe pour laquelle les terres à fal-pêtre, qui font amoncelées & expofées au midi , fourniffent bien moins de falpêtre que celles qui font au Nord.

§. I V.

C'eft donc à l'art , dit *Geoffroi*, à aider la nature dans ce cas, & à donner plus de fermeté & plus de fixité au falpêtre, à fubftituer à l'alkali volatil ou urineux un alkali fixe. C'eft-là ce qu'on fait de la maniere fuivante. Les Salpêtriers détrempent d'a-bord leur terre à falpêtre , & filtrent enfuite cette leffive ; puis ils y en joignent une certaine quantité d'une autre préparée avec la chaux vive & les cen-dres de bois brûlé , & par conféquent remplies d'un fel alkali fixe, ou bien ils verfent fans autre préparation cette derniere leſſive ſur les terres à ſalpêtre pour faire le mêlange & le tirer tout d'un trait. Il ſe fait à la ſuite de ce mêlange une métamorphoſe conſidérable dans la leſſive nitreuſe ; car alors les parties ſalines , alkalines, fixes, agiſſent ſur les parties demi volatiles du ſalpêtre , & chaſſent de ce mêlange l'alkali urineux qui a moins d'affinité avec l'acide que l'alkali fixe ; elles s'emparent du lieu qu'occupoient les parties qu'elles ont chaſſées , contractent une union bien plus étroite avec l'acide, & produiſent le nitre ordinaire qui eſt , toute choſe d'ailleurs égale , plus fixe , qui peut enſuite par la coction & l'évaporation dans des vaiſſeaux propres à cet effet , ſe réunir & ſe condenſer en maſſe , & former enfin , lorſque l'évaporation eſt terminée dans un lieu frais , des criſtaux ſolides & luiſans.

§. V.

Quelqu'un qui ne ſeroit pas tout-à-fait inſtruit de toutes ces circonſtances pourroit bien , non-ſeulement ſoupçonner , mais même aſſûrer confidemment qu'il ne doit point réſulter de cette nouvelle union de l'acide vitriolique à l'alkali fixe un nitre inflammable , mais plutôt un ſel concret analogue au tartre vitriolé. Mais on doit obſerver ici que cet acide eſt bien le même que l'acide vitriolique ordinaire, & qu'il lui étoit fort ſemblable avant qu'il ſe fût engagé dans les plâtras ; mais qu'une fois qu'il s'y est uni avec le sel urineux volatil & gras que renferment ces terres, il s'est associé & intimement uni à une certaine substance inflammable très-subtile, qui non-seulement le rend plus léger, mais encore lui donne un caractere tel, qu'on ne peut plus le regarder comme un acide vitriolique, & qu'il en forme un nouveau tout-à-fait distingué des autres ; c'est ce que prouve entr'autres la vapeur rougeâtre qui sort du nitre, lorsque l'on verse dessus de l'huile de vitriol. Cette odeur en effet, fait sur les narines une impression bien differente que celle de l'acide vitriolique, & fournit, lorsqu'on l'a réunie par la distillation, un esprit qui ne paroît point clair, mais rouge, très-fumant, caustique, en conséquence d'une réunion plus intime & plus concentrée de ses parties ; c'est donc dans cet élément acide du nitre qu'il faut rechercher uniquement la premiere base de son caractere spécifique qui le differentie si fort des autres sels neutres, puisqu'il se régénere toujours un vrai nitre parfait inflammable du mélange & de l'union de cet acide avec un sel alkali fixe quelconque, ce que ne fait cependant aucun autre acide, l'eût-on même versé sur le même alkali fixe, & il ne s'en forme jamais que des sels concrets que certaines propriétés différentient beaucoup du nitre.

Ce que dit M. *Pott* sur la facilité avec laquelle
s'enflâment

s'enflâment les vapeurs de l'efprit de nitre, & qui eft une preuve de l'union intime & de la grande quantité de fubftance inflammable jointe à cet acide, eft digne de remarque, & mérite qu'on y faffe de plus férieufes attentions. Voyez dans les *Mifcellanea Berol.* cont. 21. p. 96.

§. VI.

Quoique ces élémens dont nous venons de parler, c'eft-à-dire l'acide fpécifique & l'alkali fixe, fuffifent feuls pour compofer un nitre parfait, d'autres matieres néanmoins ont coutume de concourir à la formation du nitre criftallin ordinaire, je veux dire qu'il y entre des particules aqueufes & des terreufes alkalines plus fines, dont les premieres font en partie enveloppées dans le mélange intime, & fe trouvent en partie placées entre les molécules du nitre réunies en criftaux. C'eft-là pourquoi celles qui font empêchées par l'union intime des parties, reftent dans le nitre féché, calciné & même mis en fleur, & ne fe manifeftent jamais qu'avec l'acide fumant, auquel elles fervent, pour ainfi dire, de véhicule & de moyen pour fe réunir en une maffe fpiritueufe liquide, & cela après la deftruction entiere du mixte. Quant aux particules nichées entre les molécules du nitre criftalifé, une chaleur douce les tire très-facilement de ces interftices; mais néanmoins de façon, que la forme de criftaux à laquelle l'eau concourt

Section V. C

& qu'elle conferve, fe détruit une fois que fes particules s'en font échappées , & le nitre tombe en
poudre. Les parties alkalines, terreufes, plus fines,
entrent aufli dans la compofition la plus intime du
mixte , & ils concourent en quelque chofe à la
perfection du nitre ordinaire , quoiqu'il foit de la
nature de la chaux , en diminuant un peu l'âcre qui
domine un peu plus dans le nitre régeneré.

§. VII.

Outres les parties dont nous venons de parler ,
il fe trouve encore dans le nitre ordinaire & qui
n'eft pas encore purifié , prefque toujours des parties terreufes plus groffieres & de falines de la nature du fel marin , qui néanmoins peuvent être
facilement féparées des vraies particules nitreufes,
parce qu'elles n'entrent point dans la compofition
intime du nitre, & cela en faifant diffoudre le nitre
brut, qu'on appelle ordinairement crud , dans de
l'eau fimple , en filtrant la folution , & après l'avoir
faite fuffifamment évaporer, en l'expofant dans un
lieu frais pour la faire criftalifer. En effet , les particules terreufes les plus groffieres reftent fur le
filtre , & les molécules du fel marin fe criftalifent
féparément & plus lentement que les vraies particules nitreufes. C'eft-là pourquoi on peut ôter les
criftaux du nitre avant que ceux du fel marin fe
foient formés. Ou bien on fépare les criftaux de
nitre , qui ordinairement ont une figure prifmati-

que à fix angles, qui s'élevent de part & d'autre en forme de pyramide pointue, des criftaux cubiques du fel marin, qui fe criftalifent féparément. Il faut néanmoins convenir qu'il fe forme des criftaux de nitre cubique, & que ce nitre eft très-femblable par toutes fes autres proprietés au nitre ordinaire, lorfqu'en verfant de l'efprit de nitre fur le fel marin, on en fait fortir l'efprit de fel commun, & qu'après avoir diftillé la leffive qui réfulte de ce mêlange, & l'avoir fait exactement évaporer, on la fait fe criftalifer ; mais comme ces criftaux cubiques nitreux ne fe forment point dans la criftalifation du nitre ordinaire, ils ne peuvent en impofer dans l'analyfe dont nous venons de parler.

§. VIII.

Non-feulement le nitre fe diffout facilement & en affez grande quantité dans l eau fimple, mais encore un feu très-médiocre le met en fufion fans néanmoins qu'il lui faffe rien perdre de l'union naturelle de fes parties, quoiqu'il paroiffe fluide comme l'eau & fans que ces élémens fe diffolvent, à moins qu'il ne foit tenu en fufion pendant longtems ; car alors il s'en éleve quelques particules acides, qu'en détache infenfiblement la violente action du feu. C'eft ce que fait voir l'efpéce de défaillance & de moiteur dans laquelle tombe le nitre expofé à un air un peu humide, après avoir été tenu pendant long-tems en fufion. Nous devons auſſi remarquer que le nitre en fuſion ne s'enflâme pas par lui-même, mais qu'il met très-facilement les corps remplis de principes phlogiſtiques dans un mouvement ſi prompt & ſi accéleré, qu'enfin il s'enflâme avec bruit & avec une vive exploſion ; il arrive même dans le tems de la détonation un grand changement dans les particules conſtitutives du nitre ; le nitre en effet eſt changé en ſel alkali ou dans un nouveau ſel moyen ; il devient alkali toutes les fois que les matieres inflammables ſont entiérement privées d'acide, ou qu'elles ne contiennent dans leur mélange qu'un acide plus léger que l'acide nitreux, & il devient un ſel neutre entiérement ſemblable au tartre vitriolé ou plutôt à l'*Arcanum duplicatum*, lorſqu'on y ajoûte du ſoufre commun, ou quelqu'autre ſel ſemblable chargé d'acide vitriolique : car il n'y a que l'acide vitriolique qui par ſa gravité & ſa force, puiſſe décompoſer & déranger l'acide nitreux, lorſque ſon phlogiſtique ſe change en ſoufre dans la déflagration, & qui pénétrant la maſſe du nitre décompoſé, ſe combine de nouveau avec les particules alkalines du nitre, qui par ce moyen produit un nouveau ſel neutre.

§. I X.

Quoique le nitre ſe diſſolve aſſez promptement dans les liqueurs aqueuſes, il ne ſe décompoſe cependant jamais radicalement, ou plutôt ſes particules

Élémentaires ne se décomposent point dans le corps humain, seulement il s'y divise en molécules similaires très-petites, qui, mises en mouvement, soit qu'elles soient encore dans les premieres voyes, ou qu'elles ayent été entraînées dans le torrent de la circulation avec les autres humeurs contenues dans chaque vaisseau, & portées jusques dans les derniers replis de la machine, exercent toute leur action pour briser & dissoudre les fluides épaissis, coagulés ou trop coinneux, & toutes les humeurs contenues dans les plus petits vaisseaux, comme autant de petits coins (ausquels on les peut comparer, à cause de leur figure pyramidale & pointue, de tous côtés), en aiguillonnant les parties solides élastiques, nerveuses & membraneuses. Cette action n'est cependant point tumultueuse, elle est au contraire très-douce ; c'est pourquoi il n'en résulte aucun dérangement dans la machine humaine. On n'observe pas même qu'il augmente la chaleur ; au contraire il l'affoiblit, lorsqu'elle est trop violente, & ralentit les mouvemens déreglés du corps humain, quoique les doux aiguillons de ses molécules rendent par leur agitation & leur action sur les vaisseaux qu'ils parcourent, le mouvement oscillatoire des fibres, & le mouvement sistaltique du cœur & des vaisseaux sanguins, plus vif & plus libre.

§. X.

Je prévois bien qu’on s’imaginera que ces proprietés font contradiétoires. En effet, dira-t’on, fi
l’irritation que produit le nitre augmente le mouvement, comment peut-il le ralentir lorfqu’il eft
trop violent ? Mais fans aller plus loin, il faut
faire attention qu’il y a bien de la difference entre
un mouvement naturel, doux & régulier, & un
mouvement contre-nature, impétueux & déreglé.
Le premier confifte dans une contraétion des parties folides, vive à la vérité, mais toujours régu-
liere, proportionnée & bien reglée, & dans le
cours & la circulation libre & égale de toutes les
humeurs, particuliérement du fang & du fluide
nerveux; le fecond au contraire confifte dans une
contraétion des folides, irréguliere, tantôt trop
forte, tantôt trop foible & quelquefois entiérement interceptée, & dans un mouvement des humeurs, dont le cours eft inégal & irrégulier, tantôt foible, tantôt languiffant, tantôt trop fort &
trop violent, & quelquefois entiérement détruit,
foit dans une partie ou dans l’autre. Or, puifque
les contraétions violentes des folides, puifque les
congeftions impétueufes & l’ébullition des humeurs dont il s’agit principalement ici, viennent
le plus fouvent (pour ne pas dire qu’elle en eft
toujours la feule caufe) de l’embarras des pores
qu’on ne peut dégager plus efficacement que par le

moyen du nitre, il eft aifé de concevoir pourquoi ce fel a tant de vertus pour affoiblir les mouve-mens trop violens.

§. XI.

Pour mieux éclaircir ce que nous venons de dire, & ne laiffer aucun doute fur les vertus apé-ritives du nitre, vertu qu'il tient de la proprieté qu'il a d'aiguillonner & d'incifer, il eft à propos d'ajoûter ici quelque chofe fur les principales caufes d'obftructions en général ; fur quoi il eft à remarquer que les obftructions des vaiffeaux & de leurs pores, viennent immédiatement ou de l'é-panchement, de l'amas & du croupiffement des humeurs dans leurs cours, ou de l'inhérence in-vincible de quelques corps plus ou moins hétéro-gênes, tels que des pierres, des vers, &c., ou bien encore de quelque forte compreffion extérieure. Ces premieres caufes, fçavoir la ftagnation, l'a-mas, le croupiffement des humeurs dont il s'agit ici, ne fe forment jamais d'elles-mêmes dans un corps vivant ; ces vices en fuppofent toujours un qui ait exifté auparavant, foit dans les parties fo-lides ou dans les fluides, qui conformément à tou-tes les expériences médicinales confifte dans l'a-tonie ou le fpafme des folides, ou dans l'excès, l'épaiffiffement ou l'acrimonie des fluides. Car lorfque les fpafmes font trop violens, chaque petit vaiffeau fe contracte avec trop de force, &

leur diametre fe retrécit au point de boucher plus
ou moins les paſſages aux humeurs qu'ils doivent
charier, & qui étant ainſi retenues, doivent néceſſairement s'accumuler dans tout le voiſinage de
cette partie ; lorſqu'au contraire les parties ſolides n'ont pas tout le reſſort qui leur eſt naturel,
leur contraction s'affoiblit tellement qu'elles n'ont
plus aſſez de force pour chaſſer en avant les fluides
avec une vîteſſe convenable. Il ne faut donc pas
s'étonner qu'étant, comme ils le ſont naturellement, gélatineux, ils s'épaiſſiſſent bientôt, & que
dans cet état, ils s'arrêtent, croupiſſent & ſe coagulent. Quant aux vices des fluides, dont nous avons
parlé, les fluides ſont conſtitués de maniere à être
naturellement fort ſuſceptibles de s'arrêter & de
croupir ; car qu'y a-t'il de plus enclin à s'arrêter
dans de petits vaiſſeaux, & particuliérement encore
dans des vaiſſeaux capillaires, que des humeurs
groſſieres, muqueuſes & tenaces ? Qui peut mieux
obſtruer ces vaiſſeaux, les diſtendre avec plus de
force, les affoiblir par une ſi forte diſtention, &
détruire conſéquemment, ou du moins déranger
le reſſort des ſolides, que des humeurs accumulées
& forcées de s'ouvrir un paſſage, à cauſe de la
preſſion réciproque de toutes ces particules entaſ-
ſées les unes ſur les autres ? Enfin qui peut mieux
irriter dans ſon paſſage les parties qu'il parcourt,
qu'un liquide chargé de particules âcres, dont

l'action eſt ſi ſenſible & ſi contraire aux parois des petits vaiſſeaux, ou même s'y attacher entiérement & occaſionner conſéquemment par l'action ſucceſſive de ſon acrimonie, de fortes contractions ſpaſmodiques & un rétréciſſement contre nature des petits vaiſſeaux ? On ne doit pas non plus paſſer ici ſous ſilence qu'il y a dans le corps humain de deux ſortes de ſpaſmes, qui ſont tantôt contre nature, tantôt des remédes très-favorables à la nature. Ils ſont contre nature toutes les fois qu'ils ſont occaſionnés par quelques violentes paſſions de l'ame telles que la terreur, la colere, ou de quelque cauſe externe, ou ſeulement du froid, &c. On doit au contraire les mettre au nombre des remédes ſalutaires & néceſſaires à la nature pour produire ces effets, lorſqu'il s'agit ou de faire rentrer dans le torrent de la circulation au moyen de cette contraction des parties ſolides, une matiere abondante ou épaiſſe qui s'arrête, obſtrue & comprime les parties, ou bien qu'il s'agit de pouſſer au-dehors une matiere âcre & irritante.

§. XII.

Les cauſes générales tant formelles que matérielles des obſtructions une fois connues, il ſera auſſi très-facile de connoître comment le nitre peut lever les obſtructions. En effet, ſi nous faiſons attention que la plûpart des obſtructions doivent leur origine & leur formation au ſéjour ou à l'em-

barras des humeurs vifqueufes , épaiffes & âcres ;
& que les plus petites molécules pyramidales du
nitre diffout , mifes en mouvement, agiffent comme des coins en incifant fortement , la vertu apéritive du nitre n'aura plus befoin d'explication.
L'efpéce d'irritation que ces particules mifes en
mouvement caufent çà & là aux folides, pourroit
peut-être paroître y faire obftacle ; mais fi on veut
faire réflexion , 1°. qu'il eft très - rare que les humeurs foient, & que même elles ne font jamais fimplement âcres , mais qu'elles font ordinairement
épaiffes en même tems; 2°.que leur acrimonie n'eft
pas toujours faline ou acide , mais très-fouvent urineufe alkaline ou chaude bilieufe ; 3°. qu'il arrive
très-fréquemment que les parties folides ont perdu
de leur ton , & que la cure dans ce cas demande des
remédes ftimulans ; 4°. que les fpafmes dans la
plûpart des fujets dans lefquels les canaux font
obftrués , ont pour caufe antécédente la foibleffe &
le relâchement des folides, & qu'ils la laiffent auffi
toujours , furtout s'ils font forts & qu'il durent
long-tems ; & qu'enfin les fpafmes , comme nous
l'avons dit très-fouvent ci-deffus , doivent être ordinairement regardés comme des remédes, fi on
en excepte peu de cas que nous avons indiqués ci-
devant ; ils ne furviennent donc pas d'eux-mêmes ,
mais c'eft la nature qui les excite pour faire circuler de nouveau, réfoudre & diffiper une matiere

naturelle ou prêter-naturelle qui féjourne dans les vaiffeaux, s'y arrête, les preffe & les irrite, & par conféquent pour lever de pernicieufes obftructions. C'eft après avoir bien pefé tous ces effets, que le doux aiguillon que l'on doit attribuer aux molécules du nitre en action, non-feulement ne fera plus fufpect, mais au contraire paroîtra autant utile que néceffaire dans plufieurs cas pour exciter des contractions plus vives dans les petits vaiffeaux.

Je dois avertir ici que par *nature humaine*, je n'entends pas avec les Sthaliens, que ce foit l'ame raifonnable, mais une certaine force ou puiffance de mouvoir, qui a fon principe dans la ftructure mécanique du corps ou dans des loix établie par le Tout-puiffant qui la créée.

§. XIII.

C'eft auffi à cette vertu ftimulante du nitre, qu'on doit attribuer les vertus diurétiques qu'on lui reconnoît. En effet, on ne fçait que trop qu'une contraction plus forte des tuyaux urinaires procure une plus abondante fécretion d'urines : or, comme les mélécules du nitre, de même que celles de tous les autres fels moyens, ne fe diffoudent pas radicalement dans le fang, comme nous l'avons obfervé ci-devant, & que ces mixtes font portés en nature à tous les organes fecrétoires, & furtout en plus grande abondance vers les reins, où on obferve

qu'il se porte ordinairement une plus grande
quantité des choses salées dont on use ; on sent
parfaitement pourquoi le nitre dissout & distribué
dans les conduits du corps, irrite plus les petits
tuyaux dans cet endroit qu'ailleurs, y excite conséquemment une contraction plus vive, & provoque une plus grande sécretion d'urines. Ne voit-
on pas aussi par-là pourquoi on met le nitre au
nombre des remédes lithontriptiques, & qu'au
moins s'il ne peut résoudre les pierres entieres &
grandes, qui ne peuvent plus s'insinuer & parcourir
les ureteres, il produit cet effet sur les petites, &
surtout sur la matiere sableuse & muqueuse qu'il
résout & déterge doucement, & qu'il fait passer
ainsi du bassinet dans la vessie, d'où l'on peut dire
qu'il la chasse tout-à-fait à cause de la contraction
qu'il excite aussi dans la vessie. Joignons à cela,
que ce sel concret adoucit les froncemens spasmodiques qui empêchent très-souvent l'excrétion de
l'urine, & d'une matiere muqueuse & sabloneuse ;
qu'il rend le sang plus coulant, & par conséquent
facilite la sécretion de sa sérosité ; c'est ce que nous
voyons clairement arriver, lorsqu'on mêle du nitre
dissout dans de l'eau avec du sang que l'ont tire
des veines. En effet, quelque noir & coagulé que ce
sang puisse être, non-seulement le nitre, comme
l'observe *Hoffman*, lui rend sa premiere fluidité, mais
encore lui donne une couleur vermeille & rouge.

§. XIV.

Voici ce que nous avions à obferver fur la vertu apéritive du nitre. Paffons préfentement à l'examen de fes vertus anti-fpafmodiques, dia-phoréti-ques , & de fa fameufe vertu rafraîchiffante. Je ne m'arrêterai pas beaucoup ici à rendre raifon de la vertu anti-fpafmodique du nitre , parce que la plûpart des preuves que j'ai rapportées ci-devant, furtout en examinant fa vertu apéritive, l'éclair-ciffent beaucoup, & qu'il faudroit néceffairement les repéter , fi je voulois entrer dans tout le détail des preuves néceffaires pour confirmer cette vertu anti-fpafmodique. Qu'il fuffife donc de dire en peu de mots que le nitre appaife n'ont pas fimple-ment & immédiatement les fpafmes comme un excellent apéritif , mais qu'il en diminue feule-ment , ou qu'il en détruit entiérement les caufes produites ordinairement par l'amas, le féjour & l'embarras des humeurs, & par l'obftruction des vaiffeaux. Ces caufes une fois abattues ou entiére-ment détruites , les violentes contractions des fo-lides & très-fouvent douloureufes, qu'excite la nature pour refferrer les vaiffeaux , chaffer la ma-tiere qui les preffe , les étend, les brûle, les irrite, pour rétablir & la circulation & les excrétions ; ces contractions, dis-je , fe relâchent d'elles-mêmes, ou ceffent entiérement.

§. X V.

Pour peu qu'on réfléchiſſe ſur les effets de la vertu dia-phorétique du nitre, on verra très-faci-lement qu'elle dépent uniquement de ſa vertu in-ciſive & apéritive. Effectivement les molécules du nitre ne peuvent diſſoudre le ſang & la lymphe, qu'elles ne les rendent plus fluides, qu'elles n'ou-vrent davantage les tuyaux capillaires & les pores exhalans de la peau, & par conféquent qu'elles ne facilitent en même tems la circulation des hu-meurs, & ne procurent une plus grande tranſpira-tion. Il eſt auſſi à propos d'obſerver que dans cer-taines maladies, ſurtout dans les fiévres dans leſ-quelles les pores exhalans de la peau ont été ob-ſtrués pendant quelque tems, & lorſque la nature tente une criſe & chérche à ſe débarraſſer des hu-meurs impures que le nitre dans ce cas provoque une ſueur aſſez forte, ſans néanmoins cauſer au-cune ardeur prêter-naturelle, mais en faiſant plutôt ſuccéder un rafraîchiſſement remarquable ; d'où je conclus que la ſueur complette & la tranſpiration abondante qui ſuit l'uſage du nitre, ne provient jamais d'une plus grande agitation que l'on ſup-poſeroit qu'il cauſe dans les humeurs, comme le font ordinairement les ſudorifiques, mais pro-vient uniquement de ce qu'il rétablit la circula-tion ou l'augmente, & facilite par ce moyen la tranſpiration.

§. XVI.

La vertu tempérante ant-orgastique & rafraî-
chissante du nitre, paroît au premier coup d'œil
de bien plus grande conséquence & plus difficile à
expliquer ; mais ces difficultés ne font qu'appa-
rentes, puisqu'en effet si on pese mûrement tout
ce qui a été dit dans les paragraphes précédens,
& si on réfléchit sur les causes les plus fameuses des
bouillonnemens prêter - naturels, je crois qu'on
appercevra facilement qu'il n'est pas aussi difficile
qu'on l'eût d'abord pensé, de développer ces vertus ;
car le bouillonnement prêter-naturel reconnoît en
général pour cause principale ou la diminution
du rafraîchissement du sang, ou une plus grande
quantité de la matiere qui porte la chaleur dans
le sang : or le sang cesse d'être rafraîchi autant
qu'il le devroit être, lorsque les vaisseaux absor-
bans & les exhalans surtout, laissent trop ou pas
assez facilement passer la matiere qu'ils charient,
& cela arrive en conséquence de la plus ou moins
grande obstruction des tuyaux capillaires de la
peau & des plus petits vaisseaux exhalans ; il se
trouve dans le sang une plus grande quantité de la
matiere qui y porte la chaleur toutes les fois qu'il
y a un plus grand frottement de ces globules, en
conséquence de la circulation plus vive ou de l'obstruction de quelque conduit, ou de la trop grande
densité du sang ; mais le nitre est un puissant

reméde contre la plûpart de ces maladies , furtout dans les obftructions , ou contre les caufes très-fréquentes de l'excès de la chaleur , & cela en conféquence de fa vertu incifive diffolvante , légérement ftimulante , apéritive , &c. , & rétablit la circulation auffi-bien que la tranfpiration ; d'où il arrive qu'il fe trouve une proportion convenable entre le principe qui porte la chaleur dans le corps & celui qui le rafraîchit ; que conféquemment le bouillonnement prêter-naturel fe calme , quoique le nitre , furtout lorfqu'on le prend en petite quantité , ou dans un véhicule chaud , ne puiffe effectivement rafraîchir le fang.

§. XVII.

Nous faifons fuivre à la vertu rafraîchiffante du nitre , fa vertu anti-vénérienne , parce que cette vertu rafraîchiffante en eft le principe. En effet, le nitre ne peut diminuer la chaleur du fang , qu'il ne diminue en même tems celle des humeurs qui s'en féparent , & par conféquent la raréfaction ou l'orgafme de la femence dans l'homme & de la lymphe du vagin , qui , comme on le fçait par expérience , excite ordinairement plus vivement à l'acte vénérien. Joignons à cela , qu'en provoquant une tranfpiration plus libre & plus abondante,bien des parties fpiritueufes , qui d'ailleurs fe portoient aux organes de la génération & y augmentoient en s'y portant en plus grande abondance , non-

feulement

feulement la tenfion des fibres nerveufes, & conféquemment la fenfilité qui en dépend, mais encore faifoient gonfler les liqueurs feminales &
les rendoient plus irritantes ; il arrive de-là , dis-je,
que ces particules fpiritueufes paffent avec les autres humeurs de la tranfpiration à travers les
pores de la peau & s'exhalent avec elles ; d'où l'on
pourra aifément comprendre , pourquoi l'ufage
du nitre trop long-tems continué , ou pris en trop
grande quantité, diminue fi confidérablement l'appétit vénérien , infpire aux hommes en particulier
une efpéce de langueur , dont je me fouviens d'a-
voir parlé ailleurs ; & pourquoi enfin le nitre , qui
pris à propos & avec modération , eft un fi bon
reméde , devient au contraire nuifible.

§. XVIII.

On peut rapporter aux fiévres , aux inflammations , aux phlogofes , ou aux obftructions des vifceres & des autres parties , ou aux douleurs , aux
fpafmes , aux convulfions , aux hémorragies & aux
tumeurs froides , & même aux délires & à differens
vices des fens externes , les aigreurs aufquelles le
nitre remédie avec plus ou moins d'efficacité , &
qui en général varient beaucoup & font en très-
grand nombre. Ainfi comme l'action fpéciale du
nitre varie , à caufe de la diverfité des maladies rélativement à leur nature , à leurs caufes & à leurs
fymptômes ; il eft néceffaire d'expofer en parti-

culier chaque genre dont nous avons parlé avec
ses principales espéces, & d'indiquer la maniere
spécifique dont il agit. Commençons par les fiévres
qui ne sont rien autre chose que des mouvemens
extraordinaires de toute la masse du sang & des
autres humeurs de la circulation, c'est-à-dire, trop
précipités, trop impétueux, & plus ou moins
irréguliers, mouvemens qui ne se forment cependant
pas d'eux-mêmes, mais qui doivent leur
origine à la nature, moyennant une contraction
plus forte & plus accélerée des solides ; de sorte
qu'une certaine matiere impure, muqueuse, âcre,
salino-sulphureuse, fort differente quant à sa nature spécifique, selon la diversité des fiévres, qui est
encore en partie mêlée aux humeurs de la circulation, & qui les corrompt de maniere qu'il y a à
craindre qu'elles ne se coagulent ou qu'elles ne se
putréfient, qui demeure en partie dans les petits
vaisseaux, particuliérement dans les capillaires,
dont elle presse, détend, brûle & irrite les parois;
que cette matiere, dis-je, se résolve, s'atténue, se
dissipe, & soit enfin évacuée par les pores de la
peau ou par toute autre voye, & qu'enfin par ce
moyen le cours de la circulation qui avoit été in-
tercepté, soit parfaitement rétabli & les humeurs
purifiées. Le nitre produit tous ces effets, comme
on le voit par ce que nous avons dit ci-devant ;
ou plutôt les vertus qu'il a de couper, de résoudre

& d'aiguillonner doucement , le rendent d'un si grand secours à la nature , lorsqu'elle veut se débarrasser , qu'elle parvient à sa fin , & plutôt & bien plus sûrement. Ces vertus le rendent recommandable dans la plûpart des fiévres , particuliérement dans les fiévres exanthématiques, bilieuses , inflammatoires , ardentes , & même dans les fiévres intermittentes. Elles ne paroissent souffrir quelqu'exception que dans les fiévres lentes ou hectiques seulement , parce que dans celles-ci les malades sont fréquemment accablés de sueurs colliquatives, qui prouvent la trop grande dissolution des humeurs. Je ne crois cependant pas pour cela que le nitre ne puisse être d'aucun secours dans la cure de ces maladies ; mais je veux plutôt avertir que dans ces cas, on ne doit s'en servir qu'avec précaution , & qu'il faut entiérement en bannir l'usage , lorsque les malades sont sujets à des sueurs trop fréquentes & trop abondantes, de peur qu'il n'arrive en conséquence une trop grande dissolution de la partie gélatineuse des humeurs.

§. X I X.

Il opere la cure des inflammations qui s'effacent, ou se terminent par suppuration , de la même maniere que nous avons dit qu'il agit dans les fiévres ; car soit que le siége de ces maladies soit dans le sang ou dans la lymphe , elles supposent une stase parfaite & plus ou moins réfractaire du

fang , quelquefois pur , quelquefois épais & impur dans les petites artérioles, ou dans les petits
vaiſſeaux ſereux ou artériels du ſecond genre , &
conſéquemment une obſtruction entiere de certains petits canaux , qui , outre l'amas du ſang également dans les vaiſſeaux voiſins & contigus que
dans ceux même qui ont été les premiers obſtrués,
doit être néceſſairement ſuivie d'un plus violent
froiſſement des globules , d'une forte diſtention
des vaiſſeaux avec gonflement , rougeur & douleur
vive dans la partie. Le nitre qui a la vertu de diſſoudre promptement le ſang engorgé & embar-
raſſé dans quelque partie , détruit donc cette obſtruction , ou la cauſe formelle des inflammations,
& rétablit par ce moyen la circulation dans ſon
ancienne liberté ; après quoi, les ſymptômes qui
dépendoient & étoient occaſionnés par la colliſion
& le froiſſement trop violent des globules entaſſés
les uns ſur les autres, doivent ceſſer naturellement.

§. X X.

Cette maniere d'opérer du nitre dans les inflammations , ſemble peu differente de celle dont
il agit dans la plûpart des ébullitions & des phlogoſes. Je dis dans la plûpart ; car quelques-unes,
pour ne pas dire un grand nombre qui reſſemblent
aux fiévres & aux inflammations paſſageres, viennent du cours & de la circulation du ſang retardée

dans telle ou telle partie, ou quelquefois entiérement interceptée, à cause de quelque légere obftruction, immédiatement fuivie de quelqu'engorgement ou de quelqu'embarras ; d'autres viennent
principalement du dérangement de l'équilibre, de
l'action & de la réaction entre les folides & les
fluides, comme on le peut obferver toutes les fois
qu'après un changement fubit dans le tempéramm-
ment, du fec à l'humide ou de l'humide au fec, les
fibres fe relâchent trop, ou fe refferent de même,
particuliérement dans des fujets d'une compléxion
foible, & que par ce moyen tantôt l'action des
folides l'emporte fur celle des fluides, tantôt au
contraire celle des fluides furpaffe celle des folides,
particuliérement dans les parties & dans les vaiffeaux des parties voifines de la circonférence, qui
font en conféquence plus fujets à ces fortes de
changemens. Car lorfque les petits vaiffeaux de la
circonférence fe relâchent à la fuite de quelque
changement dans l'air devenu chaud & humide,
ou humide & temperé, ou du moins très-peu
froid, le fang fe porte des parties internes qui n'ont
encore fouffert aucunes atteintes de ce relâchement, avec beaucoup plus de vîteffe, d'impétuo-
fité, & en plus grande abondance aux petits vaiffeaux des parties externes ; mais lorfqu'au contraire d'humide & chaud ou du moins temperé,
l'air devient tout d'un coup fec & froid, la peau

& les petits vaiſſeaux ſanguins qui en arroſent le
tiſſu, ſe reſſerrent, ſe rétréciſſent, & le ſang ſe
trouve par ce moyen forcé de ſe porter avec plus
de viteſſe, d'impétuoſité, & en plus grande quantité vers le centre qui n'a point encore eſſuyé ce
reſſerrement, & enfin de les charger & de les remplir davantage, ce qui fait que dans le premier
cas les phlogoſes ſont plus ſenſibles dans la circonférence ; & dans le dernier au contraire, les
ébullitions immédiatement occaſionnées par l'a-
mas & l'épanchement ſubit du ſang, le ſont davantage dans le centre du corps, ou dans les parties internes & les plus nobles. Ceci poſé & reçu
pour principe, il eſt aiſé de comprendre pourquoi
le nitre peut adoucir les congeſtions, les phlogoſes & les ébullitions préter-naturelles (on ne parle
pas de celles qui doivent leurs cauſes à l'uſage des
non naturelles, tels que des aſſaiſonnemens âcres
ou aromatiques, l'uſage des liqueurs ſpiritueuſes
& de remédes volatils, de la colere, &c.) ; c'eſt
pourquoi il eſt ſi ſalutaire dans celles principalement qui doivent leur origine à quelques obſtructions.

§. X X I.

Suivent préſentement les obſtructions ſtricte-
ment dites, telles que l'obſtruction du foye, de la
ratte, des glandes & des vaiſſeaux méſaraïques,
des reins, de la veſſie, le défaut ou la ſuppreſſion

des régles, des lochies, des hémorroïdes, &c. ; les douleurs, les spasmes, & toutes les maladies de differens noms, qui viennent toujours, ou du moins très-fréquemment, de l'obstruction des vaisseaux & des pores, & qui, comme on en peut juger lorsqu'on en connoît la cause matérielle, doivent leur origine tantôt à une certaine quantité de sang accumulé & croupissant, tantôt à la présence de quelque matiere âcre, tantôt enfin à quelque corps entiérement hétérogene ; telles sont, par exemple, l'apoplexie sanguine & séreuse, les affections soporeuses, le vertige, la céphalalgie, l'asthme, le catharre suffoquant, l'ictere, la passion hypochondriaque, histérique, néphrétique, la colique hémorroïdale, & ainsi des autres. Car lorsque nous avons traité ci-devant des vertus apéritives & antispasmodiques du nitre, nous avons proposé plusieurs choses capables d'en indiquer des qualités plus spéciales, & de donner de grandes connoissances aux Pathologistes sur la maniere d'en expliquer les vertus & d'en faire l'application particuliere. Eu égard à la nature & à la vertu singuliere de ce sel, il paroît que c'est la même chose, soit que l'obstruction se trouve dans telle ou telle partie du corps, que ce soit le sang ou la lymphe ou toute autre humeur, qui par son amas, sa stagnation, sa stase & son séjour, la produise ; soit que telles ou telles fonctions soient

lézées, & enfin que la maladie s'appelle de tel ou
tel autre nom. Il suffit que le nitre incise & atténue
les matieres grossieres & obstruées, rétablisse le
cours & la régularité de la circulation ; & qu'enfin
après avoir détruit la cause principale, il détruise
aussi la maladie & tous ses symptômes.

§. X X I I.

On doit porter à peu près le même jugement
des convulsions, qui ne different des spasmes proprement dits, que par leur dégré de violence seulement ; car il est très-certain que ces contractions
violentes des parties solides, quelquefois accom-
pagnées d'efforts terribles dans toute la machine,
arrivent toutes les fois que quelques corpuscules
aigus, rigides, piquans, sont attachés aux parties
nerveuses membraneuses, ou que les obstructions
des canaux sont si opiniâtres & si dangéreuses, que
de légeres contractions spasmodiques ne sont plus
capables de les dégager, & que sans ce moyen la
machine soit menacée d'une destruction infaillible.
Faut-il donc s'étonner que dans des circonstances
aussi extrêmes la nature se trouve portée à prendre
des remédes également désesperés, & que par des
contractions aussi violentes des solides, elle s'ef-
force de donner jour à de si fàcheuses obstructions,
& d'empêcher l'extinction entiere de la circulation, quoiqu'elle ne parvienne pas toujours à sa fin.
Je pense que l'on voit clairement de-là pourquo

le nitre, comme puiſſant apéritif, quoiqu'il agiſſe ſans aucune forte commotion & ſans occaſionner aucun dérangement, ſecoure la nature avec tant de ſuccès, & arrête le trouble en détruiſant ce qui peut l'occaſionner; nous en excepterons cependant ces eſpéces de convulſions qui réſultent du dérangement de l'équilibre entre les ſolides & les fluides, après une trop grande évacuation d'humeurs loüables, & principalement du ſang. Car alors il n'eſt beſoin d'aucune réſolution, & il n'y a aucune obſtruction à lever, ni aucune matiere ſuperflue ou étrangere à évacuer; il faut ſeulement tâcher de rétablir le plutôt qu'on pourra, la perte de l'humeur évacuée en trop grande quantité, ſoit au moyen des analeptiques ou de quelqu'autre choſe appropriée à cet effet, afin de rétablir par ce moyen l'équilibre néceſſaire & naturel entre les forces agiſſantes & les réagiſſantes.

§. XXIII.

C'eſt encore à la vertu apéritive du nitre qu'on doit attribuer ſon efficacité dans les grandes hémorragies, puiſque les écoulemens extraordinaires & exceſſifs de ſang, ne doivent le plus ſouvent leur origine qu'au défaut de la circulation plus ou moins embarraſſée dans un endroit ou dans l'autre; lorſque, par exemple, quelques vaiſſeaux d'une partie quelconque ſont engorgés, non-ſeulement ces vaiſſeaux ſe trouvent remplis de ſang;

mais encore tous les petits vaisseaux voisins, qui outre la quantité du sang, proportionnée à leur diamétre & à leur grandeur, qu'ils recevoient ordinairement, sont encore forcés d'en recevoir une certaine quantité de plus qui leur est fournie & renvoyée par ces vaisseaux obstrués, d'où il arrive qu'étant ainsi remplis & engorgés, ils sont obligés de se rompre, ou du moins que le sang surabondant dans ces vaisseaux les force à se dilater outre mesure, s'extravase ensuite dans les petits vaisseaux séreux, lymphatiques ou artériels du second & du troisiéme genre, & s'ouvre enfin un passage par des voyes extraordinaires & contre nature ; il arrive même très-souvent qu'après une pareille congestion ou engorgement, le sang se porte en plus grande abondance de la partie obstruée aux parties éloignées, quoique saines d'ailleurs, & qu'il y occasionne, comme nous venons de le dire, une dilatation préter-naturelle des vaisseaux latéraux du second genre, ou même la rupture entiere d'une ou de plusieurs artérioles, comme le confirment amplement les vomissemens de sang, l'hémoptysie, le pissement de sang, &c. ; les hémorragies préter-naturelles ausquelles les femmes & les filles qui ont la passion histérique, ou dont les mois & les lochies sont arrêtés ou supprimés ; les jeunes gens & les hommes hypochondriaques, où dont les hémorroïdes, s'ils les

ont, font arrêtées ou fupprimées, font fort fujets.
Il paroît inutile de rien ajoûter ici en particulier
fur les tumeurs froides & les délires, puifqu'on
peut facilement concevoir & expliquer fon efficacité dans les tumeurs froides, foit qu'elles foient
univerfelles, comme la cachexie, ou particulieres
comme l'œdeme des pieds & des mains, d'après
ce que nous avons dit fur la proprieté qu'il a d'incifer & d'aiguillonner ; dans les délires & même
dans la phrénéfie & la manie, par fa vertu ant-
orgaftique, & dans la mélancholie, par la force
qu'il a de réfoudre, d'atténuer & d'ouvrir.

§. XXIV.

Il eft à propos d'ajoûter ici qu'on donne le nitre
après l'avoir fait dépurer, opération fimple qui
confifte à faire diffoudre dans l'eau du nitre crud,
filtrer la leffive, la faire évaporer & criftallifer de
nouveau ; après quoi on le fait prendre en poudre,
ou on le délaye dans les bouillons, les boiffons,
les émulfions, les infufions, les ptifannes, les potions, &c. On en prefcrit la dofe depuis quelques
grains, jufqu'à une dragme entiere. On trouve
beaucoup de Médecins timides dans l'adminiftra-
tion de ce reméde, qui ne le donnent jamais qu'à
la dofe de quelques grains ; ils ne font fi réfer-
vés, que faute de faire attention que le nitre eft
un médicament actif à la vérité, mais dont l'opération s'exécute cependant doucement & fans

aucun dérangement, & que conféquemment lorfqu'on le donne en trop petite quantité , cette dofe
n'a pas la force d'opérer aucun changement & de
procurer les fecours qu'on en attend. Je n'avance
rien ici qu'après en avoir fait l'expérience , & je
ne doute nullement que tout le monde n'en con-
vienne, fi on veut faire foi-même l'expérience de
ce que nous venons de dire , en y apportant cependant l'attention & les précautions néceffaires.

C H A P I T R E I V.

Du Sel commun.

§. I.

ON divife le fel commun , qu'on appelle auffi
fel ordinaire , fel de cuifine , à caufe du fréquent ufage qu'on en fait dans tous les affaifonne-
mens , en trois efpéces ; fçavoir , le fel de fontaine,
le fel marin & le fel foffile , ou fel de montagne.
Le fel de fontaine eft une préparation des eaux de
certaines fontaines , telles qu'il s'en trouve en plufieurs endroits d'Allemagne & ailleurs , qu'on fait
bouillir pour cet effet ; le fel qu'on en retire eft plus
pur que celui des autres efpéces. Le fel marin, tel
qu'on le trouve dans la Lufitanie , l'Efpagne, la
France , &c. , eft le réfidu d'une certaine quantité
d'eau de mer qu'on conduit dans des *falieres* ou
des foffes pratiquées à cet effet , évaporée par la

chaleur du soleil & l'action des vents. On trouve
quelques particules nitreufes très-fubtiles mêlées
avec ce fel ; car l'eau de la mer n'eft pas fi propre à
éteindre les incendies que l'eau de fontaine falée ,
elle eft au contraire plus propre à animer la flâme
qu'à l'éteindre ; & l'efprit acide qu'on retire du
fel marin diffout l'or également que l'eau forte ,
qui eft une compofition d'acides nitreux & falins.
Enfin on tire le fel foffile de la terre même dans
plufieurs pays, particuliérement en Ruffie, dans la
haute Hongrie , la Tranfilvanie & dans la Pologne près de Cracovie. Ce fel eft un peu plus crud
que celui de fontaine, à caufe des molécules terreo-
pierreufes qu'il contient ; le plus pur de cette derniere efpéce , qui par fa forme & fon brillant reffemble au criftal de montagne , s'appelle *Sel
gemme.*

Gabriel Rzaczynskus dit dans fon Hiftoire naturelle de Pologne, que les falines de ce Pays doivent être mifes au nombre des chofes que l'on doit
admirer dans le monde, & certainement perfonne
ne pourra voir la Bochnie ou le Vélifc de la
Sarmatie, fans en être étonné : en effet, il fe trouve
dans les falines de Bochnie & de Vélifc une bien
plus grande quantité de bon fel , que dans toutes
les autres falines d'Allemagne , puifqu'on ne peut
avoir dans tous ces endroits de fel qu'avec beaucoup de peine & en le préparant ; au lieu que dans

le Vélifc, on y en trouve de tout préparé, & qu'on y en prépare auffi. Ces mines de la Sarmatie font beaucoup plus avantageufes à ce Royaume, que ne le font à quelques autres Régions leurs mines d'or & d'argent. Le fel foffile en Pologne a une fi grande dureté, qu'il s'y pétrifie au point qu'on peut s'en fervir pour bâtir, & qu'il eft propre à la fculpture. Ces mines par leur merveilleufe difpofition fous terre reffemblent à une Ville entiere. On en tire un fel folide, dur comme de la pierre, femblable à ces gros rochers que l'on tire des carrieres, & on les creufe pour cet effet en long & en large dans differens endroits, on le coupe, on le brife en morceaux, & on le broye au moyen d'un moulin qu'on fait tourner par des animaux. C'eft-là ce qui fait qu'il fe trouve dans ces mines des efpéces de labirinthes plus embarraffans que ceux de Dedale. On y voit, de même que dans une Ville, de grandes fales fuperbement bâties, foutenues par des piliers de fel & des folives de bois, qui font fans doute de la nature de ce fel, puifqu'elles ne s'y pourriffent jamais. Les Villes de Vélifc & de Bochnie font bâties fur ces falines. Les Ouvriers y travaillent nuds avec des gamaches feulement; & à grands coups de marteaux de fer & avec des coins, ils enlevent de grands morceaux de fel. Les fcies dont on s'y fert, font plus épaiffes que celles des Cimeriens décrites par Homere. Les

rochers de fel font en grand nombre, & forment
même des chaînes de montagnes. Les mines près
de Cracovie, ont près de 300 pieds géométriques
fous terre. Il s'y trouve dans le fond differens coins
& recoins, au point que lorfqu'on y defcend on fe
croit tranfporté dans une nouvelle Ville. Il fort
quelquefois des vents confidérables de ces cavernes.
On y trouve beaucoup d'endroits remplis de vapeurs bitumineufes, & perfonne n'ofe marcher
avec une lumiere crainte de faire enflâmer ces
vapeurs. L'air du Vélifc eft fec, chaud, piquant,
fubtil. On ne peut s'y promener fans fuer, & on y
travaille nud comme les Cyclopes. Outre ces
chambres, les foffes ont dix-huit échelles de profondeur, dont la plus petite eft au moins de huit
coudées, & les autres plus longues. Quelquefois
les chambres paroiffent bâties comme un Temple
par la façon dont les colonnes de fel s'y trouvent
difpofées, & foutiennent une efpéce de voûte de
fel ; ou bien, il s'éleve certains fourneaux qui foutiennent des montagnes de fel d'un poids confidérable, & que les Ouvriers ont l'adreffe de faire
balancer. J'ajoûterai à ceci la relation que m'a
faite une perfonne qui a refté pendant fept ans à
Vélifc, & qui y étoit employée pour vifiter tous
les jours ces travaux. Outre la premiere ouverture
des carrieres qui eft très-profonde, & qu'on appelle vulgairement Sziba, il y a une autre entrée

qui a plus de 30 échelles de profondeur, dont chacune eſt compoſée d'autant de marches fort épaiſſes. L'entrée en eſt ouverte, & on y deſcend par
un eſcalier de pierre de 456 dégrés, qui y fut
fait ſous le régne de Jean III. Il y régne de grands
vents pendant l'hyver, ſurtout dans les tems les
plus froids : on y voit de petites Chapelles ſouter-
raines faites de ſel , &c.

§. I I.

Le ſel culinaire pur eſt compoſé d'un acide de
ſon genre , & d'un principe ſingulier , fixe , terreux , alkalin. Cet acide ſpécifique eſt comme de
deux genres, l'un plus volatil & l'autre par com-
paraiſon plus fixe , & ce n'eſt qu'en verſant ſur ce
ſel des acides plus forts, comme celui de vitriol ,
d'alun , de ſouphre & de nitre , qu'on vient à bout
de le ſéparer entiérement de ſon principe alkali
fixe , & on l'en ſépare plus facilement au moyen
de l'air humide ou de l'eau bouillante , que de
toute autre maniere. En effet , dans les cabanes
faites de branches d'arbres , & dans leſquelles il
s'attache aux parois une eſpéce de ſaumure , on
remarque par la ſuite du tems une aſſez grande
quantité de terre plus ou moins dépouillée de ſon
acide par l'air qui les traverſe. Il ſe forme un pareil
dépôt qui ne peut ſe criſtalliſer , qui expoſé à l'air
tombe facilement en déliquium , ſoluble dans l'eſprit de vin , après la coction du ſel de fontaine , &
même

même après l'évaporation de l'eau de mer, & la
condenfation du fel le plus fec auquel le peu d'a-
cide qui refte eft fi lâchement uni, que diftillé fans
y rien ajoûter, il fe fépare fous la forme d'efprit.
On fçait auffi que le fel commun diffout & diftillé
à plufieurs reprifes dans un air humide, fe réfout
enfin en une eau entiérement dépoüillée de faveur
& en une terre infipide, néanmoins un peu graffe.
Du refte, l'acide du fel commun paroît approcher
de plus près de la nature du fel de l'acide vitriolique, parce qu'il eft combiné au moyen de la fufion avec une certaine fubftance phlogiftique, qui
conftitue une efpéce de foye de fouphre imparfait,
& forme, lorfqu'on obferve bien, un phofphore ou
une efpéce de fouphre comme l'acide vitriolique.

§. I I I.

Le principe alkali fixe qui entre en proportion
prefqu'égale dans la compofition du fel de cuifine,
eft prefque d'une nature finguliere ; & fi on s'en
rapporte aux expériences & aux obfervations chymiques, il reffemble non-feulement aux fels alkalis parfaits, mais encore aux terres alkalines ; &
quoiqu'uni encore à fon acide, on peut néanmoins
par des calcinations & des diffolutions réitérées, le
rendre fi volatil, qu'il fe diffipe en grande partie,
& qu'il ne refte que très-peu de la grande quantité
de fel qu'on a employé dans cette préparation. Il
ne paroît pas cependant qu'on doive chercher la

raifon de cet effet dans le principe terreux falin ;
mais plutôt dans l'acide qui lui eft affocié ; parce
qu'en effet, il eft très-mobile & volatil à caufe du
principe mercuriel ou arfenical qui lui eft étroitement uni, & il rend auffi les autres corps aufquels
il eft étroitement adhérent, furtout les métalliques,
& plus mobiles & plus volatils.

§. I V.

Le fel commun fe diffout plus promptement
que le nitre dans l'eau fimple, & une fois qu'il eft
bien évaporé, il fe réunit en criftaux parfaitement
cubiques. La figure fpécifique des criftaux que
nous avons indiquée ci-deffus, mérite quelqu'attention fur fa maniere d'opérer & fur fes vertus.
En effet, j'imagine que cette figure fait voir pourquoi le fel commun eft bien inférieur au nitre eu
égard à fa force ftimulante, incifive, atténuante &
apéritive, puifqu'il eft démontré que des molécules prifmatiques, pyramidales, pointues de part &
d'autre, exercent une bien plus grande action fur
les folides & les fluides que les cubiques. Au refte,
c'en eft affez de la vertu légérement ftimulante &
déterfive du fel commun, parce que ce fel eft l'af-
faiffonnement commun & ordinaire des mets, fi
bien qu'aujourd'hui on ne le met plus au nombre
des médicamens internes ftrictement pris On le fait
entrer dans les lavemens, furtout le fel gemme, &
on l'y fait entrer comme ftimulant. On en fait auffi

quelquefois des épithemes fecs qu'on applique fur
le front, & de petits fachets repercuffifs.

CHAPITRE V.
Du Sel d'Angleterre.

§. I.

LE fel d'epfom, connu dans les boutiques fous
le nom de fel d'Angleterre, eft un fel moyen,
amer, ou naturel, ou factice. Le naturel fe tire ou
des fontaines, ou des mines. Le premier fe tire
non-feulement de l'eau de la fontaine de Salut, qui
fe trouve dans un Village d'Angleterre nommé
Ebsham ou Epfom, mais encore de l'eau de quelqu'autres fontaines médicinales de la grande Bre-
tagne, de Barnet, de Northall, de Stretam, de
Dulechens, &c.; on fait évaporer leurs eaux & on
les fait criftalifer. Le fel foffile, à ce que dit le
Docteur *Mendezius*, provient d'une mine finguliere, faline, mêlée de fel amer & de fel marin,
qui fe trouve près de Limengton dans le Hamp-
tonshire à *Portfec* près de *Portfmouth*. On amaffe
ce fel foffile en tas, où il fe fond en partie, & peu
à peu la liqueur falée, amere, âcre, qui s'écoule de
ces monceaux de fel, fe rend par des canaux dans
des foffes, où il fe coagule fucceffivement en un
fel fec. On fait fondre de nouveau ce fel coagulé
dans de l'eau fimple boüillante dans des chaudieres,

& on le laiſſe ſe repoſer pendant quelques jours
après la coction, non-ſeulement pour le laiſſer
refroidir, mais encore afin que l'eau la plus pe-
ſante & impregnée de ſel marin, ſe ſépare de la
plus légere chargée du ſel amer qui eſt plus léger
& tombe au fond du vaſe; après quoi les Ouvriers
ſéparent l'eau qui tient le ſel amer en diſſolution,
la font boüillir de nouveau dans des chaudieres,
& lorſqu'elle eſt ſuffiſamment évaporée, ils la
mettent à criſtaliſer.

§. I I.

Le ſel factice d'Angleterre ſe prépare de l'eau
mere qui reſte après la dépuration & la criſtaliſation du ſel marin : on met dans cette eau une certaine quantité de vitriol calciné ; on la fait boüillir ; après l'avoir filtrée, on la fait criſtaliſer, puis
on calcine le ſel ſec qu'on en tire. On le diſſout
de nouveau dans de l'eau, on le filtre ; & après
l'avoir fait évaporer, on le met ſe criſtaliſer dans
un lieu un peu frais, & le ſel qu'on en retire eſt
un ſel moyen. On forme un ſel à peu près ſemblable, lorſqu'après avoir diſſout l'alun dans de
l'eau, & avoir filtré la diſſolution, on verſe deſſus
de l'huile de tartre par défaillance, ou une diſſolution de ſel de tartre, juſqu'au point de ſaturation.
En effet, le ſel alkali fixe chaſſe la terre alumineuſe
du mixte, s'unit à l'acide & forme un ſel neutre,
que l'on retire après avoir filtré la liqueur, l'avoir

fait évaporer & criftalifer. Nous devons néanmoins avertir que ce fel concret eft moins amer , & qu'il ne fe fond pas aufli facilement dans l'eau que le fel d'epfom , & que par conféquent, eu égard à cette propriété & à quelques autres , il a plus de rapport avec le tartre vitriolé.

§. I I I.

Le fel d'epfom , foit naturel , foit factice , eft compofé d'un acide vitriolique & du principe ter-reux , falin , alkali-fixe du fel commun. Car lorf-qu'on le mêle avec une quantité fuffifante de pou-dre de charbon & de fel de tartre , il ne peut fe fondre, à quelque feu violent qu'on l'expofe ; il s'é-vapore néanmoins & il exhale une odeur forte de fouphre , de maniere qu'il ne refte au fond du creufet qu'une maffe dure & noire : nous devons encore obferver qu'il eft rare que le fel d'Angle-terre foit pur , car il eft prefque toujours mêlangé d'un peu de fel commun ; c'eft là fans doute pour-quoi il s'en éleve une vapeur blanchâtre très-mo-bile , lorfqu'on verfe deffus de l'huile de vitriol.

§. I V.

Les molécules de ce fel font très-fubtiles , puif-qu'il fe diffout très-promptement dans les liqueurs aqueufes & en fi grande quantité , qu'une once d'eau peut diffoudre autant de fel , fuivant l'obfer-vation d'*Hoffman*. Si on verfe de l'efprit de vin fur cette diffolution , elle fe coagule fur le champ en

une maffe confiftante & ferme comme de la glace.
On peut de la grande facilité qu'il a à fe diffoudre,
en déduire la vertu éminente qu'il a de pénétrer le
corps , puifque les fels qui peuvent fe diffoudre ,
promptement & en affez grande quantité dans fort
peu d'eau , peuvent mieux que les autres pénétrer
dans les plus petits vaiffeaux capillaires , & fe
rendre par conféquent dans les parties les plus .
éloignées.

§. V.

Ce concret falin & amer , eft un des plus puiffans & des plus fûrs remédes laxatifs , déterfifs ,
incififs , ftimulans, apéritifs & diurétiques. Il ne
peut produire que de bons effets dans plufieurs
maladies chroniques , furtout dans les fiévres intermittentes, l'hypochondrie , la cachexie ordinaire , la jauniffe , le gonfiement des glandes ,
l'hydropifie afcite commençante , la néphrétique
pituiteufe, les obftructions opiniâtres du foye, de
la ratte, de la matrice, du mefentere, &c. ; l'afthme pituiteux, la goutte, les autres affections in-
vétérées des articles, les catharres , & aux autres
maladies qui proviennent de l'épaiffiffement & de
la mucofité des humeurs. On le donne en purga-
tion depuis une demi-once jufqu'à une once ; mais
fi on n'a deffein que d'atténuer les humeurs vifqueufes , d'agacer les folides & de provoquer les
urines, on peut le faire prendre en moindre dofe ,

en joignant à ce fel d'autres remédes convenables à la maladie. Du refte, on doit obferver lorfqu'on a pris ce fel, & que le ventre eft en grande partie évacué, qu'il fe fait encore des bourdonnemens dans le ventre pendant quelque tems, c'eft-à-dire, pendant le refte de la journée & quelquefois pendant la nuit fuivante; ceci fait voir manifeftement que ce fel que l'on fait prendre en plus grande quantité pour relâcher, agace vivement les inteftins, excite conféquemment le mouvement periftaltique, au point qu'il n'eft pas poffible qu'il s'appaife & fe rétabliffe dans fon état naturel, après l'irritation & l'évacuation des matieres. Bien des malades font inquiets fur cet effet; il faut néanmoins convenir qu'il eft d'une affez grande utilité, parce qu'il facilite la fortie des vents qui avoient été long-tems retenus, & la circulation des humeurs à travers les vaiffeaux du méfentere, & les vifceres du bas-ventre.

CHAPITRE VI.

Du Sel des Carolines.

§. I.

CE fel des eaux chaudes des Carolines fe forme en grands criftaux oblongs, tranfparens, très-blancs, d'une faveur mêlangée, c'eft-à-dire, qu'il laiffe fur la langue un goût lixiviel, amer,

nitreux & un peu rafraîchiſſant. Il eſt fâcheux que
ces criſtaux ne ſoient pas d'aſſez longue durée , &
qu'ils tombent ſucceſſivement en une poudre très-
tendre & très-blanche , ſans néanmoins ſe fondre ,
ſurtout lorſqu'on l'expoſe ſouvent à un air plus
libre dans un vaiſſeau ouvert. Voici comme ce ſel
ſe prépare. On met dans un vaſe de fer mille livres
environ d'eaux chaudes de la ſource de *den Brudel*.
On expoſe ce vaſe ſur le feu , juſqu'à ce qu'il ſe
forme une pellicule à la ſurface ; & après l'avoir
filtrée , on l'expoſe dans un lieu frais pour criſtaliſer. On fait évaporer de nouveau l'eau qui reſte
après la premiere criſtaliſation , on l'expoſe de
même , & on recommence cette opération juſqu'à
ce que le ſel ne puiſſe plus ſe criſtaliſer au fond.
Les criſtaux de la premiere criſtaliſation ſont bien
plus blancs & bien plus beaux que ceux de la derniere , & on retire ordinairement de cette quantité
d'eau trois livres de ſel , d'où il paroît que chaque
livre d'eau contient environ un demi-gros de ſel ;
l'eau mere , ſavoneuſe & graſſe au toucher , qui
reſte après l'entiere criſtaliſation , eſt jaunâtre , &
d'un goût lixiviel ſalé ; elle ne fait cependant point
d'effervefcence avec les acides ; mais elle rend
cauſtique l'eſprit de vin dans lequel elle ſe diſſout
en partie.

§. I I.

Ce ſel fond facilement au moindre feu , & ſe

diffout de même promptement & en grande quantité dans l'eau. En effet, une once d'eau chaude
peut en diffoudre dix gros & deux fcrupules, &
une pareille quantité d'eau froide, fix gros & un
fcrupule. Ce concret falin eft compofé d'un fel
moyen & d'un fel alkali fixe, qui en fait plus de
la moitié ; car 1°. la folution de ce fel dans l'eau
teinte de fyrop violat, donne fur le champ à cette
eau une couleur verte ; 2°. ce fel entre dans une
effervefcence vive, lorfqu'on le mêle avec l'huile
de tartre par défaillance, tandis qu'il eft tranquille
avec les acides les plus forts, comme les plus doux ;
3°. non-feulement il fe diffout de lui-même, lorfqu'on l'a exactement broyé & mêlé avec le fel
ammoniac, mais encore il s'éleve du mêlange
une odeur volatile très-pénétrante du fel urineux,
qui s'eft féparé au moyen de l'alkali fixe pendant
la trituration. Les parties falines qui conftituent
l'autre partie de ce mixte & le font fe criftalifer,
font compofées d'un acide vitriolique & d'un principe terreux, falin, alkali. C'eft là pourquoi ce fel
forme une maffe femblable au foye de fouphre,
lorfqu'après l'avoir mêlée avec un fixiéme de poudre de charbon, on le fait fondre dans un creufet.

§. I I I.

Ce fel eft d'un ufage très-étendu en médecine,
parce que les particules alkalines & falées dont il
eft compofé le rendent non-feulement anti acide,

mais en font encore un excellent purgatif, incifif, atténuant, ftimulant, déterfif, diurétique & dia-phorétique, & peut conféquemment fe prefcrire avec beaucoup d'avantages, de même que le fel d'epfom, dans la plûpart des maladies chroniques, qui proviennent d'une faburre acide pituiteufe, d'un épaiffiffement de fang & de lymphe, & des obftructions opiniâtres des vifceres & des organes excrétoires. Il eft particuliérement bon dans les fiévres intermittentes, les affections de l'eftomac, les flatuofités des inteftins, la cachexie fimple, la jauniffe, l'obftruction des glandes du méfentere, l'hydropifie humide & récente, la migraîne chro-nique, l'afthme pituiteux & cachectique, la fup-preffion des régles & des hémorroïdes, les fleurs blanches. On le donne comme altérant de demi-gros à un gros, & on le fait prendre aux adultes comme purgatif de demi-once à fix gros, diffout dans de l'eau.

CHAPITRE VII.

Du Sel amer de Seidlitz & Seidchutze.

§. I.

LEs fels de Seidlitz & de Seidchutze, font par-faitement femblables par rapport à leur ori-gine, leur nature & leur vertu, & même ce ne paroît être qu'un même fel. On les tire d'une eau

amere de deux fources voifines des deux Villages
(Seidlitz & Seidchutz) de la Bohême. On tranfporte une grande quantité de ces eaux dans les
Pays étrangers , en partie dans des tonneaux , en
partie dans des bouteilles. Il ne faut que faire évaporer & criftalifer cette eau pour en tirer le fel.
Chaque livre d'eau fournit deux gros de fel , fans
qu'il y paroiffe aucun autre principe minéral. Les
criftaux font blancs, tranfparens , petits & fi amers,
qu'ils caufent des naufées à ceux qui en goûtent.
L'air froid ou chaud ne leur fait aucune impreffion , & ils fe fondent plus difficilement au feu que
le fel des Carolines. Ils perdent la moitié de leur
poids en forme de vapeurs aqueufes , de même que
je fel amer d'epfom , & ils fe diffoudent auffi un
peu plus lentement & en moindre quantité dans
l'eau chaude ou froide ; car une once d'eau fimple
chaude n'en peut diffoudre qu'une once , & une
d'eau froide n'en diffout que cinq gros & deux
fcrupules.

§. I I.

Le fel de Seidlitz , par rapport à fes principes ;
eft très-analogue au fel admirable de *Glauber* , en
ce qu'il eft compofé d'acide vitriolique & d'un
principe terreux , falin , alkali. La maffe très-femblable au foye de fouphre qui fe forme , lorfqu'on
mêle ce fel avec une fuffifante quantité de poudre
de charbon & de fel de tartre , & qu'on la fait fondre

dans un creufet, eft acide vitriolique ; néanmoins
elle a quelque chofe de plus léger & de plus volatil que le vitriol ordinaire. En effet, fi on y ajoûte
du vitriol calciné jufqu'à ce qu'il foit rouge pendant la diftillation, ou la calcination dans un creufet ouvert, il s'en éleve d'abord une vapeur fpiritueufe qui a beaucoup de rapport à l'efprit de fel ,
puis il s'en fépare auffi une petite portion d'efprit
volatil de vitriol, & on ne vient jamais à bout de
retirer cet acide en grande quantité en diftillant
ce fel feul fans y ajoûter de vitriol, mais il s'en
éleve fimplement un phlegme d'abord infipide ,
puis légérement aigrelet. Enfin , il paroît par
differentes expériences , que l'un & l'autre de ces
principes font d'une nature terreufe dominante ;
par exemple, fi on verfe fur la diffolution de ce fel
dans de l'eau, de l'huile de tartre par défaillance ,
la diffolution s'épaiffit & prend une couleur de
lait. La magnefie romaine & l'efprit de vitriol
forment un fel amer purgatif affez femblable au
fel de Seidlitz , & même il refte un fédiment terreux , après la diffolution de ce fel dans l'eau pure
de fontaine.

§. I I I.

Le fel de Seidlitz a bien du rapport avec le fel
d'A gleterre , eu égard à fa maniere d'opérer ; il
eft néanmoins plus actif, & doit par conféquent fe
prendre en moindre dofe ; c'eft là pourquoi on ne

l'ordonne que de demi-once à fix gros pour purger ; il eft bon dans la plûpart des maladies chroniques caufées par l'impureté & l'épaiffiffement
des humeurs, par les crudités muqueufes pituiteufes, acides, bilieufes & putrides des premieres
voyes ; il eft très-efficace dans les défauts d'appétit
& de digeftion, & on peut même le regarder prefque comme un fpécifique dans l'hypochondrie, les
pâles-couleurs des filles, qui proviennent d'une
obftruction opiniâtre des vaiffeaux utérins, dans le
pourpre chronique fcorbutique, contre les vers
des inteftins, la néphrétique pituiteufe, fabloneufe, &c. ; il eft cependant bon de diffoudre ce
fel dans beaucoup d'eau fimple & pure, dans certains cas où les humeurs font chargées d'impuretés
falines, afin de mieux délayer ces impuretés, & de
les évacuer plus fûrement & en plus grande quantité par les organes fecrétoires. Car on fçait d'après
une longue expérience que les eaux ameres de
Bohême ont fouvent plus de force que le fel qu'on
en tire ; il faut auffi remarquer que trois gros de fel
encore contenu dans fon diffolvant naturel aqueux,
& pris fous cette forme plus diffufe, produifent plus
d'effet que quatre ou cinq gros qui en auroient
été extraits & qu'on prendroit féparément.

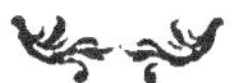

C H A P I T R E VIII.
Du Borax.

§. I.

LE Borax, Baurach, ou Chryſocolle blanche,
eſt un concret minéral terreo-ſalin, blanchâtre, compact, fixe & cryſtalin, qui par ſa
forme extérieure reſſemble beaucoup à l'alun &
au ſel gemme; il eſt d'une ſaveur mixte, compoſée
de la lixivielle, la terreuſe & ſaline.

§. I I.

Les Médecins & les Chymiſtes ne connoiſſent
pas encore bien la vraye origine de ce ſel, & on
doute encore ſi on le doit mettre au nombre des
produits de l'art ou de la nature. Quelqu'uns ſou-
tiennent à la vérité que dans les Indes Orientales
on tire des entrailles de la terre une certaine eſpéce
de chryſocolle ou de pierre nitreuſe, & que de
cette ſubſtance qu'on fait calciner, diſſoudre dans
de l'eau, cuire & criſtaliſer d'une maniere ſinguliere, on en prépare enfin le borax; mais ce fait
demande encore d'autres preuves & me paroît peu
vrai-ſemblable; car ſi la matiere premiere du borax
étoit véritablement un foſſile & qu'il ne fallût pour
ſa derniere préparation que les opérations chymiques que nous venons de rapporter, je ne conçois
pas comment les Chymiſtes, ſi zélés pour la décou-

verte de cette manœuvre, n'ont encore pû trouver la vraye maniere de le préparer. On ne connoissoit autrefois qu'à Venise la maniere de préparer ce concret salin, d'où on lui avoit donné le nom de borax de Venise ; mais depuis on a appris en quelques endroits de la Hollande la maniere de le faire & de le dépurer, & aujourd'hui les Hollandois en fournissent davantage aux Pays étrangers que ne font les Vénitiens.

Paul Herman dit dans son Cynosura, mat. med p. 318., que dans les Indes Orientales, on les tire de certaines mines des terres nitreuses qu'on fait légérement calciner, qu'on réduit en poudre, & qu'on fait cuire en versant de l'eau dessus, ou dans une forte lessive, & qu'on expose ensuite pour les faire se cristaliser ; qu'on en pousse rarement la préparation plus loin dans les Indes ; mais qu'étant apportés dans ce Pays, on les fait de nouveau dissoudre & cristaliser jusqu'à ce qu'ils soient transparens.

§. III.

On est dans la même incertitude sur sa vraye nature & ses principes constitutifs ; car quoique la saveur saline, sa forme cristaline, & plus encore le défaut d'effervescence lorsqu'on verse dessus des acides ou des alkalis, soient autant de témoignages que c'est un sel neutre ; on ne sçait cependant pas sûrement s'il entre dans son mélange un acide vitriolique, ou fi c'eft un fel culinaire ou nitreux; ou enfin un fel alkali fixe complet , ou feulement de la terre d'une nature alkaline. Au refte , fi l'on veut s'en tenir aux conjectures chymiques, qui ne font cependant pas tout-à-fait fans fondement , on peut dire que le borax eft un fel neutre, fort terreux , compofé d'un peu d'acide vitriolique , d'un peu de fubftance graffe inflammable, de beaucoup de terre alkaline vitrifiable & de beaucoup d'eau , puifque dans une feule livre de borax , il s'y en trouve prefque fept onces. Car premiérement, aucun acide , quelque pefant & quelqu'actif qu'il puiffe être , & moins encore le feul feu fec , ne peut dépouiller le borax de la petite quantité d'acide qu'il contient. Secondement , le borax fe bourfoufle dans le feu , hâte la fufion & la réduction des métaux , & diffout avec le fel de tartre, donne une eau graffe & d'une faveur favoneufe. Troifiémement, la folution de borax dans l'eau précipite differentes folutions métalliques & minérales, fait prendre une couleur d'orange à la folution de mercure fublimé , verdit le fyrop violat , fe trouble fi on y mêle du fel ammoniac un peu urineux, & une faveur un peu lixivielle. Quatriémement, le borax dépouillé de fon phlegme, fe convertit d'bord en une chaux très-blanche, foluble de nouveau dans l'eau ; enfin il fe vitrifie fi on le fait fondre, ne peut plus fe diffoudre dans l'eau.

§. IV.

§. IV.

A en juger par la légere ſaveur du borax, ce ſel n'aiguillonne pas beaucoup les parties ſolides du corps, il ranime cependant la contraction des vaiſ-ſeaux & des fibres motrices par ſon action douce, & accélere le cours & la circulation des humeurs qui embarraſſent les premieres voyes ; c'eſt pourquoi on le regarde comme un reméde très-efficace & même ſpécifique dans les ſuppreſſions de régles, les ſuppreſſions d'urine, les accouchemens diffi-ciles & la rétention de l'arriere-faix ; particuliére-ment ſi dans ces derniers cas on y ajoûte le ſaffran oriental, la canelle, le ſuccin & autres choſes ſemblables, en quantité convenable ; & ſi dans la dyſſurie, l'iſchurie & la pierre, on le méle avec la poudre de cochenille, de mille pieds préparés & autres remédes appropriés. On le regarde auſſi comme un aſſez bon aphrodiſiaque. On le donne en poudre depuis quelques grains juſqu'à une demi-gros, deux ſcrupules & même un gros entier, & on le méle à une doſe proportionnée dans diffe-rentes compoſitions, telles que des potions, des bols, des électuaires, &c.

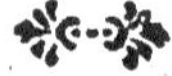

Section V.

CHAPITRE IX.
Du Sel ammoniac.

§. I.

LE sel ammoniac ou sel armoniac auquel on a encore donné le nom de sel hammoniac, cyrenaïque armeniac, armoniac, de sel de sable & plusieurs autres ; est un sel neutre, blanchâtre, transparent, cristalin & volatil, d'une saveur urineuse, saline, très-âcre & dégoûtante.

§. I I.

Les Anciens, comme aussi la plûpart des Modernes, reconnoissent deux sortes de sel ammoniac, un naturel & un factice, & rapportent que ce sel se formoit autrefois dans l'Armenie & dans le désert cyrenaïque d'Afrique aux environs du Temple de Jupiter Hammon & ailleurs, dans le sable copieusement imbu de l'urine des chamaux, moyennant la chaleur du soleil, & que c'est encore de même qu'il se forme aujourd'hui ; mais cette distinction est vague & entiérement inutile, puisque le vrai sel ammoniac parfait, tel qu'on l'a toujours eu dans les boutiques, également du tems passé comme aujourd'hui, ne peut être regardé que comme une production de l'art, & que dans quelqu'endroit que ce soit, on n'en n'a jamais trouvé de naturel semblable au sel ammoniac ordinaire, quoique *Maurice Hoffmann* dife qu'il s'en eft trouvé de pareil à Solfatara dans le Royaume de Naples, autour de certains puits qui laiffent évaporer des fumées fulphureufes ; trompé par les rapports de la forme extérieure & de la faveur, il a fans doute pris pour du fel ammoniac, des fleurs de fel marin fublimées par l'action violente de quelque feu fouterrain, ou tout autre concret analogue dont il n'a pas voulu faire l'analyfe à caufe de fa rareté, ou peut-être de la difficulté d'en ramaffor en affez grande quantité.

§. III.

On en prépare encore aujourd'hui de grandes quantités en Égypte, & il n'y a pas à douter qu'on n'y en ait de même beaucoup préparé autrefois. Si l'on en croit M. *le Maire*, qui a exercé pendant quelque tems la Charge de Conful François à Damiéte, au Caire & en deux autres Villes du Delta, on le tire par fublimation de la fuye qu'on ramaffe dans les tuyaux de cheminées, fous lefquelles on a fait brûler des maffes, ou des efpéces de tourbes préparées avec de la paille & du fumier de cheval mêlés enfemble, dont on fe fert pour brûler dans les cuifines dans ces Pays où le bois eft très-rare. Ils reçoivent ces fublimations dans des flacons de verre, de la forme & de la groffeur d'une bombe, dont le col a un demi-pied de long, & qui ont environ un pied de diamétre. Ils lutent bien ces flacons à l'extérieur, les rempliſſent de ſuye preſque juſqu'au col, de ſorte qu'il n'y reſte de vuide qu'environ l'eſpace de quatre travers de doigt, ſans y comprendre le col qui eſt également vuide & ouvert. Chaque flacon contient environ 40 liv. de ſuye, dont on tire 6 liv. de ſel ammoniac. Les fourneaux dont ils ſe ſervent pour cette opéra-tion reſſemblent à peu près à ceux des Patiſſiers, dont la voûte eſt percée de pluſieurs trous prati-qués exprès ; ils poſent dans ces trous leurs flacons, de façon qu'il n'y a que le col qui déborde, & ils ont grand ſoin de bien luter les interſtices qui ſe trou-vent entre chaque flacon, & les parois du trou du fourneau dans lequel ils les mettent ; chacun de ces fourneaux eſt percé de ſeize trous propres à recevoir chacun leur flacon ; ils mettent ces four-neaux dans des laboratoires qui peuvent en con-tenir chacun huit, ainſi ils font ſublimer à la fois dans un ſeul laboratoire 128 flacons dont ils reti-rent en même tems 768 livres de ſel ammoniac ; ils entretiennent le feu jour & nuit dans leurs four-neaux pendant ſix jours entiers, au moyen de cette paille & du fumier des animaux mêlés enſemble dont nous avons parlé ci-deſſus. Le premier jour de cette opération, il ne ſort par l'orifice du col, qui reſte toujours ouvert, que du phlegme ; le ſe-cond, la ſublimation du ſel ammoniac ſe com-mence & bouche le col du flacon ; le troiſiéme, non-seulement la sublimation augmente, mais les élémens se rapprochent plus intimement & le sel devient plus parfait; après quoi les conducteurs de cette opération font au ventre de la bouteille au-dessous de son col un petit trou, qu'ils ont soin de luter ensuite; ils débouchent de tems à autre ce trou pour voir si toute la matiere s'est sublimée, & si leur sel est parvenu au dégré de perfection convenable; après quoi ils éteignent le feu, & laissent refroidir les flacons qu'ils cassent ensuite pour avoir le produit de leur opération. Nous ajoûterons encore qu'on prépare de cette maniere plus de 2000 quintaux de sel ammoniac dans les laboratoires d'Egypte.

Selon *Neuman*, *lect. de sale ammoniaco*, p. 192. *& suiv.*, il ne faut pas s'imaginer que tout soit fait une fois que la sublimation est finie; il est plus vrai-semblable que ces Ouvriers dissoudent dans de l'eau les gâteaux de sel qu'ils retirent de ces flacons, & qu'ils les font ensuite cristaliser pour leur donner une consistence plus compacte & une forme un peu cristaline.

§. IV.

M. *le Maire* ne dit rien de plus sur cette opération; mais tout bien consideré, le détail qu'il en donne n'est pas achevé; car il est impossible d'obtenir par la sublimation un sel neutre ammoniacal, avec de la suye oleo-urineuse seulement; il faut mêler à toute cette maſſe quelque ſubſtance chargée de quelqu'acide minéral troiſiéme, ou culinaire, explicite ou implicite, qui ſe développe enfin dans l'opération. *Paul Lucas* rapporte que ces Ouvriers y ajoûtent du ſel marin ; mais comme ce ſel ne ſe dépoüille pas de ſon acide ſi on n'y en ajoûte beaucoup, malgré l'action d'un feu ſec, ce qu'il en dit ne paroît ni plus exact, ni plus complet ; & l'excellent M. *Potte* a eu raiſon de douter ſi au lieu de ſel marin, ils n'y mêloient pas plutôt une ſaumure demi-alkaline, qui reſte après la dépuration de ce ſel, ou après ſa premiere évaporation & criſtaliſation. Voici ce qu'il dit de ce ſel lixiviel. On ſçait que la leſſive qui reſte après la coction du ſel & qui ne peut ſe criſtaliſer ſuivant *Hoffmann*, *obſervat. chym.*, ſe coagule très-difficilement, qu'elle tombe en défaillance expoſée à l'air, ſe diſſout dans l'eſprit de vin, ſe coagule avec l'eſprit de vitriol en pouſſant un eſprit de ſel, ſe coagule avec l'huile de tartre ou tout autre ſel alkali, & ſe peut ſéparer en un ſel dur (ſemblable au ſel régéneré) & en une terre blanche qui a du rapport à la magneſie.... mais perſonne n'a encore, je crois, obſervé qu'on pût de ce dépôt former avec des urineux un ſel ammoniac ; & il ſeroit à propos de pouſſer plus loin cette expérience avec differens urineux, pour n'être pas toujours obligé de tirer ce ſel d'Egypte, puiſqu'on pourfoit trouver un moyen de le préparer fur les lieux, ces magmats devenant d'ailleurs inutiles , & vû la facilité qu'il y a de trouver ces concrets urineux ; c'eft là ce qui me fait préfumer que les Egyptiens font ufage de l'eau mere qui leur refte après la criftalifation du fel marin , & qu'il ne le difent point , ou qu'ils l'employent comme de fimples Artifans , fans fçavoir ce que c'eft , ou le prennent fimplement pour du fel , &c.

§. V.

Outre le fel alkali gras & volatil , il entre en-core dans la compofition du fel ammoniac parfait un acide , qui eft précifément l'acide minéral troi-fiéme qui fe trouve naturellement dans le fel culi-naire ; car fi on lui fubftitue quelqu'acide minéral premier & fecond , tel que le vitriolique ou le ni-treux , on n'obtient jamais par cette union un fel ammoniac ordinaire & parfait , & le concret qui en réfulte céde facilement à la violence du feu , comme l'a prouvé depuis long-tems M. *Geoffroy*, par fes expériences chymiques. Il a pris une once d'efprit de nitre & cinq gros de fel volatil urineux , il les a mêlés enfemble & les a fait diftiller dans une retorte à un feu violent ; il n'a rien paffé dans le récipient qu'une liqueur limpide , fans odeur , faline , & il n'eft refte dans la retorte qu'une tache fans que le fel fec fe foit fublimé. Il a enfuite fait diftiller un mélange de huit parties d'efprit de

fouffre tiré par la campane, jetté deffus cinq parties
& un tiers de fel volatil , qui eft une proportion
de trois à deux. Il s'eft fait une fermentation fort
tranquille. Lors même qu'il agitoit le mélange, il
ne s'eft point élevé de vapeurs , quoique la maffe
fe foit gonflée ; la liqueur en refroidiffant s'eft
criftalifée , & la diftillation a fourni d'abord une
liqueur alkaline. En pouffant le feu , il s'en eft
élevé des fleurs blanches comme une folle farine,
qui eft tout ce qu'il en a pu tirer d'ammoniacal. Il a
obfervé la même chofe en mêlant l'acide d'alun &
de vitriol avec le même fel d'urine.

§. VI.

Le fel alkali urineux & le fel acide culinaire ,
font tellement combinés enfemble dans le fel ammoniac ordinaire , qu'il s'y trouve une beaucoup
plus grande quantité du premier que du dernier.
Fréderic Hoffman dit avoir retiré d'une livre de fel
ammoniac prefque douze onces de fel urineux.
Tournefort dit en avoir retiré dix onces de quinze ,
Neuman treize d'une livre , & *Geoffroy* quinze d'une
pareille quantité. Le produit de fel urineux que ces
derniers affurent en avoir retiré eft fi grand , que
fur leur parole je ne fçaurois ni le croire , ni le nier.
J'imagine plutôt qu'il y a eu de l'erreur , & que
l'opération ne s'eft pas bornée à faire fimplement
l'extraction du fel urineux ; mais bien plus , qu'elle
en a produit de nouveau ; car il eft bon de remar-

quer 1°. que dans la dissolution du sel ammoniac, il s'y joint le plus souvent de l'alkali fixe ; 2°. que lorsque le sel ammoniac n'a point encore été dépuré par une nouvelle sublimation, ce sel contient beaucoup d'huile empireumatique dont l'inhérence se manifeste par sa détonation avec le nitre en fusion ; 3°. enfin que les sels alkalis fixes se convertissent facilement, du moins en partie, en sel urineux, par l'action du feu ou même d'une légere chaleur, pour peu qu'on y joigne une substance grasse inflammable, ou mieux encore, de l'huile empireumatique, quoiqu'il arrive ensuite que la partie urineuse l'emporte sur l'acide dans ce sel, & c'est delà qu'on peut expliquer pourquoi le sel ammoniac entier se peut sublimer sans aucune destruction de son mêlange. On doit encore attribuer la cause de sa volatilité à l'élément acide qui en fait partie, quoique sa premiere base ne consiste que dans une abondante quantité de sel urineux.

§. VII.

On doit regarder le sel ammoniac, dépuré d'abord par la sublimation & rendu par ce moyen plus volatil, comme un des plus puissans sels neutres incisifs & détersifs, fort recommandable par ses qualités dans les obstructions chroniques & opiniâtres des visceres ou de quelques autres parties causées par quelque mucosité tenace & l'atonie des solides. On le peut encore donner avec beau-

coup de fuccès dans les fiévres intermittentes, &
particuliérement dans les fiévres quartes rébelles
& opiniâtres, également que dans les défauts d'appétit ou de digeftion caufés & entretenus par quelqu'amas de crudités acido-vifqueufes, dans les obftructions des glandes, la dureté & le gonflement
du ventre des enfans, la néphritique pituitofo-
fabloneufe, l'afthme pituiteux, la cachexie, l'hydropifie humide naiffante, les fuppreffions de régles d'urines, & plufieurs autres. On le mêle à
quelque poudre, dans des potions, dans des infufions & des décoctions aqueufes, ou on le fait
prendre diffout dans de l'eau fimplement, depuis
cinq grains jufqu'à un fcrupule & même une demi-
dragme. On doit cependant faire attention que
ces fleurs préparées par la fimple fublimation, fe
donnent toujours en beaucoup moindre quantité
que le fel ammoniac ordinaire, parce qu'elles font
beaucoup plus actives; il entre dans la compofition
de certains gargarifmes dont on fe fert extérieurement dans l'enrhouement, le relâchement de la
luette, le gonflement des glandes falivaires, l'an-
gine fauffe & les apthtes bénignes des enfans. On
peut encore quelquefois l'incorporer en petite dofe
dans le miel rofat & autres onguens ou linimens
propres à déterger & mondifier des ulcéres fordides.

MATIERE MÉDICALE.

SECTION SIXIE'ME.

MATIERE

MATIERE MÉDICALE.

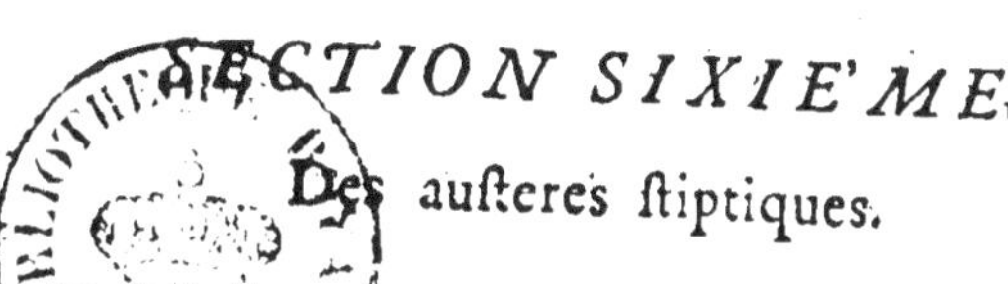

SECTION SIXIE'ME.

Des austeres stiptiques.

CHAPITRE PREMIER.

De la difference & de la nature des austéres.

§. I.

LEs austéres & les acerbes qu'on nomme aftringens - stiptiques, à cause de leur vertu
primitive, se divisent par rapport à la difference
de leur caractere générique & à leurs principes, en
terreo - gommeux, terreo - resinoso - gommeux,
acido-terreo-alumineux & acido-métalliques vitrioliques. On tire ces premiers du régne végétal &
les autres du régne minéral.

Section VI.

A

MATIERE

§. II.

Le principe qu'on doit proprement appeller
auftére & ftiptique, eft naturellement fixe, & né
peut jamais fe volatilifer fans la deftruction de fon
mélange ; c'eft pourquoi ces fortes de concrets ne
répandent jamais aucune odeur, & fourniffent encore moins aucun efprit ou eaux diftillées, douées
d'une vertu aftringente ou de toute autre proprieté
médicinale : on en doit cependant excepter quelques-uns d'entre les végétaux, qui font encore
chargés d'un principe volatil particulier, naturellement huileux-inflammable. On a d'abord in-
troduit dans les boutiques de plufieurs fortes d'eaux
diftillées, aufquelles on attribue encore aujour-
d'hui, par ignorance, des proprietés aftringentes ;
mais fi on les examine bien chacune en particulier,
on reconnoîtra que les eaux diftillées n'entraînent
avec elles aucunes particules actives, ou du moins
que les molécules qui peuvent s'échapper avec
quelques-unes ne font pas véritablement ftiptiques, mais plutôt d'une nature entiérement differente. La racine de biftorte, par exemple, ne
donne par la diftillation qu'une eau tout-à-fait
inerte. La racine de tormentille en fournit une
odoriférante à la vérité, mais qui ne contient aucune particule auftére & ftiptique ; elle eft feulement douce & balfamique.

§. III.

Les stiptiques terreux & métallico-salins sont primitivement composés de terre minérale ou de métal, & d'un acide très-pesant & fort actif joints ensemble au moyen de la corrosion; cependant les observations appuyées de quelques expériences font voir qu'elles contiennent de plus quelque peu d'une certaine substance grasse inflammable. Selon l'observation de *Patersonius Hain*, le vitriol de mars, par exemple, calciné jusqu'à ce qu'il soit rouge, distillé avec du vinaigre, fournit par cette opération une teinture de couleur de sang, d'une saveur douce & très-peu acerbe, qui poussée par la distillation a une consistence un peu épaisse, ressemble en quelque façon à de l'huile noire au premier aspect : si on la présente au soleil ou à la lumiere, elle paroît alors très-rouge & elle est d'une saveur acide douce; mais sa douceur laisse long-tems son impression sur la langue, lorsqu'on y en applique. D'une livre & demie de vitriol, il retira par cette opération cinq onces de cette liqueur, huileuse en apparence. Dès le commencement de la distillation, le récipient paroissoit tout rouge, & il sortoit goute à goute par le bec de la retorte une liqueur rouge. Pour mieux développer cette expérience, on doit faire attention 1°. que la liqueur dont nous avons parlé étoit à la vérité grasse au toucher, mais que ce n'étoit point une

huile parfaite ; 2°. que cette fubſtance graſſe n'é-
toit pas le produit du vitriol ſeulement, mais qu'elle
réſultoit également du vinaigre ; 3°. que cette
opération ne s'étoit pas bornée à produire une
ſimple ſéparation, mais qu'il en réſultoit encore
une nouvelle ſyncriſe ; de ſorte que d'un puiſſant
acide vitriolique & du phlogiſtic de vinaigre, il
en réſulte une liqueur graſſe. Les expériences de
M. *Geoffroy* ſur ce concret ſalin, éclairciſſent ce
fait, & prouvent l'exiſtence d'un principe gras
dans le vitriol. J'avois, dit cet Auteur, fait diſſoudre, filtrer & criſtaliſer environ deux livres de
vitriol verd ou couperoſe verte. Je fis une ſeconde
diſſolution de ces criſtaux dans ſuffiſante quantité
d'eau, & je laiſſai le tout en digeſtion dans un
vaiſſeau de verre ouvert par le haut & dans un lieu
modérément chaud, pour quelqu'autre expérience
que je prétendois faire ſur cette diſſolution. Au
bout de quelques mois, je m'apperçus que la liqueur avoit pris une couleur rougeâtre plus foncée, & un goût bien plus ſtiptique & moins acide
que n'avoit la diſſolution de vitriol récente, &
qu'il s'étoit précipité au bas de la liqueur une aſſez
grande quantité de terre jaunâtre. Ayant laiſſé ce
vaiſſeau dans le même endroit pendant près de
deux ans, je trouvai au bout de ce tems que toute
l'humidité s'étoit évaporée, & que le vitriol s'étoit
deſſéché en un pain de fort beaux criſtaux verds, -
                                                    poſés

posés sur un limon fort fin : c'étoit une espéce d'argille de couleur cendrée, qui occupoit le fond du vaisseau en assez grande quantité. Il paroissoit entre les cristaux des efflorescences en maniere de petits champignons jaunâtres, d'une substance grasse ou butireuse, molle sous les doigts & s'y fondant en quelque maniere, qui exposée à l'humidité de l'air pendant quelques jours s'y résolvoit en une liqueur rouge-brune, onctueuse, d'un goût extraordinairement stiptique & sans acidité. La seconde opération qui me donna cette liqueur grasse & stiptique, fut celle-ci. Je pris du vitriol verd que je fis dissoudre dans de l'eau commune, puis filtrer & cristaliser. J'exposai ensuite ces cristaux au soleil pendant l'été, où ils se calcinerent d'eux-mêmes à la chaleur du soleil, & se réduisirent en une poudre blanche aussi fine que de la farine. Lorsque ce vitriol me parut bien calciné, je versai dessus suffisante quantité d'eau de pluye pour le dissoudre ; je laissai pendant quelques jours digérer au soleil cette dissolution, puis je la filtrai, & il resta sur le filtre beaucoup de terre jaune comme de l'ocre. Je fis ensuite évaporer l'humidité au soleil ; une partie du sel se cristalisa, & une partie se des
sécha en masse saline, à la réserve d'un peu de liqueur rougeâtre & grasse au toucher. Je séparai cette liqueur rouge-brune, & je laissai de nouveau ce sel calciner au soleil. Je recommençai

Section VI.   B

à diſſoudre cette chaux avec l'eau de pluye ; je la laiſſai en digeſtion au ſoleil, puis je la filtrai & je la fis évaporer, ſéparant toujours la liqueur graſſe, ce que je réiterai de la ſorte pendant environ trois ans. A chaque fois il me reſtoit un peu de terre ſur le filtre, & de cette eau mere ou liqueur ſtiptique à la fin de la criſtaliſation, en bien plus grande quantité que lorſque l'on fait ces diſſolutions & purifications du vitriol, ſans le laiſſer calciner au ſoleil : enfin une grande partie du vitriol ſe réduiſit en cette terre jaunâtre, & en cette liqueur huileuſe & ſtiptique.

§. I V.

De même que le mélange des ſtiptiques minéraux, alumineux & vitrioliques, eſt compoſé d'un acide très-peſant & d'une terre minérale crue ou d'un métal complet ; la ſubſtance gommeuſe & reſino-gommeuſe des auſtéres végétaux, contient pareillement une terre, comparativement plus tendre, un peu de matiere huileuſe ou du moins graſſe inflammable, & un acide également plus léger. Deux onces & demie de racine de tormentille, par exemple, m'ont fourni par la diſtillation à feu ſec, augmenté par dégrés ; 1°. deux onces d'eau très-claire, d'une odeur foible, d'une ſaveur empyreumatique, mais cependant un peu ſtiptique ; 2°. une once & demi & douze grains d'une liqueur jaunâtre & brune ſur la fin ; 3°. trois gros

environ d'huile empyreumatique d'un brun noirâtre. Le réfidu terreftre pefoit une once & deux
gros. La liqueur jaunâtre avoit une faveur acide
& empyreumatique , faifoit effervefcence très-
fenfible avec les alkalis , avec lefquels elle fe troubloit & formoit une efpéce de boue. On obtient le
même produit de la racine de biftorte , de la terre
du Japon & des autres. On obfervera cependant
que pour diftiller la terre ou le fuc épaiffi de cachou , il faut auparavant l'humecter un peu. Sans
cette précaution , elle fournit beaucoup d'écume
& fe dilate fi confidérablement , qu'elle biife les
vaiffeaux. Quatre once de cette terre analifée enfemble , fourniffent par cette opération environ
trois onces d'un liquide aqueux , d'un acide fpiritueux , & d'une huile épaiffe & brunâtre. Il refte
après ce produit une once de terre morte, qui lavée
dans de l'eau , donne , par la force d'un feu fec ,
douze grains de fel fixe alkali. On y remarque de
plus quelques petites goûtes d'huile fpirituofo-
urineufe.

§. V.

Si l'on jette de la poudre de vitriol de mars , ou
que l'on en verfe une diffolution fur les diffolutions aqueufes des ftiptiques végétaux , elles rou-
giffent auffi-tôt , deviennent violettes , noires , &
perdent enfin ces couleurs pour reprendre leur
premiere tranfparence , lorfqu'on y verfe une

B ij

quantité convenable d'huile de vitriol. On peut remarquer les mêmes changemens toutes les fois que l'on ajoûte à la folution de vitriol de mars quelques poudres ftiptiques des végétaux , telle eft celle de noix de galle, par exemple , ou même une infufion aqueufe de ces fortes de fubftances. Il faut abfolument fe fervir du vitriol verd , parce que ces opérations ne réuffiroient point avec le bleu , & au lieu de la couleur noire , il réfulteroit de ce mê- lange une couleur jaunâtre & bourbeufe.

Pour faire de bonne encre , il n'eft donc pas in- different de fe fervir de vitriol verd ou de vitriol bleu ; c'eft du verd qu'il faut néceffairement fe fervir : au refte , ce phénomene me paroît affez conféquent. Lorfqu'on mêle des poudres aftrin- gentes, telles que celles de noix de galle , de racines de biftorte , de tormentille, &c. , ou qu'on en verfe une infufion dans une folution aqueufe de vitriol de mars , l'acide vitriolique quitte fur le champ les molécules martiales , attaque les parties terreufes de la poudre ftiptique, qui font plus poreufes , & les corrode. Les particules martiales, au contraire , abandonnées par l'acide , fe précipitent lentement à caufe de leur ftructure poreufe, & entraînent avec elles quelques particules refino-gommeufes , qui dans la précipitation s'attachent intimement avec elles ; de façon cependant que les premieres ne fe précipitent pas entiérement au fond , mais qu'elles reftent flottantes dans les pores de l'eau, & abforbent par ce moyen les rayons de lumiere, & c'eft de là que réfulte la couleur noire. Ces molécules martiales doivent être très-légeres, tant à caufe de la grande porofité de leur tiffu qui eft un effet de la corrofion, qu'à caufe de leur alliage & de leur union intime avec les parties refino-gommeufes, d'où il arrive qu'elles ne fe précipitent pas entiérement au fond & qu'elles demeurent comme fufpendues dans les pores. On ne peut conféquemment nier que l'encre ne foit plus épaiffe & plus noire au fond qu'à la partie fupérieure du vaiffeau qui la contient, puifque les molécules martiales qui ne reftent flottantes que malgré elles, font en plus grande quantité au fond où elles s'efforcent de fe précipiter. Mais fi l'on verfe deffus une fuffifante quantité d'huile de vitriol, les particules martiales précipitées fe diffolvent de nouveau, le vitriol devient de nouveau foluble dans l'eau, la couleur noire difparoît, & la tranfparence fe rétablit; c'eft là pourquoi l'on peut ôter de deffus le linge les taches d'encre, lorfqu'elles font encore récentes, foit au moyen de la vapeur acide de foufre enflâmé ou de fuc de citron, &c., parce que l'acide diffout de nouveau les molécules martiales qui ont pénétré les pores du linge, & régénere le vitriol qu'on peut facilement enfuite diffoudre & enlever avec de l'eau; il y refte cependant encore souvent une tache jaunâtre, qui eſt une ſuite de la forte inhérence de quelques molécules martiales, ou bien encore de ce qu'il peut y être reſté quelques particules ſtiptiques reſinoſo - gommeuſes. Peut-être auſſi la couleur bleue ne ſurvient-elle de l'autre façon qu'à cauſe du mêlange de la ſolution d'alun & de vitriol de mars, en partie entier, en partie calciné juſqu'à ce qu'il ſoit rouge, avec la ſolution alkalino-reſino-gommeuſe, préparée au moyen d'une forte calcination & exſiccation avec du ſang de bœuf ſéché & du ſel de tartre. Il ſe fait cependant dans cette opération une précipitation parfaite, de laquelle il réſulte au fond un magiſtere d'un beau bleu connu ſous le nom d'outre-mer animal, ou de bleu de Pruſſe, ſans doute à cauſe du mêlange d'un alkali parfait, qui peut arracher entiérement aux molécules martiales & terreuſes alumineuſes, leur acide, & ſe l'unir étroitement.

***

CHAPITRE II.

De la maniere d'opérer & de la vertu des auſtéres.

§. I.

ON peut réduire les effets généraux de ces ſortes de médicamens dans le corps des animaux à quelque coagulation des fluides & à une forte conſtriction des ſolides : d'où l'on voit manifestement pourquoi ces fortes de remédes peuvent rétrecir les vaisseaux lorsqu'ils font trop dilatés, ou même encore les boucher quelquefois entiérement, modérer & épaissir légérement les fluides, ou trop fins ou trop en mouvement, & les remettre par ce moyen dans leur syftafe. Il faut obferver que leur opération devient encore plus douce, & qu'ils deviennent de très-bons fortifians, lorfqu'on les mêle en dofe convenable aux incififs amers & aux incififs falins.

§. I I.

On peut donc les employer avec modération & cependant avec précaution, 1°. dans les maladies caufées par le relâchement des parties folides, telles que les fiévres intermittentes, particuliérement les fiévres quartes, les affections cachectiques, œdémateufes & cachectico-afthmatiques, les chûtes du vagin, de la matrice, de l'inteftin rectum ; l'enrhoüement, le relâchement de la luette & des gencives, la dyfurie caufée par l'atonie des fibres des reins, les hernies, la foibleffe des ligamens à la fuite de quelques luxations, &c. ; 2°. dans les fortes hémorragies caufées par l'orgafme du fang, fa trop grande fineffe & le relâchement ou la rupture de quelques vaiffeaux ; 3°. dans les écoulemens fereux préter-naturels, après avoir cependant corrigé à propos & évacué fuffifamment les matieres corrompues, malignes & morbifiques, tels

que font, par exemple, le vomiſſement, le cho-
léra, la diarrhée, la lienterie, la paſſion cœliaque,
la diabete, les fleurs blanches, l'incontinence d'u-
rine, la gonorrhée ſimple, l'ophtalmie ſereuſe des
vieillards, &c.; 4°. enfin dans les maladies de ſolution de continuité, telles que les playes, les
ulceres, les ruptures, les fractures, & ainſi des
autres.

§. III.

De même que les légers aſtringens remédient
au relâchement & à l'atonie des fibres, & que par
ce moyen ils accélerent le cours & la circulation
des humeurs en fortifiant les principaux inſtru-
mens des mouvemens, pourvû cependant qu'on
les prenne à propos; ils ſont également propres à
réſoudre les humeurs épaiſſies, & à lever les obſtructions des viſceres & des autres parties, & par
la même raiſon peuvent être employés avec beaucoup de ſuccès dans la paſſion hypochondriaque,
l'obſtruction du foye & de la ratte, l'ictere chronique, les ſuppreſſions d'urine, l'hydropiſie,
l'aſthme, &c.: on ne doit cependant les employer
qu'avec beaucoup de précaution, particuliérement
ceux auſquels on connoît le plus de force; car ces
médicamens employés mal-à-propos, ſont beaucoup plus nuiſibles que ſalutaires, non-ſeulement
dans les maladies que nous venons de citer, mais
encore dans pluſieurs autres. Il faut s'en abſtenir

en particulier , 1°. lorſqu'il y a quelque matiere
virulente , maligne , &c. à évacuer , qu'on attend
quelqu'excrétion critique , ou même lorſqu'elle ſe
fait. Car toutes les fois que quelqu'Empirique ou
quelqu'ignorant Médicaſtre a la témérité de faire
prendre des ſtiptiques pour arrêter les diarrhées
critiques ou la dyſſenterie , autant de fois la nature
eſt en danger de ſuccomber , les malades vont alors
de mal en pis , & ſont la plûpart réduits au tom-
beau par une auſſi imprudente manœuvre ; car la
matiere cauſtique & virulente retenue par force
dans la dyſſenterie , attaque les inteſtins avec plus
de violence , y produit une plus grande éroſion &
une inflammation gangréneuſe , ordinairement
ſuivie d'un ſphacele mortel. En effet , dans les
diarrhées , les accidens les plus légers ſont à craindre , & on en cauſe d'aſſez violens , lorſqu'on empêche la matiere ulcérée de ſe ſéparer , comme il
arrive dans les gonorrhées virulentes , puiſqu'alors
cette matiere contagieuſe rétrograde dans le corps
& y pénétre plus avant. S'il nous étoit permis de
nous étendre ici , nous pourrions confirmer cette
vérité par pluſieurs exemples de cette eſpéce.

2°. On doit s'abſtenir de ces remédes dans les
hémorragies cauſées par les obſtructions opiniâtres des vaiſſeaux & des viſceres , par des contractions ſpaſmodiques des membranes , par une circulation du ſang , difficile & empêchée par la

plethore`, &c.; 3°. dans les obſtructions qui pro-
viennent de quelque reſſerrement ſpaſtique & convulſif, ou par les ſchirres & quelques tumeurs dures. Les martiaux que l'on regarde comme les remédes principaux & les plus ſalutaires dans la paſſion hypocondriaque, deviennent très-pernicieux
dans ces cas-ci : en effet, lorſqu'on les fait prendre
d'abord dans le tems que les mouvemens ſpaſmodiques ſont dans leur vigueur, lorſque les viſceres
ſont obſtrués, qu'il y a plethore, & que la circulation du ſang eſt irréguliere, ou de tems en tems
entiérement interrompue, le reſſerrement conſidérable qu'ils occaſionnent, augmente les mouvemens ſpaſmodiques, les obſtructions, embarraſſe
la circulation, & cauſe très-ſouvent par cette raiſon
l'aſthme, la tumeur & la dureté du ventre, l'hydropiſie même. Mais lorſqu'on a eu la précaution
d'évacuer la trop grande quantité de ſang par les
ſaignées, de relâcher les obſtructions des viſceres,
d'abbatre entiérement ou au moins d'adoucir conſidérablement les mouvemens ſpaſmodiques, c'eſt
là le cas dans lequel on peut employer très-effica-
cement ces remédes pour redonner du ton & de la
force aux parties. On doit porter le même jugement du quinquina, qui eſt un très-grand reméde
dans toutes les fiévres intermittentes, & ſurtout
dans la fiévre quarte, ſi on ne le fait prendre qu'a-
près avoir corrigé la viſcoſité des humeurs & évacué

la faburre des premieres voyes , & après avoir détruit les obstructions des visceres au moyen des remédes convenables, puisque le quinquina remédie au relâchement des tuniques & des membranes, & qu'en les rendant susceptibles d'une contraction plus vive , il excite les mouvemens naturels. Il cause un effet contraire si on le fait prendre mal-à-propos, c'est-à-dire, dans le commencement , sans avoir détruit les obstacles dont nous venons de parler , & on ne sçait que trop par expérience que cette imprudence est suivie de symptômes fâcheux , c'est-à-dire, d'obstructions opiniâtres du foye , de la ratte, du mesentere, de tumeurs œdémateuses des pieds , d'hydropisie , d'asthmes , & d'autres semblables accidens.

La principale cause des obstructions relativement aux parties solides, est le spasme ou l'atonie. Dans l'atonie qui vient souvent du relâchement des fibres , les humeurs parcourent lentement les vaisseaux , & conséquemment s'y épaississent, s'arrêtent ensuite dans un endroit ou dans l'autre & y causent des obstructions. Dans ce cas, on ne peut lever l'obstruction sans avoir auparavant remédié à l'épaississement des humeurs , & on ne peut y remédier, ni rétablir la fluidité convenable , sans avoir auparavant rendu le tissu des solides trop flasques , plus serré & plus fort. Les astringens pris à propos & avec modération, produisent cet effet,

& rétabliffent conféquemment la circulation dans
un dégré de viteffe convenable, d'où s'enfuit une
jufte fluidité des humeurs.

***

CHAPITRE III.

Des racines de Tormentille & de Biftorte.

§. I.

L A tormentille, eft une racine dure, noueu-
fe, de la groffeur du pouce, d'une couleur
extérieurement brunâtre ou d'un brun obfcur, &
intérieurement jaune ou d'un jaune tirant fur le
rouge, d'une faveur légérement acerbe, & lorfqu'elle eft concaffée ou cuite dans de l'eau, elle
porte une odeur balfamique forte, ou d'une odeur
de foin nouveau.

§. II.

Outre quelques particules odoriférentes, inflammables, qui s'élevent dans l'alambic avec l'eau,
& lui donnent une légere odeur & un goût foible
d'herbe, mais qui n'eft aucunement ftiptique, elle
contient en abondance un principe fixe terreo-
gommeux, mêlé de peu de particules réfineufes.
C'eft pourquoi fon infufion aqueufe noircit fur le
champ pour peu qu'on verfe deffus une folution
de vitriol de mars. D'une once de cette racine, j'ai
retiré deux gros & un demi fcrupule d'extrait
gommeux pur & quelques grains de fubftance

réfineufe. Cet extrait gommeux étoit fans odeur, d'une couleur rouge & brune tirant fur le noir, & d'une faveur fort aftringente. Lorfqu'on le diffolvoit dans de l'eau & que l'on verfoit fur cette folution quelqu'alkali fixe , elle fe troubloit & envoyoit au fond beaucoup de terre, qui fe diffolvoit cependant de nouveau, lorfqu'on y verfoit de l'eau forte. Son infufion aqueufe ne confervoit pas long-tems fa tranfparence & fa couleur rouge-brunâtre auparavant l'évaporation ; elle fe troubloit au contraire en très-peu de tems, quelque bien filtrée qu'elle eût été, & prenoit une couleur femblable à celle du bol d'Armenie ou de brique piléc. Il recouvroit cependant fa tranfparence & fon ancienne couleur, lorfqu'on le faifoit évaporer ; preuve manifefte que fa fubftance gommeufe eft très-terreufe, que les parties les plus groffieres de cette efpéce fe détachent en quelque façon des parties onguinofo-acides, lorfqu'on les fait diffoudre dans de l'eau froide ; mais néanmoins que moyennant la chaleur, ils fe réuniffent encore plus étroitement.

§. I I I.

La racine de biftorte eft une racine oblongue ; de la groffeur du pouce , comme tubéreufe & un peu genoüillée , d'une faveur fort auftere , fans odeur , d'une couleur extérieurement fpadiceonoirâtre & intérieurement d'un rouge pâle.

§. IV.

Cette racine ne contient aucunes particules volatiles odoriférentes, & reſſemble à celle de tormentille quant aux principes fixes terreo-reſinoſo-gommeux, excepté qu'elle eſt beaucoup plus aſtringente. Une once de cette racine miſe en digeſtion dans de l'eau ſimple, a donné une infuſion d'un brun noir fort ſtiptique, dont on a enſûite tiré preſque trois gros d'extrait d'une couleur rouge tirant ſur le noir, bien luiſant & fort aſtringent. Il s'eſt à peine trouvé quelques grains de particules réſineuſes extraites du réſidu avec l'eſprit de vin. Ce qui me fait penſer qu'on ne doit avoir aucun égard à ſon principe réſineux, & rapporter primitivement toutes les vertus de cette racine à ſon principe gommeux.

§. V.

On doit ranger la racine de biſtorte parmi les plus forts aſtringens, celle de tormentille eſt à cet égard un peu moins forte & elle a quelques vertus réſolutives. La plûpart des Auteurs recommandent l'uſage de ces racines dans le vomiſſement, les diarrhées, les fleurs blanches, la dyſſenterie, l'hémopthiſie & autres écoulemens contre nature tant ſereux que ſanguins, dans les fiévres intermittentes, particuliérement la fiévre quarte, les petites véroles, les rougeoles, la peſte & autres fiévres malignes, dans les hernies, les ulcéres, les playes, &c. ; mais je ne conseille pas de s'en servir inconsidérément dans les maladies que nous venons d'indiquer & autres semblables ; il est au contraire très-important de ne les donner qu'avec beaucoup de précaution , & même il y a des maladies telles que par exemple la dyssenterie , &c. dans lesquelles on ne les peut administrer avec sûreté ; ils ne peuvent donc convenir que dans certains cas seulement , où un Médecin éclairé après avoir bien examiné les vrayes causes de la maladie & après avoir disposé le malade , comme il convient , juge que de forts astringens sont non-seulement utiles , mais encore nécessaires. Je ne connois pas beaucoup non plus la vertu bézoardique , à moins qu'elle ne consiste peut-être dans un léger resserrement des fibres & des vaisseaux , & en même tems dans la légere vertu dissolvante de la racine de tormentille , d'où il tire sa vertu diapnoïque : car dans les fiévres malignes , la contraction des solides , est ordinairement fort languissante & incapable d'évacuer le dangereux levain de la fiévre , & conséquemment un resserrement doux & léger me paroît entiérement inutile ; mais il faut prendre garde qu'en resserrant trop on ne bouche les pores de la peau & les petits tuyaux capillaires , & qu'en conséquence les impuretés qui étoient à évacuer ne soient retenues au grand danger du malade. Ces racines entrent dans

les teintures, les infufions aqueufes & urineufes ;
on met auffi la racine de biftorte au nombre des
poudres, mais on ne la prefcrit qu'à la dofe de
quelques grains. On s'en fert quelquefois extérieurement pour les ulcéres, les playes, les hémorragies, les ruptures, les fractures, les hernies, &c. ; on l'ajoûte aux décoctions & infufions
traumatiques & ftiptiques.

Quelques Médecins penfent que les racines de
biftorte & de tormentille ont les mêmes vertus
que le quinquina, & affurent que la poudre de
l'une & de l'autre incorporée dans quelqu'extrait
amer, tel que celui d'abfinthe, &c., pour en faire
des pilules, avoit produit le même effet dans des
fiévres intermittentes, rébelles & opiniâtres.

CHAPITRE IV.

De l'écorce & des fleurs de grenade.

§. I.

L'Écorce de grenade eft dure, coriace, d'une
couleur extérieurement brunâtre & jaunâtre
en dedans, d'une faveur auftere & fans odeur. On
nous l'envoye en plus grande partie d'Efpagne,
de Languedoc ou de Provence, où ce fruit eft
abondant. Il croît à la vérité des grenadiers ici
même dans les jardins ; mais quoiqu'on ait la précaution de les tranfporter en hyver dans des ferres,
leurs

leurs fruits n'acquerent jamais une grosseur & une
maturité parfaite.

§. II.

L'écorce de grenade ne contient qu'un principe
terreo-gommeux ; mais en grande abondance ,
car une seule once fournit presqu'une demi-once
d'extrait gommeux d'un brun noirâtre , brillant ,
fort austere , sans odeur , & seulement quelques
grains de substance résineuse. Si on la met dans
l'eau , elle fournit une infusion d'un brun foncé ,
qui tant qu'elle est encore chaude , répand une
légere odeur puante , qui ne se conserve pas dans
l'extrait après l'évaporation ; d'où il est assez évi-
dent que l'écorce de grenade ne contient que des
principes fixes , terreo-gommeux seulement.

§. III.

C'est un assez puissant astringent qu'on peut
mettre en usage dans toutes les maladies dans lesquelles on pense que les astringens proprement
tels peuvent être utiles. Quelques-uns lui attribuent encore de plus une vertu singuliere anthelmintique ; mais je n'ose me déclarer partisant de
ce sentiment , à cause du peu de rapport qu'elle
me paroît y avoir : car quoique de légers astringens puissent concourir à la diminution des crudités putrido-mucides , qui servent de matrice &
de pâture en même tems aux petits vers des intestins , en fortifiant les organes de la digestion &

de la chilification, on ne peut pas dire pour cela qu'ils ayent proprement une vertu anthelminti-que. On la donne en décoction ou en infusion dans de l'eau ou dans du vin, depuis un demi-fcrupule jufqu'à une dragme entiere & quelquefois plus, & on la fait entrer extérieurement dans les décoctions ftiptiques, les gargarifmes, les collyres & les clifteres aftringens.

§. IV.

Les balauftes ou fleurs de grenade font de même nature, contiennent les mêmes principes actifs & ont les mêmes proprietés médicinales que l'écor-ce ; elles peuvent conféquemment leur être fub-ftituées en quelque circonftance que ce foit. On peut encore rapporter ici les noix de galle, dont on fe fert quelquefois extérieurement, mais qu'on n'employe jamais intérieurement, parce qu'elles contiennent des principes terreo-refinofo-gom-meux, trop groffiers & trop ftiptiques.

CHAPITRE V.

De la terre du Japon.

§. I.

LA terre du Japon ou le cachou reffemble en quelque façon par fa féchereffe, fa dureté & fa configuration externe aux concrets terreux. On ne la met cependant pas pour cela au rang des

vrayes terres, & on la regarde comme un suc
végétal réſinoſo-gommeux, épaiſſi, endurci, noirâtre, d'un rouge jaune, ſans odeur & fort auſtere.
Elle ne croît pas dans le Japon, comme l'ont autrefois cru nos Médecins & nos Apoticaires ; mais
ſi l'on veut s'en rapporter à des perſonnes dignes
de foi, c'eſt un ſuc exprimé de fruits aſtringens
de differens arbres, entr'autres de l'acacia oriental,
ou plus ſûrement encore, ſelon le rapport de
Helwigius, des fruits d'une eſpéce d'areca ou du
faufel, qui croît dans le Cambodie, le Corôman-
del, & dans d'autres Pays des Indes Orientales ;
on l'exprime de ces fruits, on le fait épaiſſir au
ſoleil, & de-là on le tranſporte au Japon & dans
les autres Pays.

§. I I.

Il n'a pas toujours la même vertu. On en trouve
quelquefois des morceaux très-purs, qui ont une
couleur extérieurement d'un jaune noir & intérieurement d'un rouge jaune, ou quelquefois auſſi
d'un jaune noirâtre & qui fondent promptement
dans la bouche ; toutefois on en trouve de très-
impurs, pleins de terre & d'autres ordures de couleur brune ou d'un rouge clair, mais qui ne luit
jamais. Cette difference paroît venir de ſa prépa-
tion, parce qu'on a de la terre du Japon préparée
avec le ſuc exprimé ſimplement des fruits dont
nous avons parlé, & d'autre qui eſt la moindre &

se prépare avec leur infusion ou décoction simple-
ment qu'on a fait épaissir.

§. III.

Ce concret, particuliérement le plus pur, est
en plus grande partie d'une nature gommeuse ;
car l'eau simple le dissout presqu'entiérement au
moyen d'une légere digestion, & il n'en reste que
quelques particules résineuses seulement, mêlées
de quelques ordures terreuses qui se dissolvent dans
l'esprit de vin, & qui sur une once de terre du
Japon, s'y trouvent à peine à la quantité de quatre
ou cinq grains. On doit cependant remarquer que
de bon esprit de vin bien rectifié à la maniere ordinaire, dissout une grande quantité de cette terre
lorsqu'on le verse d'abord dessus : soit qu'on l'ait
faite infuser dans l'esprit de vin ou dans l'eau, son
infusion est très-stiptique ; elle differe cependant
un peu quant à la couleur, en ce que celle qui est
d'esprit de vin, est de couleur rouge noirâtre très-
foncée, & celle d'eau d'un brun obscur tirant un
peu sur le noir.

§. IV.

La terre du Japon n'est pas moins recommandable par ses vertus astringentes, que par ses vertus
antiputrides & traumatiques. Les Indiens s'en servent très-souvent pour arrêter le cours de ventre,
affermir les dents & pour guérir les ulceres de la
bouche. Elle passe parmi nous pour un puissant

aftringent vulnéraire , & elle eft très-falutaire dans les hernies , particuliérement les variqueufes , le branlement de dents , le gonflement & le faignement fcorbutique des gencives , les aphtes des enfans , la diabete , & autres maladies femblables. On la fait entrer dans les poudres , les électuaires , les bols , les pilules , les teintures , les gargarifmes , les emplâtres , les poudres dentifriques & les liqueurs traumatiques. On la prefcrit intérieurement feule à la dofe de quelques grains feulement.

CHAPITRE VI.
Du vitriol.

§. I.

LE vitriol en général eft un concret minéral métallico-falin , compofé d'eau , d'acide fulphureux très-pefant , & de particules terreo-métalliques , qui participent tantôt du fer , tantôt du cuivre , tantôt de l'un & de l'autre , &c. , affez étroitement unis enfemble au moyen de la corrofion.

§. II.

La diverfité des couleurs de ce concret a fait diftinguer de cinq ou fix fortes differentes de vitriol. Le vitriol verd qui eft compofé de l'acide dont nous avons parlé , & d'une terre métallique martiale , ou de fer plus ou moins dépouillé de fon principe inflammable , eft d'un verd pâle comme le vitriol

romain, ou d'un verd obfcur tirant un peu fur le
noir, comme le vitriol d'Angleterre. Lorfque par
le moyen de la chymie on fait du vitriol de mars,
on dépoüille auffi le fer de fon principe inflammable ; car lorfque l'on diffout de la limaille de fer
pure dans de l'huile de vitriol, il en réfulte un fédiment noirâtre, qui, mis dans un autre vaiffeau,
fournit du vrai foufre, & qui moyennant une certaine manipulation avec du merçure vif, peut fe
fublimer en cinabre. Cet amalgame n'eft point in-
hérent au fer fous la forme de fouphre minéral,
mais il réfulte enfin de la corrofion du principe
fubtil inflammable du fer par l'acide de vitriol.
Le vitriol verd calciné dans un creufet devient
d'abord grisâtre, enfuite jaune, & enfin rouge. Si
on le fait diffoudre dans de l'eau & qu'on jette deffus de la poudre de noix de galle, il prend auffi-
tôt une couleur purpurine noirâtre, & noircit
même tout-à-fait fi l'on continue d'y jetter de cette
poudre: il eft rare d'en trouver de parfaitement
pur. Il eft le plus fouvent mélangé d'une terre
métallique cuivreufe. Ce dernier eft d'une efpéco
très-commune, & fe trouve fréquemment non-
feulement en Angleterre & en Italie, mais encore,
& même affez abondamment en Bohême, en Si-
léfie, en Saxe, en Heffe, en Suéde, en Danne-
marck, en Efpagne, en Hongrie, en Tranfilvanie, &c. : on le tire des terres vitrioliques, des

pyrites & marcaffites fulphureux martiaux & cuivreux martiaux, par la toftion, la calcination,
l'extraction, l'évaporation, la coagulation ou la
criftallifation. Lorfque, par exemple, les marcaffites font trop gras, on commence par les dépoüiller de l'excès de fouphre dont ils font chargés, quelquefois par le moyen de la fublimation
dans de grandes retortes de fer, comme c'eft la
coutume en quelques endroits, ou bien comme il
fe pratique dans d'autres par la toftion en plein
air ; on les amaffe enfuite par monceaux, & on les
laiffe pendant quelques mois à l'air, afin que le
vitriol tombe infenfiblement en efflorefcence ; car
l'acide fulphureux qui auparavant étoit embarraffé
de fa fubftance inflammable, mais dont il eft alors
dépoüillé, foit infenfiblement par la chaleur in-
teftine, ou plus rapidement par une violente toftion ; cet acide, dis-je, attaque promptement la
terre métallique martiale ou cuivreufe, la corrode,
& forme enfin le vitriol. L'air y concourt auffi &
hâte non-feulement par fon mouvement & fon
humidité fubtile, la réfolution des pyrites, l'ex-
halation & la diffipation de la portion phlogiftique ; mais encore il fournit quelque peu d'acide
qui contribue à la génération d'une plus grande
quantité de vitriol.

§. III.

Le vitriol bleu eft compofé du même acide

C iiij

fulphureux & d'une terre métallique cuivreufe ou
de cuivre , un peu dépoüillé de fon principe inflammable ; on en forme ordinairement par la
folution & la criftallifation avec du cuivre & de
l'huile de vitriol , ou par cémentation avec des
lames de poudres ftratifiées avec du fouphre en
poudre , ou encore avec du cuivre & des pyrites.
La folution de ce vitriol dans de l'eau fe trouble ,
lorfqu'on y jette de la poudre de noix de galle , &
prend une couleur de boue , d'un jaune pâle ; ce
vitriol même calciné au creufet , n'eft pas parfaitement rouge , mais d'un jaune noirâtre à fa
partie inférieure & d'un jaune tirant fur le rouge à
la fupérieure. Lorfqu'outre l'acide & le fer , il entre encore du cuivre dans le mélange du vitriol ,
il porte une couleur mêlée de verd & de bleu , tel
qu'eft celui de Hongrie , de Salifbourg & de
Goflar ; il eft cependant plus ou moins verd ou
bleu à proportion que le cuivre ou le fer l'emporte dans ce mélange. Le vitriol rouge participe
de la nature du fer , & eft formé du verd , foit par
art , moyennant une forte calcination , ou par
l'opération de la nature même fur des montagnes
qui jettent feu & flâme.

§. I V.

Enfin on fait le vitriol blanc de Goflar avec une
mine de plomb particuliere , qui outre la quantité de plomb dont elle eft chargée , contient

encore du zinc, du cuivre, de l'argent, de l'or, du souphre, & même lorfqu'on en pouffe la préparation plus avant, du vitriol, de la pierre calaminaire & de l'ochre. On tire cette mine du Mont Rommetfberg. Pour en tirer le vitriol, on la fait d'abord calciner, on la lave enfuite dans de l'eau, on laiffe repofer cette leffive, & lorfqu'elle s'eft dépurée en fe précipitant d'elle-même, on la fait épaiffir en la cuifant dans des pots de plomb, & on la criftalife après l'avoir laiffée repofer quelque tems. On calcine de nouveau ces criftaux, on les diffout dans de l'eau, on décante la leffive après l'avoir laiffée repofer quelque tems pour fe mieux débarraffer des impuretés qu'elle contient, on l'évapore, & on la fait fécher en maffe faline dans des vafes triangulaires dans lefquels on la verfe après qu'elle eft fuffifamment coagulée. Ce vitriol doit fa blancheur principalement au zinc & au plomb qu'il contient, car outre l'acide fulphureux & l'eau qui en font partie, il eft encore compofé de differentes autres fubftances minérales telles que du fer, du cuivre, du zinc & une efpéce de terre cretacée de même que celle qu'on obferve dans l'alun. Il eft aifé de reconnoître fes principes ferrugineux & cuivreux, car fi l'on fait diffoudre du vitriol blanc dans de l'eau, qu'on laiffe repofer quelque tems cette folution, il fe dépofe infenfiblement une certaine quantité d'ochre martial, qui détaché s'attache à l'aimant , & qui précipité avec le zinc fournit une matiere qu'on édulcore avec de l'eau , & donne une couleur bleuâtre à l'efprit de fel ammoniac moyennant une digef-tion convenable. On a un peu plus de peine à dé-montrer qu'il contient du zinc & du plomb. On le prouve cependant en quelque façon par quelques obfervations & quelques expériences. Lorfqu'on fait diffoudre ce vitriol dans l'eau , par exemple , cette folution appliquée fur la langue y laiffe de même que celle de fucre de Saturne , une faveur compofée de doux & d'auftere , & fa tête morte traitée avec le cuivre , fournit une efpéce de métal jaune , à peu près femblable au laiton.

§. V.

Les proportions de l'acide corrodant & du métal corrodé , different confidérablement dans les di-verfes efpéces de vitriol ; car une livre de vitriol cuivreux de Cypre contient environ deux onces de cuivre , deux onces fix gros & cinquante fix grains d'acide fulphureux , & onze onces un gros d'eau. Dans une livre de vitriol martial d'Angleterre , l'on trouve une demie livre & une demie once d'eau , une once & demie d'acide pur , & fix on-ces de terre martiale métallique ; enfin une livre de vitriol de Goflar , eft compofée de fept onces d'eau , de trois onces d'acide pur , de cinq onces fix gros de fer , & de deux gros de cuivre un peu mélangé, à la vérité, de zinc & de plomb. Il faut encore remarquer que l'acide s'attache beaucoup plus fortement au cuivre qu'au fer, & qu'il faut conséquemment un feu beaucoup plus violent pour distiller le vitriol de cuivre, que pour distiller celui de mars.

§. VI.

On prépare beaucoup & de très-bons médicamens internes avec les vitriols, dont on peut trouver l'histoire dans les Ouvrages de Chymie & de Pharmacie. Cependant on ne les prescrit jamais seuls intérieurement, à cause des principes minéraux trop grossiers qu'ils contiennent, & de leur trop grande stipticité, ou plutôt de leur causticité (particuliérement du vitriol de cuivre), si l'on en excepte le vitriol de mars très-pur préparé par la solution & la cristalisation avec du fer & de l'huile de vitriol, qui entre en très-petite dose dans la poudre absorbante de *Wedelius*. On les employe au contraire très-fréquemment dans les poudres & les liqueurs stiptiques, les collyres, les emplâtres, & autres compositions dont on se sert extérieurement dans les hémorragies des playes, l'ophthalmie séreuse causée principalement par le relâchement des fibres & des vaisseaux, & d'autres semblables maladies externes ; on fait même entrer quelquefois le vitriol blanc dans les sternutatoires.

CHAPITRE VII.

De l'alun.

§. I.

L'Alun crud ordinaire ou l'alun de roche, eſt un concret minéral ſalin, blanc, brillant, criſtalin, fort auſtere & ſtiptique, compoſé d'acide ſulphureux ou vitriolique, de beaucoup de phlegme, & d'une terre particuliere minérale limoneuſe-crétacée, ou boüeuſe-calcaire, ou mieux encore argilleuſe, en telle proportion cependant que la terre ſeule fait une moitié de ſon poids, & que l'acide & l'eau forment conjointement l'autre moitié.

§. II.

La compoſition & la décompoſition de l'alun prouvent l'exiſtence de ces élémens dans l'alun, ſi on le fait diſtiller dans une retorte. Il paſſe d'abord dans le récipient beaucoup de phlegme, enſuite une liqueur foible aqueo-ſalino-aigrelete, & enfin un eſprit concentré analogue avec l'eſprit de vitriol, & il reſte dans la retorte une terre blanche, qui a extérieurement tous les rapports de la terre crétacée-calcaire. L'eſprit qu'on en retire, combiné de nouveau par le moyen de la corroſion avec la limaille de fer, ou avec des terres crétacées, limoneuſes, de la pierre à fuſil, &c., forme avec la limaille de fer, de l'alun, & avec les terres crétacées, &c., un concret ſalin analogue à l'alun. Sa terre entiérement dépoüillée d'acide par une forte calcination au creuſet, comme nous l'avons dit, eſt très-blanche, inſipide, & tout-à-fait ſemblable aux terres crétacées. Dans le mêlange de l'alun, cette terre ſe précipite auſſitôt que l'on verſe ſur ſa ſolution aqueuſe de l'huile de tartre par défaillance, & l'acide forme avec l'alkali pur ſéparé de la terre, un nouveau ſel neutre qui eſt le tartre vitriolé.

§. III.

On tire par la leſſive l'alun ordinaire, en *Suéde*, en *Angleterre*, en *Italie*, en *France* & en *Allemagne*, d'une mine terreo-ſaline, ou lapideo ou metallico-ſulphureuſe, ou terreo-ſalino-bitumineuſe, après l'avoir fait calciner auparavant, lorſqu'elle eſt trop dure ou trop ſulphureuſe, ou l'avoir laiſſée expoſée pendant quelque tems à l'air; on lui donne enſuite la forme d'un corps ſalin, compact & brillant, en le faiſant cuire, évaporer, coaguler ou criſtaliſer. M. *Hoffmann* dit dans ſes obſervations phyſico-chymiques, qu'aux environs du Bourg de Schwemſel, près la Ville de Duben en Saxe, on trouve des maſſes de terre bitumineuſe d'une largeur prodigieuſe, à deux ou trois aunes de profondeur. Cette terre eſt noirâtre, a une ſaveur alumineuſe aſtringente, s'embrafe lorfqu'on la jette au feu , & répand une odeur forte & puante , femblable à celle du fouphre minéral enflâmé. Il n'en refte plus après qu'elle eft brûlée, qu'une maffe fpongieufe infipide , de couleur de cendre. Lorfqu'on a tiré cette mine , on en fait de grands monceaux qu'on laiffe en plein air pendant un mois. On la met enfuite dans des tonneaux , on verfe l'eau deffus qu'on y laiffe pendant quelques jours pour en tirer le fel. On conduit enfuite cette leffive par des canaux dans des chaudieres de plomb établies pour cet effet dans des laboratoires , où on en fait la coction. Lorfqu'enfuite il s'eft épaiffi à moitié , on y mêle une folution de cendres gravelées qui procure une forte ébullition avec beaucoup d'écume , après quoi il fe précipite au fond quantité de poudre par petits grains. Après que tout eft refroidi , on ôte la liqueur jaunâtre qui furnage , on diffout dans de l'eau cette farine blanche alumineufe qui s'eft précipitée au fond , & on la fait cuire de nouveau ; on verfe enfuite cette eau bien foulée dans de grands tonneaux , qu'on laiffe bien bouchés dans le même endroit pendant quelque tems. Lorfqu'on ouvre ces vaiffeaux , on trouve fur leurs parois des criftaux d'une grandeur confidérable , d'une figure octoëdre. Nous obferverons encore ici que ces monceaux de mine alumineufe prennent feu d'eux-mêmes à l'ardeur du foleil , &

pouſſent des flâmes conſidérables , qu'il faut avoir
grand ſoin d'éteindre. Il eſt encore à remarquer
que cette même mine dépoüillée de ſon ſel s'im-
pregne d'un nouveau ſel alumineux , ſi on la remet
de nouveau par monceaux & qu'on la laiſſe une
année entiere ainſi expoſée à l'air libre ; de ſorte
qu'elle peut encore ſervir une ſeconde fois à la
préparation de l'alun , & même pendant trois années de ſuite. Ce qui prouve que l'acide ſulphureux qu'elle contient , ne ſe dégage pas tout d'une
ſeule fois , & que ce n'eſt au contraire que peu à
peu , & par une exhalaiſon douce & inſenſible ,
qu'il ſe dépoüille du ſuperflu de ſa ſubſtance inflammable.

§. I V.

On met ce concret au nombre des puiſſans
aſtringens externes , & on le fait pour cette raiſon ſouvent entrer dans la compoſition des liqueurs , des épithémes , des décoctions , des gargariſmes dont on ſe ſert ordinairement dans les
hémorragies des playes , le branlement de dents,
l'ophthalmie , le relâchement de la luette , &c.
On le fait encore calciner , & alors c'eſt un très-
bon topique cathéretique pour manger les chairs
qui débordent dans les ulcéres , les playes , les
cauteres , &c. Quelques-uns le font encore prendre intérieurement contre les fiévres intermittentes , depuis un demi-ſcrupule juſqu'à un ſcrupule

entier : mais je ne penfe pas qu'on le doive en aucune façon employer intérieurement comme un reméde sûr & choisi.

MATIERE

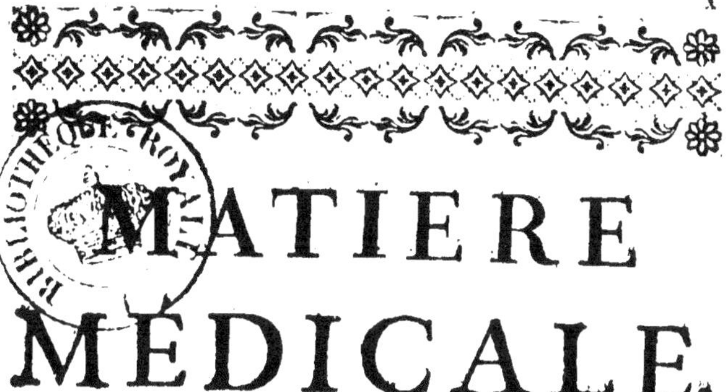

MATIERE MÉDICALE.

SECTION SEPTIE'ME.

Des âcres altérans.

CHAPITRE PREMIER.

De la nature & de la difference des âcres altérans.

§. I.

TOus les remédes compris dans cette Section font tirés du régne végétal , excepté les cantharides feulement. Lorfqu'ils font frais , ils répandent des vapeurs très-fubtiles , particuliére-ment encore lorfqu'on les ratiffe ou qu'on les pile ; ces vapeurs excitent dans les yeux & dans les narines une certaine demangeaifon & un prurit douloureux , immédiatement fuivi de larmoye-ment involontaire, d'un écoulement confidérable

de mucus par les narines , & souvent d'éternuement. De plus , lorsqu'on les applique sur la langue, pour peu qu'on les mâche , ils y impriment
une saveur âcre , subtile , très-pénétrante & piquante , ou pure , ou mêlangée d'aromatique , d'a-
mer ou de doucinâtre. Enfin si on les pulvérise &
qu'on les prenne par le nez , ce sont de puissans
sternutatoires & ptarmiques ; & même si on les applique sur un endroit tendre de la peau , ils y occasionnent de la démangeaison , le prurit & de la
rougeur. Lorsqu'ils sont forts , ils y font élever de
petites vessies remplies de limphe , & occasionnent
une grande cuisson.

§. I I.

Ces sortes de médicamens contiennent deux
sortes de principes actifs , l'un fixe , l'autre volatil ,
mobile & exhalable. L'analyse chymique a fait dis-
tinguer le premier en trois genres , & il est effectivement purement gommeux dans les uns, résinoso-
gommeux , ou gommeo-résineux dans les autres ,
& dans d'autres enfin , gommeo-résineux-huileux ;
il est conséquemment soluble en partie dans un
menstrue spiritueux inflammable. Le second qui est
volatil & se peut exhaler , est salino-huileux dans
quelques-uns , & phlogistoico-salin dans d'autres ,
c'est-à-dire , qu'il n'est modifié d'aucune huile
substantielle , & qu'il ne contient qu'une matiere
inflammable très-légere.

§. III.

Le sel âcre dont nous avons parlé, en partie intimement & étroitement combiné avec les autres élémens d'une substance gommeuse, résineuse ou gommeo-résineuse-huileuse ; en partie insensiblement séparé, broyé, atténué & volatilisé par un mouvement intestin continuel, ou étroitement uni avec une légere portion de la substance inflammable, n'est pas d'une nature alkaline-urineuse, comme l'ont cru jusqu'ici la plûpart des Médecins, mais plutôt d'une nature acide. Les fauteurs de ce premier sentiment l'appuyerent sur la ressemblance qu'ils s'imaginerent trouver entre lui & les vapeurs de sel ammoniac, de corne de cerf & autres semblables; & pour y mieux réussir ils ont eu recours à quelques examens chymiques & autres expériences faites sur des plantes de cette nature, ou sur quelquesunes de leurs parties, entr'autres sur la semence de senevé, qui étant broyée fermente avec le vinaigre, & qui distillée dans une retorte à feu sec & violent, fournit dans le récipient, au rapport de *Boerhaave*, non-seulement des liqueurs semblables à l'esprit de corne de cerf, mais encore un sel alkali-volatil ou urineux, qui fait un violent mouvement d'effervescence avec les acides, soit seul ou délayé dans les liqueurs dont nous avons parlé. Mais tous ces exemples prouvent peu de chose, selon moi : car les vapeurs qui s'élevent des plantes âcres,

comme nous l'avons dit ci-devant *Sect.* 4. ch. 3.
§. 6., n'ont aucun rapport avec celles des esprits
urineux; elles sont au contraire beaucoup plus
analogues à celles qui s'élevent de l'esprit récent
de sucre. On sçait encore que les acides sont effervescence avec les liqueurs huileuses & spiritueuses
inflammables, comme on le voit par expérience
toutes les fois qu'on verse en petite quantité de
l'esprit de nitre fumant ou de l'huile rectifiée de
vitriol, sur de l'alcohol, ou des huiles étherées.
D'ailleurs, quand même la semence de senevé
contiendroit du sel alkali dans son mêlange naturel, cela n'indiqueroit pas pourquoi cette semence
broyée & mise dans du vinaigre poussé, foible &
prêt à se gâter, peut avoir la vertu de lui rendre
ses premieres qualités & de la faire devenir plus
âcre. Il est constant que les alkalis attaquent toujours les parties acides, & sont plus propres à exciter la putréfaction qu'à la prévenir; d'où l'on
peut conclure que si la semence de senevé contient
effectivement un sel alkali, quand même elle seroit
broyée, elle ne seroit pas capable de révivifier le
vinaigre, mais bien plutôt de le détruire.

§. I V.

Les preuves tirées de ces examens méritent une
censure encore plus sévere. En effet, la plus grande
partie de ces matieres, lorsqu'elles ont été bien
traitées, fourniffent des liqueurs aigrelettes, & non

pas alkalines ; ces liqueurs exhalent encore des vapeurs âcres particulieres , comme le prouvent abondamment les diſtillations & les expériences qu'on en a faites.

1°. La racine d'oignon de mer, vieille , féche , & un peu grillée comme c'eſt l'ordinaire, miſe en diſtillation dans une retorte de verre au bain de ſable avec un feu moderé & augmenté inſenſiblement, fournit dans le récipient 1°. une eau tranſparente , 2°. une liqueur jaunâtre , 3°. une liqueur brune , ſur laquelle il n'y a aucunes particules huileuſes, & il reſte au fond de la retorte une matiere légere charbonneuſe très-noire. L'eau tranſparente n'a pas encore une âcreté manifeſte , mais ſeulement une ſaveur & une odeur à faire vomir, & en dernier lieu ſemblable à l'odeur de boüillie d'orge. La liqueur jaunâtre qui ſuit cette eau, répand une odeur âcre , ſubtile & pénétrante, qui excite dans les narines une forte & vive démangeaiſon, imprime ſur la langue une ſaveur âcre & aigrelette ; & lorſqu'on en verſe ſur la peau , elle pique & y laiſſe une tache jaunâtre qui y reſte long-tems marquée. Elle excite un mouvement d'effervefcence très - ſenſible, lorſqu'on la mêle avec une ſolution aqueuſe de quelque ſel alkali fixe. La liqueur brune a beaucoup de rapport avec la précédente , quant à la ſaveur & à l'odeur ; mais elle ne répand pas tant

d'odeur, & sa savéur est beaucoup plus acide que
celle de la précédente ; elle excite aussi un mouvement d'effervescence plus violent, lorsqu'on la
verse sur quelque liqueur alkaline, & même elle
s'attache si étroitement avec les molécules salines, qu'elles forment ensemble le lendemain de
parfaits cristaux salins d'une saveur salée. On n'a
pu tirer de la tête morte aucun sel fixe, quoiqu'on
l'ait fortement calcinée dans un creuset ouvert, &
elle ne paroissoit être qu'une pure terre inerte.

2°. La rapure de raifort sauvage frais, distillée
de la maniere que nous venons de décrire, a fourni
successivement 1°. une eau transparente, d'une
odeur très-âcre & très-pénétrante, qui de même
que la rapure même de raifort, portoit aux yeux &
aux narines une démangeaison très-forte ; 2°. une
liqueur limpide, qui à tous égards étoit semblable
à la premiere, excepté que ses vapeurs piquantes
étoient un peu plus foibles & un peu empireumatiques ; 3°. une liqueur jaunâtre, d'une odeur piquante, empireumatique, d'une saveur âcre, un
peu aigre, qui faisoit une légere effervescence
avec les liqueurs alkalines ; 4°. une liqueur d'un
jaune foncé tirant sur le rouge, d'une odeur fort
nauseabonde, empireumatique, & un peu âcre &
d'une saveur aigrelette. On voyoit à la surface de
cette derniere quelques petites particules huileuses
noirâtres, & elle faisoit une effervescence beau-

coup plus violente avec les liqueurs alkalines. Ce qui reſtoit de tête morte avoit la même couleur & les mêmes proprietés que celles de l'oignon de mer.

3°. La racine de pied de veau dans une ſemblable diſtillation, a fourni à peu près la même choſe que celles d'oignon de mer & de raifort ſauvage. Elle a de même fourni premiérement une eau tranſparente, dont les vapeurs étoient âcres & piquantes ; elle a enſuite donné une liqueur jaune, qui tiroit inſenſiblement de plus en plus ſur le brun, & qui portoit à ſa ſurface un peu d'huile empireumatique d'un brun noirâtre. Cette liqueur ſéparée de ſon huile & miſe ſur la langue y imprimoit une légere ſaveur acide un peu mordante, & portoit aux narines une odeur empireumatique ; elle fermentoit cependant fortement avec les liqueurs alkalines. Sa tête morte étoit très-noire, légere & inſipide, & ne contenoit qu'une terre inerte.

§. V.

Les principales vertus médicinales qu'on attribue à ces médicamens âcres dépendent de leur principe phlogiſtico-ſalino-aigrelet ; ce principe diminue beaucoup en s'exhalant peu à peu ; c'eſt pourquoi plus ils ſont vieux, plus ils ont été deſſéchés après avoir été cueillis ou plus ils ont été grillés, & plus ils ſont à proportion lents à exercer

leur opérations que s'ils étoient recens , & ne pouſ-
fent plus de ces vapeurs ſingulieres , ſenſibles. &
piquantes. La plûpart de ces médicamens ont befoin de perdre ainſi de leur force. Il y en a effectivement qui par leur trop grande âcreté & leur
picotement trop violent , ſont nuiſibles au corps,
& demandent abſolument à être corrigés ou affoiblis , ſoit en les faiſant deſſécher, ou en les gardant
long-tems , comme la racine de pied de veau, &c.,
ou en les faiſant rôtir , comme l'oignon de mer.
On adoucit auſſi leur principe actif, preſque cauſtique dans quelques-uns , en y ajoûtant des mucilages , des huiles graſſes , du nitre , &c., parce que
ces premiers émouſſent un peu & embarraſſent les
parties âcres , & que le nitre tempere les effets
nuiſibles que les médicamens âcres produiſent ordinairement par la trop grande violence de leur
action.

CHAPITRE II.

De la maniere d'opérer & de la vertu des âcres.

§. I.

Q Uoique tous les médicamens âcres exercent
leur action ſur les corps vivans , en partie
en piquant & en irritant fortement les ſolides éla-
ſtiques, en partie en inciſant un peu & en mettant
en mouvement les fluides trop épaiſſis , leurs

aiguillons agiffent néanmoins fur les parties nerveufes-membraneufes, comme le démontrent leur
efficacité & la petite dofe à laquelle on les prefcrit.
En effet, lorfqu'ils fe trouvent dans un eftomac
chaud, ils produifent non-feulement un principe
volatil huileux & fpiritueux acide-inflammable,
mais ils communiquent de plus au fuc gaftrique
une fubftance très-fixe, réfinofo-gommeufe,
moyennant le mouvement périftaltique de l'eftomac; c'eft pourquoi avant que les particules de
l'un & de l'autre principe paffent dans les vaiffeaux fanguins & lymphatiques, leurs picotemens & leurs irritations réiterées forcent les
tuniques du ventricule à fe contracter plus fortement, foit en les froiffant feulement ou en s'y
attachant intimement pendant quelque tems, &
par ce moyen elles augmentent l'appétit, excitent
la digeftion, & aident l'expulfion, la réfolution &
la difcution des vents & des amas de crudités.

§. II.

Ces mêmes particules produifent le même effet;
ou du moins un effet fort analogue, lorfqu'étant
parvenues dans le torrent de la circulation & répandues dans toute la maffe des humeurs par les
vaiffeaux abforbans, en partie par inhalation & en
partie par infiltration, elles arrivent aux plus petits
tuyaux capillaires fur les parois defquels ces petits
corps pointus & rigides peuvent imprimer leurs

pointes aiguës plus facilement que fur ceux des vaiffeaux plus grands, foit dans leur paffage ou en s'attachant pour un tems dans un endroit & dans l'autre. Il n'eft donc pas furprenant que quoique donnés en petite dofe, ces fortes de remédes excitent fur le genre nerveux-vafculeux-membraneux une contraction vive & conféquemment affez forte, moyennant laquelle non-feulement ils remettent les humeurs dans un dégré de fluidité & de circulation convenable, fi elles fe font épaiffies ou qu'elles commencent à croupir; mais encore ils rétabliffent dans leur premier état toutes les fecrétions & excrétions, foit qu'elles foient diminuées ou entiérement fupprimées.

§. III.

Ces petits aiguillons s'attachent & ces pointes s'enfoncent davantage, premiérement dans les vaiffeaux fanguins, particuliérement les artériels, non-feulement par la propre contraction naturelle de ces vaiffeaux qui augmentent infenfiblement par l'action des âcres; mais encore par l'action des fluides qui circulent avec plus de rapidité, & qui, pour me fervir des termes de *Boerhaave*, les heurtent avec plus de violence. L'on peut donc recourir ici, à ce que dit *Lindeftolpius* de l'opération du poifon âcre, en en faifant cependant une jufte application. »Lors donc, dit-il, qu'une telle âcreté »venant à fe communiquer au travers de ces vif-

»ceres jufques dans les replis du corps les plus
»éloignés, foit qu'elle ait été appliquée extérieu-
»rement, ou qu'elle s'y foit introduite par la mor-
»fure de quelqu'animal vénimeux, s'infinue dans
»quelque vaiffeau fanguin, plufieurs fils du liquide
»fanguin qui les parcourt traverfent la particule
»âcre qui y eft fichée, déterminent fon action fur
»une partie, & par ce moyen rapprochent plus
»étroitement deux points de la fibre motrice éloi-
»gnés l'un de l'autre, d'où s'enfuit la convulfion
»& la contraction ; de forte que plus la colomne
»de liquide qui le preffe a de force & d'impétuo-
»fité, plus les fibres font élaftiques & tendues, &
»plus l'aiguillon a de force, plus fon effet eft fort
»& violent. Ce n'eft cependant pas que je veuille
»affigner aucun mouvement aux liquides contenus
»dans les vaiffeaux dépendans de la nature même
»de ces liquides ; tout leur mouvement leur vient
»des folides qui les mettent en jeu, & cette force
»des liquides qui dans leur paffage compriment
»cet aiguillon âcre qui déborde la furface du canal,
»ne doit être attribuée uniquement qu'à la force &
»à la violence dont les folides, le cœur & les artéres
»fe contractent. On peut cependant afsûrer véri-
»tablement que ces âcres, de quelque nature qu'ils
»foient, ne fe font pas fentir avec tant de force
»dans les veines ou les vaiffeaux cilindriques qui
»fe terminent de plus petit en plus grand, qu'ils le

»font dans les artéres ou les vaiſſeaux coniques ;
»qui par une raiſon contraire vont de plus grand
»en plus petit , à cauſe que le mouvement oſcil-
»latoire eſt plus grand dans les fibres motrices de
»ceux-ci , & que la circulation des fluides s'affoi-
»blit inſenſiblement dans les veines , après avoir
»traverſé les cônes étroits des artéres & les cylin-
»dres naiſſans des veines , les âcres ſe trouvant par
»ce méchaniſme porté dans un courant plus tran-
»quille , &c.

§. I V.

Les vertus particulieres qu'on attribue à ces
ſortes d'âcres , ſçavoir , l'apéritive , la réſolutive ,
atténuante , diurétique , pectorale , anti-ſcorbuti-
que , & toutes les autres dont ils ſont doués , éma-
nent du méchaniſme général que nous venons de
rapporter. Bien plus , ce même méchaniſme indique également que ces médicamens actifs & puiſſans , ſont d'un ſecours très-efficace principalement dans les maladies , qui outre l'atonie des ſolides & leur action languiſſante , ſont encore cauſées principalement par l'inertie des humeurs , leur
viſcoſité & la lenteur de leur circulation , & même
par leur ſtagnation & leur ſtaſe , par les obſtructions des vaiſſeaux & la diminution , ou la ſuppreſſion entiere de quelques ſecrétions ou excrétions :
telles que ſont par exemple les affections ſoporeuſes , l'apopléxie pituiteuſe , la paraliſie , l'écou-

lement nocturne des excrétions muqueuses des
narines, la céphalalgie catharrale, la fausse squinancie, les tumeurs froides des glandes, la toux pituiteuse, l'asthme, le catharre suffocant, la dysorexie
& la dyspepsie causées par un amas de saburre corrompue & acide-pituiteuse, l'ictere chronique, les
fiévres intermittentes, particuliérement la fiévre
quarte, les obstructions opiniâtres du mesentere,
du foye, de la ratte, de l'utérus & des vaisseaux hé-
morroïdaux, la nephrétique sabloneuse-pituiteu-
se, la cachexie, les tumeurs œdemateuses des parties, le scorbut & plusieurs autres, qu'on peut
aisément déterminer moyennant les connoissances
pathologiques. Je ne puis non plus passer sous
silence que les médicamens âcres sont encore
comptés parmi les aphrodisiaques stimulans, &
que ce sont de puissans résolutifs contre les engor-
gemens de sang. On les met extérieurement au
nombre des stimulans, irritans, vésicatoires, er-
rhins & ptarmiques.

§. V.

On doit bannir entiérement l'usage des médicamens âcres, ou du moins ne les donner qu'avec
beaucoup de circonspection & en petite dose aux
personnes d'un tempéramment sec, chaud, bilieux,
cholerique, dont les fibres sont très-seches & très-
sensibles, également qu'aux plethoriques, de peur
que dans ces premiers, ils n'occasionnent une trop

grande augmentation du mouvement des humeurs
& une trop grande diſſolution , & que dans les
derniers ils n'excitent des hémorragies conſidérables & dangereuſes , des apoplexies ſanguines &
autres ſemblables affections en excitant une trop
forte commotion. Il faut s'en abſtenir entiérement
dans les maladies chaudes cauſées par l'expanſion
orgaſtique des humeurs, leur fineſſe, l'échaufe-
ment de la bile , la diſette de ſerum gelatineux , le
deſſéchement & la rigidité des parties ſolides , &
par des mouvemens trop forts ; on ne doit point
les preſcrire non plus dans toutes ſortes d'affections , où l'on a à craindre l'éroſion de quelque
partie , le défaut de mucus naturel dans les conduits & les canaux , ou une trop grande diſſipation
précédente , telles que ſont par exemple la dyſenterie , la ſtrangurie , l'inflammation & l'éroſion du
ventricule , &c.

§. VI.

Il ſemble paradoxe & même entiérement contraire à ce que nous venons de dire , que la racine
d'oignon de mer , ou tout autre médicament âcre
très-fort ait quelquefois ſoulagé ſur le champ dans
l'aſthme ſec convulſif ; mais on doit faire attention ici que dans cette maladie les poulmons ſont
le plus ſouvent œdemateux , parce que la circulation y eſt fort embarraſſée , & que l'oignon de mer
& autres âcres ſemblables , ne ſervent que contre

cette affection & point du tout contre l'afthme. Je suis en cela du fentiment de *Schultzius*, qui parle en ces termes de la maniere d'opérer finguliere de l'oignon de mer. »Quelque foit la caufe de l'afth-
»me, dit-il, elle gêne le paffage libre du fang au
»travers des poulmons, & s'y oppofe. Dans un
»trajet fi embarraffé, les poulmons deviennent,
»pour ainfi dire, œdemateux, parce que les parties
»aqueufes les plus fluides du fang s'en féparent,
»s'évaporent par les parois des veines & dans les
»véficules membraneufes qui enveloppent les vei-
»nes. Il eft aifé de s'en convaincre par fes propres
»yeux, en injectant de l'eau dans l'artére pulmo-
»naire, ou en la rempliffant fortement d'air ; peu
»de tems après, il s'éleve autour des vaiffeaux des
»véficules diftinctes des vaiffeaux lymphatiques
»qui fe gonflent de plus en plus, qu'on peut à
»peine définir jufte fous un autre titre, que fous
»celui d'inflammation des poulmons. Si elle fub-
»fifte après le paroxifme de l'afthme, elle empéche
»la refpiration de fe rétablir dans fa premiere
»liberté ; & à moins qu'on ne la détruife, elle
»occafionne un nouveau paroxifme, où elle donne
»lieu à une hydropifie de poitrine. C'eft pourquoi
»je penfe que des remédes de cette nature préparés
»avec l'oignon de mer, l'antimoine, la nicotiane,
»la coloquinte, l'élaterium, font plus propres à
»détruire les effets de cet œdeme particulier &

»en conséquence les effets de l'asthme, qu'à dé-
»truire les caufes de l'asthme, & conféquemment
»ne viennent point au but ; mais cependant l'ufage
»de ces remédes répeté à propos, peut foulager le
»mal, & donner du tems au Médecin pour pouvoir
»enfuite attaquer la caufe de la maladie, &c.

CHAPITRE III.

De la racine d'oignon de mer.

§. I.

LA racine d'oignon marin, la fcille ou la
fquille, eft une racine bulbeufe, formée de
plufieurs petites lames épaiffes, fort fucculentes,
appofées les unes fur les autres, qui de même que
toutes les autres racines bulbeufes pouffe à fa
partie inférieure plufieurs petites fibres groffieres,
affez fouvent de la longueur des cheveux des petits
enfans. Chacune de ces petites lames eft rougeâtre
ou blanchâtre ; & lorfqu'on les a faites deffécher
& rôtir, de blanches elles deviennent jaunâtres.
Cette racine a une faveur mucilagineufe, âcre,
fort amere, *naufeabonde*, qui refte long-tems im-
primée fur la langue, & fait évacuer beaucoup de
falive ; fraîche ou broyée, elle répand une odeur
fubtile fort âcre, qui de même que celle de raifort
frappe fortement les narines & fait beaucoup lar-
moyer ; mais à mefure qu'elle féche, elle fe dépoüille

pouillé en plus grande partie de ce principe exhalable, & devient sans odeur. Il est également à croire que la plus grande portion de cette substance volatile & subtile, se dissiperoit en séchant, particuliérement si on la desséchoit trop, si le mucilage grossier dont elle est chargée, ne retenoit intimement plusieurs de ces particules qu'il contient.

§. I I.

. Cette plante que les Botanistes appellent *Scilla*, *Squille*, *Oignon marin*, *Ornithogalum maritimum*, *Pancratium*, &c., a les feüilles fort épaisses, longues d'un pied, d'un verd foncé, remplies d'un suc visqueux, âcre & amer, qui ressemblent en quelque façon extérieurement à celles de lis blancs. Au l'extrêmité de son sommet, elle porte des fleurs à six petales, blanches ou d'un blanc jaunâtre, rangées en forme de long épi, qui venant à se flétrir & à tomber, sont remplacées par de petites capsules séminales triangulaires ou plutôt orbiculaires divisées en trois loges, dans lesquelles sont renfermées des semences noires. Elle croit d'elle-même & sans être cultivée dans les endroits maritimes humides. Elle se trouve en grande quantité, particuliérement tout le long de la côte de la mer Méditerranée, dans les Isles Majorques & Minorques aux environs de Tripoli, dans la Barbarie, la Sicile, la Lusitanie & l'Espagne. C'est

Section VII. B

de ce dernier endroit que ces Apotiquaires & Par-
fumeurs la font venir le plus communément, ce
qui lui a fait donner le nom de Squille d'Espagne.

§. I I I.

On diftingue cette racine par rapport à fa couleur en rouge & en blanche. On appelle la blanche
Squille mâle, elle n'eft pas fi commune que l'autre,
& ne s'employe pas non plus fi fréquemment en
médecine, quoi qu'elle ne céde rien en vertu à la
premiere, qu'on appelle Squille femelle. L'une &
l'autre eft fort fujette à fe corrompre & à fe pourrir, à caufe de la grande quantité de fuc aqueo-
mucilagineux qu'elle contient; & lorfqu'elle eft
fraîche, elle eft très-âcre; c'eft pourquoi l'on eft
obligé de la faire fécher & rôtir avant de l'envoyer
dans les Pays étrangers. On la met ordinairement
à griller dans le four, ou on l'enveloppe avant dans
du pain, & lorfqu'elle eft un peu grillée, on la retire,
on la monde, on la coupe par rouelle, & on la fait
enfuite fécher entiérement. Selon le rapport de
Diofcoride, les Anciens la préparoient non-feulement de cette façon, mais ils avoient encore pour
cet effet recours à d'autres moyens. Elle a plufieurs
ufages, dit-il au même endroit, lorfqu'elle eft
grillée; c'eft pourquoi on l'enveloppe de pâte &
on la met enfuite au four, ou on la couvre de
charbon jufqu'à ce que la croûte foit bien grillée.
Lorfqu'après en avoir ôté la croûte, on trouve

qu'elle n'est pas assez grillée & qu'elle se flétrit, on l'enveloppe d'une nouvelle croûte, soit de pâte ou de boue, & on la fait griller de nouveau. On la fait aussi rôtir dans des pots de terre couverts & mis au four. On la pelle bien tout à l'entour, & on en garde l'intérieur. On la concasse & on la met à cuire dans de l'eau : on jette la premiere décoction, & on verse d'autre eau dessus jusqu'à ce qu'on ne sente plus aucune amertume ni acrimonie dans la décoction. On fait aussi sécher la squille à l'ombre, coupée par tranches, & enfilée de façon que chaque tranche ne se touche point. C'est ainsi qu'on la coupe & qu'on la conserve pour faire l'huile, le vin & le vinaigre scillitique.

§. IV.

Cette racine contient dans son mélange naturel de trois sortes de principes actifs ; 1°. un principe volatil, piquant, phlogisto - aigrelet ; 2°. un principe fort âcre, brûlant & fort amer, gommeux ou mucilagineux ; 3°. enfin, un principe fixe, résineux, également fort amer & fort âcre. Le principe gommeux domine de beaucoup en quantité par dessus tous les autres, & s'y trouve à la quantité de plus de six gros sur une once de racine séche ; le résineux, au contraire, parfaitement séparé de la partie mucilagineuse, ne s'y trouve qu'à la dose de quelques grains seulement. Son infusion dans l'eau tire beaucoup sur le jaune, est fort amere, âcre &

beaucoup chargée de particules mucilagineuses, qui de même que le savon ont la proprieté de né-toyer les mains ; lorsqu'on la fait évaporer, elle répand une odeur semblable à celle de raves cuites ou plûtôt de persil de jardin. Son extrait épaissi, est d'une couleur jaunâtre tirant un peu sur le brun, d'une assez bonne odeur semblable à celle d'extrait de sureau, d'une saveur fort amere & âcre caustique: son infusion spiritueuse est jaune, & laisse sur la langue & dans le gosier une grande amertume & une âcreté brûlante. L'extrait qu'on en fait a les mêmes propriétés, & ne differe du pré-cédent que parce qu'il est brun.

§. V.

Lorsqu'on fait distiller à feu sec au bain de sable son extrait gommeux dans une retorte de verre, il fournit premiérement beaucoup d'eau transparen-te, insipide, d'une odeur nauseabonde ; ensuite une liqueur jaunâtre, aigrelette, âcre, dont les exhalaisons portent au nez, & enfin une liqueur brune fort âcre. Il s'attache à la courbure supé-rieure & au col de la retorte une matiere fuligi-neuse, d'un brun noir, qui ressemble extérieure-ment à de l'huile empireumatique desséchée. La tête morte dont le poids est presque de la moitié du mucilage distillé, contient une matiere noire, poreuse, friable, luisante, grasse au toucher, d'une assez bonne odeur, presque comme la tête

morte qui reſte après la diſtillation de l'eſprit de
ſucre. Si on la fait calciner à un feu plus fort dans
un creuſet ouvert, elle pouſſe des fumées & s'enflâme quelquefois ; & enfin après que l'exhalaiſon
eſt finie, il reſte une terre encore noirâtre, mais
ſans odeur & entiérement inſipide.

§. VI.

Les ſels alkalis changent à la vérité l'amertume, l'âcreté & les autres propriétés de la ſquille,
mais nullement les acides, comme l'ont cru pluſieurs juſqu'ici ; car lorſque l'on fait infuſer cette
racine dans de l'eau alkaliſée, l'infuſion eſt brune,
légérement amere, & l'extrait qu'on en retire
après l'évaporation, n'eſt plus du tout amer &
âcre, mais d'une odeur lixivieuſe, amere & nauſeabonde. Si au contraire on l'obtient par le
moyen de la digeſtion dans du vinaigre diſtillé,
l'infuſion eſt d'une couleur brune, jaunâtre, d'une
légere odeur aigrelette, d'une ſaveur aſſez amere
& inciſive. L'extrait a la même ſaveur ; ce qui nous
prouve que le vinaigre, le ſuc de citron & autres
ſemblables, ne ſont point comme on ſe l'étoit
imaginé, le vrai correctif de la ſquille.

§. VII.

Il paroît par ce que nous avons dit, que la principale vertu de la ſquille conſiſte dans ſa partie
gommeuſe ou mucilagineuſe, encore chargée de
ſon principe volatil ; qu'appliqués extérieurement

ou intérieurement au corps humain, elle agit principalement fur les folides élaftiques; que par l'application de fes forts aiguillons, non-feulement elle rend les contractions auparavant languiffantes, plus fortes, mais encore qu'elle accélere par leur moyen la circulation des fluides, & qu'elle eft conféquemment très-efficace pour prévenir & diffiper les ftagnations & les ftafes, pour diffoudre les humeurs épaiffes, pour exciter les fecrétions & les excrétions, & pour lever les obftructions des vaiffeaux & des vifceres, pourvû qu'on la prefcrive à tems, à une dofe convenable & dans des circonftances propres. Ainfi ce que nous avons dit ne doit s'entendre feulement que d'un ufage prudent & circonfpect; car lorfqu'on la prefcrit aux malades mal-à-propos ou en trop grande dofe, elle devient nuifible, & produit de même qu'un poifon âcre & cauftique des mouvemens impétueux & entiérement convulfifs, des vomiffemens énormes & autres femblables effets.

§. VIII.

Ce reméde opere avec beaucoup de fuccès & d'une maniere fpécifique dans les affections foporeufes, l'apopléxie pituiteufe, l'épilepfie cacochimique, les catharres opiniâtres, la paralifie, le catharre fuffocatif, l'afthme pituiteux, cachetique & convulfif, dans la toux chronique rébelle, la cachexie ordinaire & bilieufe, l'hydropifie afcite, lorfqu'elle n'eft point invétérée, la leucophlegmatie, l'œdeme des membres, la néphretique pituiteufe-fabloneufe, les obftructions opiniâtres du foye, de la rate, des vaiffeaux meferaïques, des régles, des hémorroïdes, dans la fiévre quarte, lorfque le fang eft extravafé & grumelé, dans le fcorbut, & dans toutes les maladies qui font caufées principalement par l'atonie des folides, ou l'inertie des fluides, par quelque vifcofité ou impureté acido-tartareufe, d'où fuivent les ftagnations, les ftafes & le trop grand ralentiffement de la circulation. On doit cependant faire attention que pour qu'il opere avec plus de fûreté, l'on doit faire prendre auparavant quelques doux laxatifs, & avoir bien évacué les faburres contenues dans les premieres voyes ; fans cette précaution, ce reméde tout-puiffant qu'il puiffe être, fe confond avec les impuretés contenues dans le ventricule, excite de grands dérangemens dans le corps, & eft fouvent plus nuifible qu'avantageux.

Selon *Diofcoride*, on fait entrer cette racine dans les potions & les remédes par lefquels on fe propofe de raréfier ; on la prefcrit encore pour provoquer les urines. Elle eft bonne contre les eaux infiltrées fous la peau, l'incontinence des alimens dans l'eftomac, & leur trop long féjour dans ce vifcere ; elle eft utile aux bilieux, à ceux

qui font tourmentés de vents, de toux opiniâtres ,
de fanglots ; à ceux qui rendent difficilement , &
que les Grecs ont nommés en conféquence *Ana-*
phoriques; on leur en fait prendre le poids de trois
oboles avec du miel dans un éclegme. On la fait
cuire avec du miel, & on la prend avec les alimens
pour les mêmes indications , principalement pour
faciliter la coction. Elle évacue par bas les matieres glutineufes : le jus produit le même effet. Il ne
faut cependant pas le prefcrire à quelqu'un qui
auroit quelque partie ulcérée intérieurement. On
en frotte les porreaux & les verrues , &c. après les
avoir brûlés. On peut encore voir à ce fujet ce
qu'en dit *Hoffmann* dans fa Differtation fur un
afthmatique qui fut foulagé par l'ufage de la
fquille , & dans fa Médecine raifonnée. Confultez
auffi le célébre *Wagner* dans fes Obfervations cli-
niques, & plufieurs autres dont parle *Zornius* dans
fa Botanologie médicale ; vous y verrez tout ce
que ces Auteurs ont rapporté fur les vertus admi-
rables de la fquille.

§. I X.

On ne fe fervoit autrefois que du vinaigre , de
l'oximel & du vin fcillitique , parce que les Médecins s'imaginoient corriger & adoucir la force
cauftique de la fquille par ces mêlanges ; il faut
avoüer que l'oximel la corrige effectivement par
fes parties mucilagineufes très-propres à emouffer

& embarrasser les âcres ; mais il n'est pas si constant que le vinaigre produise cet effet, puisque,
comme nous l'apprend l'expérience que nous
avons citée, le principe âcre acide ne s'affoiblit
aucunement par le vinaigre, mais qu'il est seulement délayé & étendu dans une grande quantité de
phlegme ; c'est pourquoi si on le donne en grande
dose, il opérera sans doute avec la même force
que la racine même donnée en poudre ou dans
une infusion aqueuse. On prescrit ce vinaigre depuis un gros jusqu'à une once, & l'oximel depuis
demie once jusqu'à une once entiere & quelquefois deux. Si l'on veut donner la squille dans de
l'eau seulement, ou en poudre, ce qui est devenu
assez ordinaire, on la donne en infusion à 3. 4. 5. 6.
grains & en poudre à trois ou quatre. On y ajoûte
ordinairement, surtout lorsqu'on la fait prendre
en poudre, la racine de *dompte venin* & le nitre,
& on en fait un bol selon l'art ; pour un adulte,
par exemple, on prend trois ou quatre grains de
squille en poudre, cinq, six ou huit grains de nitre
dépuré, un scrupule ou demi-scrupule de racine
de dompte venin, &c.

CHAPITRE IV.

De la racine de pied de veau.

§. I.

LA racine de pied de veau est ronde, à peu près de la grosseur d'une aveline, d'une substance blanche, farineuse & d'un goût fort âcre, particuliérement lorsqu'elle est récente. On en trouve de deux espéces, l'une ordinaire & tachetée, l'autre sans tache ; elle croît dans des lieux marécageux ou humides & dans les bois à l'ombre ; plus les endroits où cette plante croît sont humides & ombragés, plus cette racine est âcre. Ses feuilles ne different guere de la racine, eu égard à son âcreté ; on les employe cependant rarement.

§. I I.

Cette racine contient quatre differens principes ; sçavoir, le premier, subtil, terreux, farineux ; le second, résineux ; le troisiéme, gommeux ; le quatriéme, phlogisto-salin-aigrelet, très-tendre & volatil. Ce dernier auquel on doit attribuer principalement la grande âcreté de cette racine lorsqu'elle est fraîche, est en plus grande quantité dans la partie résineuse, & en moindre quantité dans la partie gommeuse ; c'est pourquoi sa résine brûle, pique & irrite plus fortement la langue & le gosier, que la seule partie gommeuse. Une once de racine

contient à peine seize grains de substance résineuse
pure, & presque deux gros de substance gommeuse. L'huile substantielle empireumatique qu'on
tire de cette racine en la faisant distiller à sec, est
renfermée dans le mélange de ces deux substances
fixes, & se trouve à la quantité d'environ un scrupule ou vingt grains dans une once de racine. Son
principe volatil & spiritueux se dissipe en plus
grande partie insensiblement lorsqu'on la fait dessécher, & par ce moyen sa racine s'adoucit de plus
en plus & s'employe en conséquence avec plus de
sûreté. Il faut cependant prendre garde de la trop
dessécher, car lorsqu'elle est trop vieille ou trop
desséchée, elle perd son âcreté & conséquemment
toutes ses vertus médicinales, à cause de la trop
grande dissipation de son principe piquant. On
doit porter le même jugement de ses fécules, qui
par l'évaporation de la partie liquide & subtile
qu'on en exprime, se trouvent en plus grande
partie dépoüillées de leur portion volatile active,
& deviennent sans action.

L'infusion de racine de pied de veau sauvage
vieille, dans l'esprit de vin, est d'une couleur jaunâtre, n'a d'autre odeur que celle de son menstrue,
& a un goût temperé, mais très-subtil & âcre ; cet
extrait jaune évaporé doucement, imprime d'a-
bord sur la langue une saveur doucereuse, & quelque tems après excite un léger sentiment de chaleur

:u palais & au gofier, ce qui prouve que la grande
acrimonie de cette racine dépend, comme nous
l'avons dit, de fes particules âcres volatiles, qui fe
diffipent en plus grande partie par l'évaporation.

§. I I I.

Cette racine médiocrement féche, ni trop
vieille, ni trop fraîche & triturée feulement, fournit un reméde également fur & actif, qui agit principalement en aiguillonnant les parties folides, &
qui par fes picotemens réiterés ranime leur contraction, auparavant trop languiffante. Ce qui fait
que les humeurs groffieres & épaiffes reprennent
un mouvement plus vif, une fluidité convenable,
& que les fecrétions & excrétions s'y rétabliffent
dans leur ancienne vigueur, & reprennent leur
cours ordinaire. C'eft donc à bon droit qu'on
compte cette racine parmi les plus puiffans apéritifs, ftomachiques, pectoraux, diurétiques, lithontriptiques & anti-fcorbutiques, & on l'employe ordinairement avec beaucoup de fuccès dans
les vices de digeftion & d'appétit caufés par une
faburre pituiteufe & la contraction trop languiffante des tuniques de l'eftomac, dans les fiévres
intermittentes quotidiennes & quartes, dans l'afthme pituiteux, la cachexie ordinaire, la jauniffe,
la néphritique fabloneufe-pituiteufe, les affections
catharrales, les rhumatifmes froids., les fleurs
blanches, le fcorbut & plufieurs autres maladies

dont nous avons parlé venant à peu près de ces mêmes caufes. On la donne en poudre préparée, comme nous l'avons dit, depuis quelques grains jufqu'à un demi-fcrupule & davantage. Elle entre même fouvent dans les pâtes & les tablettes, les électuaires & les infufions vineufes. Ou en faupoudre extérieurement les ulcéres impurs, vénériens, fcorbutiques & autres, pour les déterger, les modifier & les fécher; parce que fa fubftance terreufe, farineufe, abforbe & s'imbibe des humidités âcres ichoreufes, & que fa partie âcre réfineufe-gommeufe déterge & réfifte à la pourriture. Ses fécules qu'on trouve dans les boutiques font fort peu utiles, comme nous l'avons dit, puifqu'elles ne contiennent qu'une terre très-tendre, mêlée feulement de quelques particules gommeufes-réfineufes.

CHAPITRE V.

De la racine de pimprenelle blanche & de pyrethre.

§. I.

LA racine de pimprenelle blanché, ou de boucage, eft une racine mince, plus groffe en quelques endroits, particuliérement vers fa tête; elle pouffe de petites fibres blanchâtres d'une faveur très-âcre. Cette raciné n'a aucune odeur; cependant fi on la broye lorfqu'elle eft fraîche, elle exhale une vapeur invisible, qui attaque fortement les yeux & les narines, dont il sort en abondance & des sérosités muqueuses & des larmes. Cette plante que les Botanistes connoissent sous le nom de *Tragoselinum*, *Apium hircinum* & de *Petroselinum hircinum*, croît dans les prés, les vignobles & les campagnes sabloneuses, & se cultive aussi en quelques endroits dans les jardins. Il y en a de plusieurs espéces, dont les racines sont beaucoup inférieures à celles que nous décrivons, & qui pour cette raison s'employent rarement en médecine.

§. II.

Outre les parties terreuses, inertes, grossieres, que cette racine contient dans son mélange naturel, on en tire encore un principe actif, gommeux-résineux-huileux, & un principe phlogisto-salin-halitueux. Sa substance-résineuse qui sur une once de racine s'y trouve de la dose d'environ un demi gros, est beaucoup plus âcre & plus chaude que la substance gommeuse qui y domine presqu'au quintuple; c'est pourquoi l'on doit chercher les principales vertus de cette racine dans cette partie mêlée avec son principe huileux & phlogisto-salin-aigrelet très-tendre. On ne sépare pas aisément son huile étherée essentielle, qui est encore plus âcre que la partie résineuse, à moins que de distiller avec de l'eau une bonne quantité de cette racine. Enfin on consume peu à peu par une exhalaison insensible son principe phlogisto-salin-aigrelet, qui concilie dans chaque substance leur âcreté & leur activité particuliere ; d'où l'on voit 1°. que lorsque cette racine est vieille, elle est beaucoup plus foible qu'étant récente ; & 2°. que son essence & son infusion dans du vin opere avec beaucoup plus de force que sa décoction.

§. III.

La racine de pimprenelle opere dans le corps de la même maniere que celle de pied de veau, & a les mêmes vertus soit générales ou particulieres, excepté qu'elle agit avec plus de force, & qu'elle opere des effets entiérement singuliers dans les affections catharrales & les autres affections froides pituiteuses, & contre la pierre, les écrouelles & la vérole, où elle est de beaucoup préférable à la salse pareille. On la fait très-souvent infuser dans du vin, mais on la prescrit rarement en décoction; on en prépare cependant une très-bonne essence, qu'on donne depuis dix gouttes jusqu'à vingt dans quelque véhicule en grande dose : on s'en sert extérieurement pour des gargarismes, parce qu'elle évacue les mucosités par les voyes excrétoires des glandes; dans la fausse squinancie, le relâchement de la luette, le gonflement des glandes salivaires, & les affections serofo-mucides du gosier, des yeux, des oreilles, du cerveau & des narines; &

qu'en aiguillonnant les fibres , elle rétablit la vigueur des mouvemens : on la mâche auffi quelquefois feule , lorfqu'on a lieu de croire qu'il eft néceffaire de procurer une grande évacuation de
falive. On la met encore dans les lavémens ftimulans , dont on fe fert dans les affections foporeufes
& l'apopléxie pituiteufe , mais en très-petite dofe.

§. I V.

La racine falivaire ou de pyrethre , a beaucoup
de rapport avec celle de pimprenelle blanche ; elle
eft de même menue , longue , extérieurement jaune , intérieurement blanchâtre ou d'un jaune pâle ,
d'une faveur chaude , & très-âcre & fans odeur ;
mais la pyrethre fe plaît dans les Pays chauds , &
elle eft meilleure en Afrique que par tout ailleurs ;
à fon défaut on fe fert de celle d'Italie , de France ,
de Suiffe , de Bohême , &c. Celle qui croît en quelques endroits fur les montagnes & dans les forêts
d'Allemagne , eft une efpéce de ptarmique. On
trouve rarement aujourd'hui de vraye racine de
pyrethre dans les boutiques. Les Apoticaires y
fubftituent le plus fouvent ce ptarmique dont nous
venons de parler.

§. V.

L'acrimonie chaude de cette racine , eft en plus
grande partie cachée dans fon principe réfineux ,
quoiqu'une once entiere de racine en contienne à
peine un fcrupule. La portion gommeufe eft en
moindre

moindre quantité, & à la quantité de prefque trois gros, lorfqu'elle eft parfaitement féparée. L'infu-fion de cette racine dans l'eau eft d'un brun fale, d'une odeur & d'un goût très-naufeabond, mais cependant prefqu'entiérement dépoüillé de toute âcreté. L'extrait qu'on en fait eft brun auffi, d'une mauvaife odeur, & laiffe fur la langue une faveur affez âcre & chaude, dont l'infufion ne contient que des veftiges très-légers ; de forte qu'elle excite, pour ainfi dire, une plus grande évacuation de falive, que fi l'on en mâchoit l'extrait raifineux. Son infufion dans l'efprit de vin laquelle eft de couleur de jaune rougeâtre, a une faveur fubtile, très-piquante & brûlante, & n'a d'autre odeur que celle d'efprit de vin. Après l'avoir fait évaporer, on en tire un extrait bien pâle, d'une odeur naufeabon-de, qui reffemble prefqu'à de la boüillie, & qui a la même faveur chaude & âcre, que la racine même lorfqu'elle eft encore entiere.

§. VI.

Quant à fes vertus & à fa maniere d'opérer, la racine de pyrethre eft analogue à celle de pimpre-nelle. On ne s'en fert cependant pas fi fréquem-ment intérieurement, à caufe de fa trop grande âcreté & de fa nature chaude ; mais on l'employe avec sûreté comme un des plus puiffans maftica-toires fialagogues, très-utile dans l'aphonie, la dépravation du goût, l'odontalgie rheumaticocatharrale opiniâtre, & autres maladies femblables : on l'ajoûte également pour cette même raifon , mais en très-petite quantité dans les clifteres ftimulans & excitans , & dans les gargarifmes. Lorfqu'on juge à propos de l'appliquer intérieurement , on l'ajoûte depuis un demi-fcrupule jufqu'à un gros & demi dans les décoctions & les infufions que l'on fait avec de l'eau , du petit lait ou du vin.

CHAPITRE VI.

De la racine de raifort fauvage & d'ellébore blanc.

§. I.

LE raifort fauvage eft fi connu , qu'il femble inutile d'en donner la defcription. Il a une faveur fort âcre & piquante , mais cependant doucinâtre. Lorfqu'on la ratiffe ou qu'on la broye , elle exhale beaucoup de vapeurs fubtiles qui irritent fi fort les yeux & la membrane pituitaire , qu'il s'enfuit fur le champ un écoulement de larmes involontaire & une évacuation copieufe de mucus , avec une démangeaifon douloureufe. On cueille cette plante dans les vignobles & dans les jardins.

§. I I.

Outre les parties terreufes , inertes & la quantité de parties aqueufes qui entrent dans la compofition de cette racine , elle contient encore un principe mucilagineux , réfineux & huileux-fpiri tueux-subtil. Une once de cette racine fraîche contient plus de cinq gros de phlegme. La substance mucilagineuse & résineuse bien séparée, n'a aucune âcreté & n'a qu'une saveur douce. La premiere se trouve à la dose d'environ un gros dans une once de racine, & il y en a à peine deux ou trois grains de la seconde; enfin son huile substantielle & essentielle étherée, est très-chargée d'un principe spiritueux piquant, ce qui fait qu'on doit attribuer presqu'à lui seul la grande âcreté de cette racine, quoiqu'il n'y soit qu'en petite quantité & jamais à plus de deux ou trois grains; ce qui nous indique assez pourquoi cette racine bien desséchée ou long-tems cuite, & dépoüillée par ce moyen de son principe alkali-spiritueux-volatil & actif, n'a plus aucune âcreté, & ne laisse sur la langue qu'une saveur doucinâtre.

§. III.

Quoiqu'on ne se serve guere de cette racine que dans la cuisine, elle a cependant des vertus médicales qui ne sont pas à mépriser; c'est surtout un très-bon diurétique & anti-scorbutique; car lorsqu'elle contient encore son principe spiritueux-huileux, elle ranime fortement, par l'irritation qu'elle procure, les contractions & les oscillations des parties solides; & par ce méchanisme, outre qu'elle ranime le cours de la circulation, elle augmente beaucoup les secrétions & excrétions, particuliérement par les voyes urinaires. On peut encore l'employer intérieurement avec affez de fuccès dans les affections foporeufes, l'apopléxie pituiteufe, l'afthme, les catharres, la nephrétique pituiteufe, la diforexie, les calculs, l'hydropifie, la cachexie, les pâles couleurs, les fuppreffions chroniques des régles, le fcorbut, &c.. On la prefcrit avec affez de fuccès en infufion dans de l'eau, du vin ou du petit lait, non pas coupée par rouelles, mais ratiffée. On en fait encore prendre le fuc exprimé & un peu édulcoré avec du fucre, à la dofe d'une cueillerée ou deux. On le met extérieurement au nombre des *rubefians*.

§. IV.

La racine d'ellébore blanc eft groffe, oblongue, entourée de plufieurs petites fibres, d'une couleur extérieurement d'un brun tirant fur le noir, intérieurement blanche, d'une faveur âcre, naufeabonde, amere, & un peu aftringente & fans odeur.

§. V.

Cette racine eft un compofé de parties réfineufes & gommeufes, cependant fa plus grande activité confifte dans fa fubftance réfineufe. Son infufion aqueufe eft d'une couleur jaunâtre de mauvaife odeur, & ne laiffe fur la langue qu'un foible fentiment d'àcreté. L'extrait qu'on en prépare d'une once de racine pefe prefqu'une demi-once,

eſt jaune, a peu d'odeur, & n'eſt que très-foible-
ment âcre. Son infuſion dans l'eſprit de vin eſt
d'un jaune brun, n'a aucune odeur particuliere, &
laiſſe ſur la langue une ſaveur amere & âcre. On
en tire par l'évaporation un extrait d'une couleur
de brun foncé tirant un peu ſur le noir, qui d'une
pareille doſe de racine monte à la valeur de trois
gros, quoiqu'il y ait à peine ſeize grains de pure
& vraye ſubſtance réſineuſe dans une once de
racine. Cet extrait a le même goût que celui de
ſureau; il eſt beaucoup moins amer & moins âcre
que l'infuſion dont il eſt préparé, ce qui prouve
qu'il ſe diſſipe par l'évaporation pluſieurs particules volatiles, qui ſeules lui donnent cette âcreté.
Il faut remarquer de plus que les particules âcres
de cet extrait ſont ſi ſubtiles & ſi pénétrantes,
qu'elles excitent un ſentiment d'âcreté qui perſiſte
long-tems, & qu'elles augmentent un peu l'évacuation de la ſalive, quoiqu'au commencement
de la déguſtation cette maſſe paroiſſe être peu
active. C'eſt là ce qui nous manifeſte ſa maniere
d'opérer, & ce qui nous apprend clairement que
cette racine qui ſe fait à peine ſentir d'abord, mais
qui par la ſuite eſt aſſez pénétrante, & qui s'attache fortement & pendant long-tems aux nerfs,
doit être entiérement ſuſpecte à cauſe de ſon âcreté.

§. V I.

On comptoit autrefois cette racine parmi les

purgatifs & les émétiques ; mais elle en eſt retran-
chée aujourd'hui à cauſe de ſes effets trompeurs &
de la violence avec laquelle elle opere , ce qu'on
doit aiſément comprendre par ce que nous avons
dit : on ne s'en ſert plus que comme errhine &
ptharmique , dont elle fait la baſe ; car lorſqu'on
la prend en poudre , comme on la preſcrit ordinairement , elle irrite ſi fort la membrane de *Schnei-
der* , qu'auſſi-tôt , quelque petite quantité qu'on
en ait pris , elle excite une forte contraction avec
une vive exploſion , enfin l'éternuement. C'eſt
pourquoi l'on ne doit en uſer qu'avec beaucoup
de précaution, quoiqu'extérieurement, de peur que
par ſa trop grande irritation , elle ne faſſe éternuer
trop fort , & n'occaſionne de trop grandes ſecouſ-
ſes au cerveau & aux autres parties. Il faut ſurtout
prendre garde de tirer par le nez une trop grande
quantité des molécules de cette poudre rendues
très-ſubtiles en les porphiriſant , & qu'elles ne
paſſent pas aux poulmons, parce qu'elles pourroient
exciter une toux convulſive & des éternuemens difficiles à appaiſer ; ce qu'on doit obſerver ſurtout
pour les perſonnes pléthoriques , ſujettes aux hémorragies des narines , à l'hémopthiſie & à l'apopléxie ſanguine , & de même que pour les femmes
groſſes. On fait auſſi quelquefois entrer cette poudre dans les véſicatoires & les *rubefians.*

CHAPITRE VII.

De cochlearia, du cresson alenois & de la capucine.

§. I.

ON cultive ici le cochlearia ou l'herbe aux cuillers dans les jardins ; mais en Baviere, en Angleterre, en Norvege, en Groënlande, à la nouvelle Zemble, & en plusieurs autres Pays & Isles du Nord, il croît de lui-même & souvent assez abondamment sur les bords & pays voisins de la mer. Celui qu'on nous apporte des Pays étrangers qui croît de lui-même sur les bords de la mer dans le Nord, est beaucoup meilleur que celui qu'on cultive ici, parce qu'il a une âcreté beaucoup plus forte & plus subtile, & en quelque façon un peu aromatique, au lieu que le nôtre est plus amer, & mêlé d'une acrimonie plus rude.

§. II.

On se sert en médecine des feüilles & de la graine de cochlearia. Outre les parties résineuses-gommeuses qui entrent dans la composition de ses feüilles, elles en contiennent encore plusieurs autres huileuses-spiritueuses, desquelles dépendent primitivement leurs vertus. Quoiqu'on n'en tire qu'une petite quantité d'huile essentielle par la distillation humide, cette huile est entiérement d'une nature singuliere, & doit être mise au nombre des huiles étherées, fpécifiquement plus pefantes que l'eau fimple. Elle eft cependant fi pefante & fi volatile, qu'on ne peut la conferver long-tems même dans des vafes bien couverts, à moins que de les mettre à la cave fous terre ou dans quelqu'autre endroit frais, ou qu'on ne les tienne toujours dans de l'eau fraîche. Cette huile porte une odeur très-pénétrante, qui frappe vivement les narines & qui attaque même toutes les parties internes de la tête. Une feule goutte fuffit pour communiquer un goût très-fort à toute une once d'efprit de vin ; bien plus une feule goutte bien délayée dans une mefure entiere de vin, lui communique l'odeur & la faveur de cochlearia. Cette plante croît en très-grande abondance en Angleterre, où on en diftille très-fouvent, qui eft très-bonne, & qui fe vend huit impériaux l'once.

§. III.

Cette plante fraîche eft un très-bon remédo apéritif ftimulant, diurétique & anti-fcorbutique ; produit de très-bons effets dans le calcul, l'hydropifie, l'obftruction des vifcéres, les maux de tête, d'eftomac, de poitrine, les affections pituiteufes des reins & de la matrice, & les autres maladies caufées principalement par la difcrafie des humeurs & l'atonie des parties folides. On la mange feule lorfqu'elle eft fraîche, on la mêle dans les falades, on la fait infufer dans du vin ou dans du petit lait,

& on en donne le ſuc exprimé, tantôt ſeul, tantôt dans du petit lait, tantôt un peu édulcoré avec du ſucre. Selon le rapport de *Bartholin*, dans quelques Pays & quelques Iſles du Nord, on l'ajoûte ordinairement dans les boüillons d'avoine, d'orge & de viande avec l'ozeille, qui de même que le cochlearia, y croit en très-grande abondance & qui paſſe pour en être le meilleur correctif. Ces boüillons lâchent le ventre & évacuent à merveille les impuretés ſcorbutiques mucides répandues dans les humeurs. On ſe ſert extérieurement de ſon ſuc exprimé avec beaucoup de ſuccès dans le ſcorbut & la pourriture des gencives, contre laquelle c'eſt un très-bon reméde, particuliérement lorſqu'on le mêle avec le miel roſat. Sa graine a beaucoup de rapport avec l'herbe, quant à ſa nature & à ſes forces, excepté qu'elle a un peu moins de vertu, & que lorſqu'on la garde pendant quelque tems, elle ſe dépoüille de toute ſon âcreté & ne conſerve que ſon amertume.

§. IV.

Nous devons rapporter ici le creſſon alenois & la capucine, à cauſe de leur grande reſſemblance, de leurs principes, de leurs propriétés & de leurs effets, avec ceux du cochlearia. On doit encore porter le même jugement de la ſemence de creſſon alenois & des fruits de capucine. On les employe extérieurement & intérieurement pour les mêmes ufages que le cochlearia. De plus, on mange les jeunes fruits de capucine qu'on doit préférer aux autres, à caufe de leur plus grande activité & de leur bon goût : outre les vertus anti-fcorbutiques & plufieurs autres qu'on attribue au cochlearia, elles ont encore une vertu anthelmintique, ftimulante & évacuante ; c'eft pourquoi on en mange quelquefois pour prévenir la petite vérole & pour aïguifer l'appétit vénérien. On employe quelquefois les femences de crefïon alenois dans les finapifmes, les *rubefians* , & autres remédes extérieurs. Je crois qu'on peut encore joindre le velar ou tortelle aux plantes dont nous venons de parler, à caufe de la grande analogie qu'il a avec eux, non-feulement par rapport à fon goût, mais encore par rapport à fa nature, à fes principes actifs & à fes forces. Il paffe pour un reméde fpécifique dans l'enrhoüement, la toux & l'afthme pituiteux ; au furplus on le peut joindre ou fubftituer à celles que nous avons indiquées, felon qu'il eft néceffaire de le faire, contre les maladies dont nous avons parlé. On en fait un fyrop qui fe trouve depuis long-tems dans les boutiques. On le prefcrit rarement en infufion.

CHAPITRE VIII.

Arnica.

§. I.

ON diſtingue cette plante en deux eſpéces, une vraye & une fauſſe. La premiere eſt une eſpéce de doronique que les Botaniſtes appellent *Doronicum plantaginis folio*, &c. La ſeconde dont les principes ſont plus groſſiers & conſéquemment dont les effets ſont bien inférieurs, croît dans des lieux humides ; c'eſt une eſpéce d'aſter, auſſi la nomme - t'on *Aſter pratenſis autumnalis conyxæ folio*, &c.

§. II.

La vraye qui eſt la meilleure & à laquelle nous nous arrêterons ici, croît ſur les montagnes, dans les bois & dans les prés, en Suiſſe, en Bohéme, ſur la traînée de montagnes & de mines de la Miſnie, & dans d'autres endroits. Elle fleurit au mois de Juillet & d'Août. Sa racine qui eſt fibreuſe & un peu aromatique pouſſe une tige velue, longue de deux coudées, de laquelle partent des branches & des feüilles ſemblables à celles de plantin, mais cependant plus longues & d'une couleur plus claire. Ses fleurs ſont d'un jaune foncé, rayonnées & un peu crenelées, de même que celles de fleur ſoleil, & ſe changent enfin en gouſſes garnies d'un duvet

& remplies de femences. Les feüilles & les petales de la fleur , fraîches & écrafées , font éternuer & occafionnent le prurit aux narines , lorfqu'on les en approche. Ce qui a fait croire à quelques-uns qu'on devoit appeller cette plante *Ptarmica* & non pas *Arnica*.

§. I I I.

Les fleurs de cette plante ont beaucoup plus de force & de vertu que fon herbe , parce qu'elles contiennent une plus grande abondance de principe réfineux duquel dépend fa plus grande activité. En effet , une once de fleurs fournit environ un gros & demi d'extrait réfineux , & deux gros & un fcrupule d'extrait gommeux ; une égale quantité d'herbe fournit un gros & un demi-fcrupule d'extrait réfineux , & deux gros & demi d'extrait gommeux. L'infufion aqueufe de fes fleurs , filtrée , eft de couleur d'un jaune brunâtre , porte une odeur défagréable de l'herbe & a un goût affez amer. Après l'avoir légérement fait épaiffir , elle fournit un extrait d'un brun foncé , d'une odeur foible , balfamique & amere , un peu auftere & d'un goût âcre. Son infufion fpiritueufe eft d'une belle couleur jaune , a une faveur âcre , fubtile & tant foit peu brûlante , mélée d'un peu d'amertume très-légere & à peine fenfible , & porte des vapeurs un peu âcres, très-fubtiles , qu'on doit en partie attribuer à fon menftrue. Son extrait épaiffi n'eft pas fi âcre que fon infufion , & imprime fur la langue une faveur âcre & un peu auftere.

§. IV.

L'herbe & les fleurs , & même la racine qu'on employe dans certaines circonftances avec les feüilles & les fleurs , quelquefois avec beaucoup de fuccès , n'agiffent immédiatement que fur les parties folides feulement , moyennant lefquelles elles agiffent enfuite fur les fluides. En effet , elles aiguillonnent fi fortement les contractions & les ofcillations des folides , que les humeurs doivent circuler avec plus de vîteffe ; les fluides épaiffis , vifqueux , coagulés , grumelés , arrêtés , extravafés, fe réfoudre avant de fe difperfer & fe féparer partout dans leurs endroits propres. On prefcrit l'herbe & les fleurs à la dofe d'une poignée ou deux en infufion ou en décoction. On la prépare d'abord pour plus de fûreté & de fuccès avec de l'eau chaude , enfuite avec de la biere ou de l'eau. Lorfqu'on en a fait ufage , on fent de grandes douleurs dans la partie affligée , on eft même le plus fouvent attaqué d'une grande cardialgie avec des naufées & des efforts pour vomir , on a des coliques fi violentes que les malades croyent toucher à leur derniere heure. Enfin tous ces troubles font fuivis d'une grande évacuation par les urines ou par les fueurs , ou bien enfin ils agiffent par le vomiffement ou par les felles.

§. V.

Ce font de très-bons remédes pour réfoudre, divifer & atténuer le fang extravafé & grumelé, après les contufions, les chutes confidérables ou autres femblables accidens fâcheux. Ils évacuent dans cette circonftance par les urines ou par les fueurs. Quelquefois le fang extravafé porte à l'eftomac, fort par le vomiffement ; tantôt répandu dans les inteftins, il fort par les felles, ou quelquefois enfin par la partie affligée, lorfqu'il y a quelqu'ouverture.

§. V I.

On l'employe avec un fuccès merveilleux, non-feulement lorfque le fang eft grumelé & extravafé, mais encore en d'autres circonftances, telles que la pierre, la néphritique fabloneufe-pituiteufe, les douleurs opiniâtres de côté, la goutte, la paralyfie, l'hydropifie humide naiffante, la cachexie, les fiévres quartes opiniâtres, les ftafes & la ftagnation du fang ; les obftructions de la matrice, de la rate & des autres vifceres, & dans l'afthme pituiteux. Les Médecins l'employent cependant rarement dans toutes ces maladies, parce qu'ils en craignent les effets. Lorfqu'on veut fe fervir de l'herbe ou des fleurs, on les donne en infufion ou en décoction, feules fi l'on veut, à la dofe d'une poignée ou deux, après avoir cependant fait précéder quelque relâchant, ou on les donne en moindre dofe joints à quelques autres remédes appropriés dans les maladies dont nous avons parlé, ce que tout le monde n'approuve pas. Lorsqu'on les donne seuls & en dose entiere, si les forces du malade le permettent, il vaut mieux qu'il se promene doucement dans sa chambre, après en avoir pris l'infusion ou la décoction, que de rester au lit, parce que les douleurs qui suivent ordinairement sont bien moindres, pour peu que l'on fasse d'exercice, que lorsqu'on reste couché.

CHAPITRE IX.

De la semence de senevé & de l'euphorbe.

§. I.

ON trouve dans les boutiques de deux sortes de semences de senevé, les unes sont petites, rondes, rousâtres ou noirâtres, d'un goût très-âcre & chaud ; les autres qui sont d'un jaune blanchâtre, contiennent des principes plus temperés & sont conséquemment moins âcres.

§. II.

C'est un composé de parties huileuses, résineuses, gommeuses & terreuses. Cependant son acrimonie réside plus particuliérement dans sa portion fixe, gommeuse-résineuse, que dans sa partie huileuse : car son huile seule séparée par expression paroît assez tempérée, soit qu'on la considere par rapport à sa saveur, ou par rapport à ses forces. Son principe salin qui entre dans le mêlange de sa substance gommeuse-résineuse, & qui lui donne en plus grande partie son âcreté, n'est pas alkaline-urineuse, comme la cru *Boerhaave*, trompé par l'examen chymique qu'il en a fait ; mais elle est plutôt subtile-aigrelette, de même que les autres âcres de cette espéce. C'est pourquoi le senevé mis en poudre, rétablit le vinaigre lorsqu'il s'est gâté, & lui rend son ancienne saveur & sa premiere intégrité.

J'étois autrefois surpris, dit *Boerhaave* dans le second tome de sa Chymie, de ce qu'on employoit avec succès l'huile tirée par expression des semences de senevé contre les vives douleurs néphritiques ; mais j'ai cessé de l'être, lorsque j'ai reconnu par l'examen que j'en ai fait, que cette huile est aussi douce qu'elle paroissoit âcre dans la distillation de ces mêmes semences. J'ai beau examiner ce phénoméne, je ne puis assez l'admirer. En effet, pourquoi l'huile tirée par expression n'a-t'elle point cette odeur âcre & cette saveur aiguë qui se manifeste si sensiblement dans les huiles distillées ? Pourquoi l'acrimonie de l'esprit recteur contenu dans l'huile ne se manifeste-t'elle point ici ? Soit que vous en considериez l'eau, le sel, l'esprit & l'huile, certes il ne sera pas aussi facile de résoudre la question qu'on auroit pû d'abord le penser. Toutefois on trouve peu de sel dans cette plante, &

cependant

cependant il a beaucoup du caractere de la plante,
comme on l'éprouve. De plus, tant qu'elle eſt
fraîche, ſon mêlange dans les humeurs en embarraſſe l'acrimonie, l'adoucit & l'émouſſe ; lorſqu'on
en frotte les fibres, les membranes, les vaiſſeaux,
les viſceres, elle les relâche, les rend fléxibles, les
amollit & en diſſipe les duretés ; elle humecte,
adoucit & fait ſéparer des parties vivantes, par le
moyen des actions vitales, les eſchares mortes &
arides ; elle défend les playes des impreſſions nuiſibles d'un air ſec ; elle empêche auſſi les humeurs
fines de s'exhaler en trop grande abondance par
les petites ouvertures des vaiſſeaux, & par ce
moyen elle empêche l'extrêmité des vaiſſeaux de
ſe corrompre ; c'eſt pour cette raiſon que c'eſt un
très-bon reméde pour faire promptement conſo-
lider en peu de tems les playes récentes. C'eſt encore un puiſſant anodin propre à adoucir les acri-
monies & à relâcher les parties trop reſſerrées, &c.

§. III.

Son principe volatil actif, eſt en plus grande
quantité dans ſa ſubſtance gommeuſe, que dans ſa
ſubſtance huileuſe-réſineuſe. L'infuſion aqueuſe
de ſenevé noir qui eſt d'un jaune pâle, pouſſe des
vapeurs très-âcres & excite une vive démangeaiſon aux narines. Sa ſemence a une ſaveur également âcre. Cette vapeur âcre frappe encore un peu
de tems les narines pendant l'évaporation, mais

elle cesse de se faire sentir, lorsque les particules volatiles sont enlevées. Son extrait jaune ne laisse plus aucun vestige de son ancienne acrimonie sur la langue, mais plutôt une légere saveur doucinâtre, & porte aux narines une foible odeur balsamique. Son infusion spiritueuse est d'une couleur verdâtre & jaunâtre, n'a d'autre odeur que celle de l'esprit de vin, & a une saveur spécifique, âcre, plus foible qu'auparavant. Lorsqu'on l'a assez fait évaporer, on trouve de deux sortes de substance, une résineuse d'un brun jaunâtre, l'autre huileuse & verdâtre. La premiere a encore quelque peu d'âcreté, quoique très-légere ; l'autre est à demi liquide & très-grasse, & a un goût parfaitement semblable à celui de l'huile d'amande douce ou d'olive. Tout ceci bien consideré, je pense qu'il est constant, 1° que son âcreté spécifique consiste uniquement dans ses particules volatiles, 2°. que lorsqu'on les a enlevées, cette saveur âcre se dissipe entiérement, ou du moins en plus grande partie dans la substance gommeuse-résineuse, & dans l'huile qui pure & abandonnée à elle-même, est d'une température parfaite & d'une douceur manifeste.

§. IV.

Cette semence broyée & détrempée dans du moû, du vinaigre, ou dans l'un & l'autre ensemble, forme une espéce de sausse très-connue sous le nom de moutarde qu'on mange avec les alimens salés, fumés, & autres difficiles à digérer. On l'avale auffi quelquefois toute entiere & on la broye pour l'incorporer dans les électuaires & autres compofitions. On la compte parmi les ftimulans, les ftomachiques, les carminatifs, les apéritifs, les atténuans, les diurétiques, les aphrodifiaques & les anti-fcorbutiques. Lorfqu'on en fait un ufage convenable & moderé, elle peut être falutaire dans differens vices d'appétit & d'indigeftion caufés par un amas de crudités ou par le relâchement des membranes de l'eftomac, dans la bouffiffure de l'eftomac & des inteftins, la fiévre quarte, la rétention d'urine entretenue par l'atonie des fibres ou un amas de matieres fabloneufes-mucides, la ftérilité des femmes, dans l'engourdiffement qui fuit le virus vérolique, l'apopléxie & l'afthme pituiteux, les affections foporeufes, catharreufes, rhumatifmales froides & cachectiques, le fcorbut & autres. Les plethoriques, bilieux & maigres, doivent cependant s'en abftenir; les premiers, parce qu'elle met trop leurs humeurs en mouvement, & qu'elle peut conféquemment occafionner des hémorragies; les autres, parce qu'elle occafionne une trop grande âcreté & une trop grande effervefcence de la bile. On l'employe extérieurement pour faire la bafe des finapifmes, qui font quelquefois de bons effets dans les paralyfies des

membres. On en frote auſſi la langue, lorſqu'elle
eſt paralytique, pour tâcher de lui redonner ſon
mouvement & ſon ſentiment.

§. V.

La gomme d'euphorbe, eſt un concret gom-
meux-réſineux, tantôt jaune, tantôt d'un jaune
noirâtre, ſelon qu'elle eſt plus ou moins pure, &
d'une ſaveur cauſtique très-âcre. La plante qui la
produit, eſt un eſpéce de tithymale, que les Botaniſtes appellent *Tithymalus Mauritanicus ſpino-
ſus, ſarmentoſus, ſemine tricocco, & euphorbium*
Dodonei. Cette plante croît abondamment en
Libie, en *Mauritanie*, & en differens autres endroits d'*Afrique*. Les habitans font des inciſions le
long des plus gros troncs, d'où il coule en abondance un ſuc laiteux très-âcre, qui s'épaiſſit peu à
peu & forme la gomme dont il s'agit. Celle qui
eſt jaunâtre paſſe pour la meilleure, parce qu'elle
n'eſt pas ſi chargée de ſable & autres immondices
que la noire.

§. V I.

Il ſe trouve à peu près une égale quantité de
parties réſineuſes & de parties gommeuſes dans
l'euphorbe pure, jaunâtre & depoüillée de ſable, de
molécules terreuſes, ou de toutes autres ſaletés.
C'eſt cependant en plus grande partie, pour ne
pas dire uniquement à ſa partie réſineuſe, qu'on
doit attribuer ſon âcreté : car ſon infuſion ſpiri-

queufe eſt d'une âcreté ſi brûlante , que quoiqu'on n'en goûte qu'une très-petite quantité , elle pique & brûle très-vivement la langue , le palais , le goſier & même les lévres , de même que du poiré très-âcre , & produit facilement une inflammation dans ces parties, ſi on n'a le ſoin de les adoucir avec quelques huiles ou mucilages. De plus , elle s'attache ſi fortement dans ces parties , que malgré les précautions dont nous venons de parler , cette âcreté ſe fait toujours ſentir & ne ſe paſſe entiérement que plus d'une heure après. Son extrait épaiſſi eſt d'une couleur jaune pâle , & pour le moins auſſi âcre , même davantage, que ſon infuſion. Son infuſion aqueuſe porte une odeur balſamique , eſt tantôt jaunâtre , tantôt d'un brun rougeâtre , ſelon que l'euphorbe eſt plus ou moins pure , & eſt beaucoup plus foible & d'une ſaveur amere très-légérement mêlée d'âcreté. Pendant tout le tems de l'évaporation , elle pouſſe une vapeur âcre , ſubtile , qui, pour peu qu'elle frappe les narines, y occaſionne de la démangeaiſon & fait éternuer , ce qui prouve également que ce principe eſt en partie volatil. Son extrait épaiſſi a une conſiſtence convenable , & refroidi enſuite , n'a aucune odeur, eſt d'un goût légérement amer & très peu âcre. Son âcreté ſe fait à peine ſentir au premier inſtant qu'on le porte ſur la langue , mais bientôt après elle ſe fait vivement ſentir ; elle pique & brûle

D iij

vivement la langue & le gofier, pendant un tems
affez confidérable, beaucoup plus foiblement cependant que fon infufion & fon extrait réfineux,
& il eft très-vraifemblable que fon acrimonie dépend principalement du peu de molécules réfineufes qu'elle contient.

§. VII.

On ne peut jamais employer intérieurement
avec sûreté cette gomme, à caufe de fa caufticité
& de fon âcreté. Lorfqu'on l'employe intérieurement, il le faut faire avec beaucoup de précaution. Quelques-uns ont cependant effayé de corriger fon acrimonie avec des amandes douces, du
vinaigre, du fuc de pourpier, &c.; mais lorfqu'il
s'agit de l'employer intérieurement, il ne faut pas
fe fier à cette correction. On peut s'en fervir extérieurement avec affez de sûreté dans les onguens
& les emplâtres vefficatoires, & qu'on applique
quelquefois fur les membres des paralytiques. On
le fait auffi quelquefois entrer, mais en très-petite
quantité dans les poudres fternutatoires, qui font
fouvent fort falutaires, dans les obftructions opiniâtres des glandes du nez, lorfque fes mucofités
font trop vifqueufes, & dans les affections pituiteufes chroniques & opiniâtres de la tête. Elle eft
encore quelquefois fort utile dans la carie des os
& les tumeurs fchirreufes, lorfqu'il n'y a point
encore de vice cancereux. Dans le premier cas, on

la mêle avec la poudre de racine d'iris de Florence & de Maftic. Dans le fecond, on la diffout dans l'huile de lin, d'olives ou d'amandes douces.

CHAPITRE X.

Des Cantharides.

§. I.

LEs cantharides font de petits infectes oblongs, armés de pieds, d'aîles & d'un aiguillon ; elles font de la groffeur d'une groffe mouche, d'une couleur d'or verdâtre très-brillante, d'une faveur huileufe, âcre, corrofive, cauftique & d'une odeur très-puante, furtout lorfqu'elles font récentes. Elles font plus grandes dans certains endroits que dans d'autres. On en trouve beaucoup en Italie, en Efpagne, en France & dans d'autres pays chauds ; mais très-peu en Allemagne où ces animaux font étrangers. Elles fe plaifent particuliérement fur le froment, le troüenne, la cynogloffe, le fureau, l'orme, le frêne, le chêne, d'où elles tirent leur nourriture. Lorfqu'on les a prifes, on les fait mourir dans du vinaigre chaud, & on les fait enfuite fécher au foleil. On préfere les petites aux plus groffes, parce qu'on les croit plus âcres.

§. II.

Les cantharides contiennent dans leur mélange

peu de parties réfineufes, un peu plus de parties
gélatineufes & beaucoup de parties terreufes. En
effet, dans une once de cantharides, on trouve
un gros & demi de fubftance gelatineufe, à
peine un demi-fcrupule de fubftance réfineufe,
tout le refte n'eft que terre. Ce n'eft uniquement
que dans la partie réfineufe, quoiqu'elle ne s'y
trouve qu'en très-petite quantité, que confifte
toute leur âcreté & leur caufticité, encore eft-elle
très-chargée d'un principe falin qui lui eft adhérent. On n'a point jufqu'à préfent affez développé
la nature fpécifique de ce fel. Les uns veulent qu'il
foit acide, les autres prétendent que c'eft un alkali
volatil-urineux, ce qu'on ne peut pas aifément
vérifier par la difficulté de l'analyfer. En effet,
lorfque l'on fait infufer des cantharides, foit entieres, foit en poudre, dans de l'eau ou dans de
l'efprit de vin, & que l'on fait évaporer l'infufion
jufqu'à confiftence, on n'en retire que des principes gélatineux & réfineux, & ce fel âcre leur eft
fi étroitement uni, principalement à la partie réfineufe, qui eft beaucoup plus âcre que la gélatineufe, qu'on ne peut affez l'en débarraffer. Si on
les met dans une retorte, & qu'on force la diftillation fans y ajoûter d'eau ni d'efprit de vin, on en
retire un efprit à la vérité urineux, une huile empireumatique très-puante & un fel volatil fec de
même nature que l'efprit : mais lorfque ces extraits

ont été plus ou moins altérés par la violence du feu, on ne peut les regarder comme des extraits naturels, ils ne peuvent conféquemment être d'un grand fecours pour vérifier la nature de ce fel.

§. I I I.

Au défaut de certitude, il faut donc s'en tenir aux opinions les plus probables ; quant à moi, je déclare que je fuis du fentiment de ceux qui penfent que ce fel eft acide, mais cependant un peu urineux de même que celui que l'on retire des fourmis. Ce fentiment n'eft pas tout-à-fait dépourvú de raifons probables. En effet, la chymie nous apprend par des expériences réitérées, 1°. que beaucoup d'infectes, particuliérement les volatils, contiennent un acide fubtil, très-cauftique dans quelques-uns, tels que les mouches à miel ; 2°. que le fel alkali ne contribue jamais à former de vrayes réfines, & que c'eft au contraire toujours l'acide ; 3°. enfin que c'eft de l'acide que dépend toute la force de la poudre de cantharides. Je fçai que fur cette derniere raifon quelques-uns font d'un fentiment contraire, qu'ils penfent même que le vinaigre les corrige ; mais je fçai auffi que l'expérience ne s'accorde point avec leur opinion, puifqu'elle même nous apprend que lorfqu'on en ajoûte aux emplâtres véficatoires, loin d'en diminuer l'activité, il la rend au contraire plus vive.

Ludovicus dit avoir quelquefois goûté la liqueur

contenue dans l'aiguillon des abeilles , lorfqu'elles piquent & qu'elles l'infinuent dans la playe qu'elles font , & l'avoir trouvée d'un goût piquant , comme s'il s'étoit mis fur la langue de l'eau forte ou une folution de mercure fublimé.

§. I V.

Lorfque l'on a mondé les cantharides de leurs aîles, qui ont très-peu de vertu , & qu'on les a réduites en poudre , on peut les employer sûrement comme topiques , feulement en veſſicatoires, dont elles font la bafe. On les amalgame pour cet effet en forme d'emplâtre avec du levain, de la térébenthine ou de la cire , ou autre chofe ; on les applique fur la peau dans laquelle leurs pointes huileufes-falines s'infinuent très-aifément , pénétrent très-avant , particuliérement lorfqu'elles font animées par la chaleur du corps, s'infinuent jufques dans les fibres & les vaiffeaux capillaires de la peau , & par leurs picotemens vifs & réiterés refferrent avec autant de force les petits vaiffeaux , & occafionnent un auffi grand écoulement d'humeurs que s'il y avoit quelques petits vaiffeaux limphatiques rompus , & excitent par ce moyen l'extravafation de la lymphe & enfuite des veffies.

Olaus Borrichius , après les expériences qu'il avoit faites à ce fujet, ne pouvant trouver la raifon de leur vertu veſſicative dans l'efprit , l'huile & le fel volatil qu'on tire des cantharides à feu fec par une forte diftillation , fe détermina enfin à croire qu'elles agiſſoient par toute leur ſubſtance , & d'une façon plus groſſiere. *Galien* , dit-il , a eu raiſon d'écrire qu'il y a quelques médicamens qui agiſſent de toute leur ſubſtance : mais parce que cet oracle de Pergame ne ſatisfait pas aſſez l'eſ-prit , il a eu recours au microſcope pour en dé-couvrir une plus évidente. Ayant donc par ce moyen examiné le corps entier des cantharides , il a découvert que dans toute leur ſurface elles ſont hériſſées d'une infinité de petites pointes , qui venant à s'inſinuer dans la peau la font néceſſaire-ment ſouffrir. Elles ſont de même que les feuilles d'orties armées de petites pointes , qui lorſqu'on les touche brûlent de même ; de ſorte , qu'il y a lieu de croire que plus on diviſe & on broye les cantharides avant de les appliquer ſur la peau , moins elles ont d'action , parce que leurs pointes ſe trouvent trop briſées. Mais pourquoi les can-tharides excitent-elles auſſi des veſſies lorſqu'on les applique ſur les bras ? Il y a lieu de douter que les plus actives de ces pointes traverſent l'épider-me , qu'elles y ſont retenues par la ſéroſité & en-traînées avec une portion de cette ſéroſité , qu'elles ſe répandent par ce moyen dans toutes les parties du corps , s'étendent juſqu'à la veſſie , qui étant plus délicate & naturellement moins enduite de mucus , y cauſent de la douleur ; ce qui n'arrive

pas dans les autres parties , tant parce que les
pointes coulent sans cesse avec la férosité vers la
veffie où elles s'arrêtent un peu , que parce que
dans les autres parties elles se trouvent non-seulement embarassées dans le serum , mais encore
chemin faisant dans le sang & la pituite , ce qui
les empêche de produire leur effet. On pourroit
cependant penser avec assez de raison que leur sel
volatil aiguise leur pointe, & qu'il l'augmente, &c.
Voy. *Barthol.* Act. Haff. vol. 4.

§. V.

Quelques-uns font aussi prendre intérieurement
la poudre de cantharides pour faire couler les urines , chasser les pierres de la veffie & des reins , &
pour exciter au plaisir , & les recommandent à cet
effet ; mais il faut se défier de leurs conseils & ne
pas marcher sur leurs traces. C'est un poison trop
cauftique , qui pris intérieurement , corrode &
ulcére les reins & la veffie dont il est ennemi ; il
fait pisser le sang , & occasionne sur ces parties &
dans d'autres des contractions & des douleurs
cruelles , à moins qu'on n'y remédie assez à tems
avec quelques antidotes propres & convenables ,
tels que les subflances graces & onctueuses ou
aqueufes-huileufes , telles que font le lait tiéde
seul ou cuit avec la semence de fenoüil , les bouillons gras , les émulfions , l'huile d'amandes douces , le blanc de baleine , &c. Au reste, on peut en

permettre intérieurement l'ufage , particuliérement lorfqu'elles font d'une nature douce, pour
des perfonnes robuftes & qui menent une vie dure,
aufquelles il n'eft pas fi nuifible ni fi préjudiciable.
Je ne veux cependant pas inférer de là qu'on le
puiffe donner avec fûreté, je le nie au contraire,
en quoi je me crois du fentiment de tous les Médecins prudens & éclairés. On les employe cependant feules, comme nous l'avons dit , & l'on en
doit porter un jugement plus favorable, lorfqu'on
les donne en petite dofe dans des fubftances huileufes, mucilagineufes, graffes , gélatineufes, ou
autres capables de les corriger, & qu'on ne les
donne qu'à des perfonnes robuftes , aufquelles les
plus forts ftimulans font moins nuifibles.

Les habitans de la haute Hongrie , au-delà du
fleuve Tibifque, font dans l'ufage de donner les
cantharides à grande dofe, pour guérir une efpéce
finguliere d'hydrophobie fort aiguë. Auffi-tôt
qu'on eft attaqué de cette maladie, le col fe gonfle ;
il furvient enfuite un grand feu à la tête, qui
bientôt après fe répand dans tout le corps, & fait
périr le malade en quatre jours à moins qu'on n'y
remédie promptement. Pour guérir cette maladie,
on fait prendre dix cantharides réduites en poudre.
Cette poudre prife avec quelque véhicule propre
fait fuer confidérablement, & fait quelquefois uri-
ner copieufement , fans cependant occafionner

aucune douleur. Les habitans de ce Pays font naturellement forts & robuftes , & on croit qu'en
donnant les cantharides entieres , elles ne peuvent
occafionner aucun dommage , & qu'au contraire
leurs pieds font propres à chaffer le venin du corps.
Au refte , il eft probable que les cantharides qui
viennent dans ces pays, dont le climat eft bien
different du nôtre , contiennent des principes plus
doux , & qu'il fe trouve entre les leurs & les nôtres
beaucoup de difference , comme nous l'obfervons
très-fouvent dans d'autres animaux & végétaux de
differens climats.

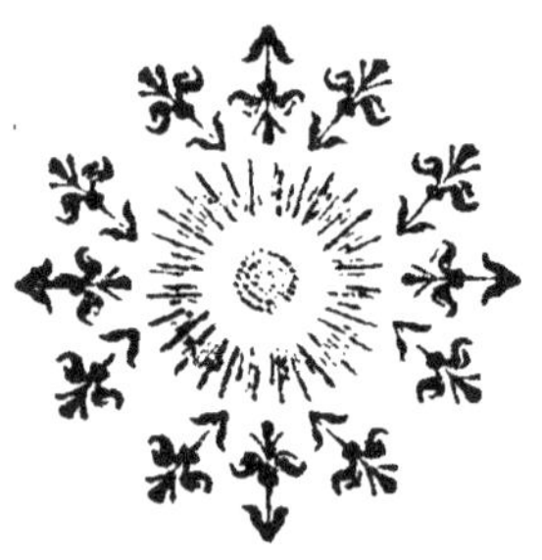

MATIERE MÉDICALE.

SECTION HUITIE'ME.

MATIERE

MATIERE MÉDICALE.

SECTION HUITIE'ME.

Des doux.

CHAPITRE PREMIER.

De la nature & de la difference des doux.

§. I.

ON peut réduire les médicamens doux fous cinq claffes génériques, eu égard à la difference de leurs principes actifs. La premiere renferme les mucilagineux ; la feconde, les réfinofo-gommeux ; la troifiéme, les onctueux-falins ; la quatriéme, les huileux ; & la cinquiéme, les aqueux-falins huileux. Nous réferverons les deux dernieres pour une autre Section, & nous ne parlerons dans celle-ci que des trois premieres,

Section VIII. A

§. II.

Les simples de la premiere classe ne contiennent qu'une substance gommeuse ou mucilagineuse, à laquelle on trouve étroitement unies quelques petites particules résineuses en très-petite quantité. Toute cette substance se dissout dans l'eau & se peut aussi extraire par le même menstrue, particuliérement si après l'avoir fait digérer pendant un tems convenable, on la fait légérement cuire ; cette substance tempere, lubrifie, adoucit & nourrit. Elle a cependant une certaine âcreté qui se manifeste à la longue, & c'est par elle qu'elle a, de même que le savon, la vertu de déterger. Les doux de la seconde classe, outre cette substance, en contiennent une autre qui se dissout parfaitement dans l'esprit de vin, & qui augmente beaucoup leur douceur, comme nous le verrons lorsque nous entrerons dans le détail particulier de ces espéces.

§. III.

Lorsqu'avec cette substance mucilagineuse ou résinoso-mucilagineuse, il se trouve un peu plus de terre & un peu de principe salin-alkali intimement combinés ensemble, & qu'il y est un peu moins écumeux & onctueux ; il en résulte des concrets doux de la troisiéme classe, qui sont secs, ressemblent à des sels, sont sucrés, semblables aux sels gras, & sont beaucoup plus âcres. Leur goût

& leur forme faline-criftaline , de même que leurs
effets prouvent leur grande âcreté. En effet , le
fucre réduit en poudre , appliqué fur les cauteres
& les ulcéres , ronge & mange les chairs fongeu-
fes , carrie infenfiblement les dents , & les noircit
lorfqu'on en mange trop fouvent , ou plutôt lorfqu'on le laiffe fondre doucement dans fa bouche ;
mange les tayes qui fe forment fur la cornée ou
fur la membrane albuginée des yeux : diffout dans
l'eau , il a de même que le favon , la vertu de déterger ; mis dans les clifteres , il aiguillonne & les
rend plus déterfifs ; enfin , il excite un fentiment
fenfible d'âcreté & d'érofion à ceux qui font attaqués d'une fauffe fquinancie.

.Le fuc exprimé des cannes à fucre , ne peut
acquérir une confiftence féche & faline , telle que
celle du fucre ordinaire , fi l'on n'y ajoûte quelque
fubftance alkaline terreo-faline ; & fi on pouffe le
feu , il devient plutôt empireumatique que de fe
fécher , lorfqu'on le fait épaiffir ou qu'on le defféche en l'expofant à la chaleur du foleil , ou de
quelqu'autre moyen. Loin de fe purifier & de
produire une fubftance faline , il n'en réfulte qu'u-
ne efpéce de maffe herbacée , mucilagineufe en
forme d'extrait. Il faut donc néceffairement féparer
les matieres hétérogènes de la portion la plus pure
de ce fuc , & lui procurer une confiftence folide
& féche , en lui joignant une fubftance terreufe.

alkaline-lixivielle. On exprime le fuc des cannes moyennant des moulins faits exprès , enfuite on le fait cuire dans des chaudieres d'airain de peur qu'il ne fe corrompe ; alors fes parties féculentes épaiffes , huileufes-ligneufes les plus légeres , s'é-levent à la furface de la liqueur fous la forme d'é-cume , & les terreufes fe précipitent. On facilite cette féparation au moyen d'une leffive de cendres ou de chaux-vive , ou de l'un & de l'autre , tandis que l'infufion s'unit avec les acides & les parties les plus puiffantes du fuc faccharin , & chaffe du mêlange les particules terreufes les plus groffieres que les acides avoient diffoutes auparavant , de même que les huileufes les plus épaiffes ; d'où il arrive que les uns fe précipitent au fond & les autres s'élevent à la furface. Lorfqu'on les a enlevé au moyen d'un écumoir , on laiffe la liqueur boüillir jufqu'à ce qu'elle ait pris une confiftence convenable ; puis on la verfe dans des vaiffeaux de terre pyramidaux , que l'on porte dans des caves bien fraîches , où le fuc acquiert quelque folidité , & d'où enfuite on le retire pour l'expofer au foleil & le faire tout-à-fait deffécher. C'eft ainfi que fe forme de plus en plus un fuc tant folide que blanc , qui fe coagule fimplement en pyramide , la crif-tallifation fe faifant en forme de pain de fuc : on pourroit à peu près de même préparer avec les fucs doux & mucilagineux des autres plantes & des

&atres fruits, de femblables concrets fecs en forme
de fel ou des fucres de cette efpéce ; quelquefois
même on y réuffit fans l'entremife d'un certain
principe terreux, falin, alkali, par le moyen feul
de la féparation d'une matiere onctueufe huileufe,
furabondante, comme cela fe confirme dans la
préparation du fuc de lait, qui fe fait de la maniere fuivante que nous a communiquée *Louis Tefti*
dans un Traité fait exprès en 1709. On prend pour
cet effet en Juin ou en Juillet du lait que l'on fait
boüillir à la maniere ordinaire : on ajoûte autant
d'œufs, qu'il eft néceffaire, pour le faire coaguler ;
on fépare le coagulum de la ferofité, & on la fait
cuire de crainte qu'elle ne s'aigriffe. On la fait un
peu épaiffir, & à mefure qu'elle s'épaiffit, on la
paffe fréquemment à travers un linge pour en féparer par ce moyen toute la vifcofité. Après avoir
été ainfi cuite de plus en plus, auffi-tôt qu'il fe
forme une pellicule fur la furface, on l'éloigne
du feu & on le place dans un endroit frais ; par ce
moyen, il s'y forme en peu de tems des criftaux
d'une faveur faline, très-douce & très-gracieufe.
Voyez Teichmeier, *Inftitutions de chymie.*

§. I V.

Ces molécules dont l'affemblage forme des
maffes douces, font compofées d'une terre très-
tendre, foluble dans l'eau tant que dure ce
mélange ; d'un acide fubtil, mobile & volatil ;

A iij

d'une·fubftance huileufe-onctueufe ou phlogiftique très-fubtile , aufquels on joint dans le fucre
ordinaire & autres concrets femblables , un alkali
falin avec un acide naturel , qui dégénere en fel
neutre. Le principe huileux-onctueux ou inflammable fubtil , embarraffe & adoucit la portion
faline terreufe , naturellement auftere & ftiptique ,
& par fon mélange & leur union , produit la douceur ; car le fucre , la manne , le miel , & toutes les
autres fubftances naturellement douces , foit mucilagineufes , ou réfineufes - mucilagineufes , ou
féches en forme de fels , produifent , lorfqu'on les
diftille à feu fec au bain marie , 1°. un phlegme
jaunâtre , d'une odeur foible & d'un goût aigrelet-
balfamique ; 2°. un efprit jaune , ou d'un jaune
rouge-gras , phlogifto-aigrelet très-mobile , qui
lorfqu'il eft nouveau répand en abondance une
vapeur très-fubtile , qui venant à frapper les narines , y excite une forte démangeaifon de même
que la poudre de raifort fauvage. Si l'on verfe une
goûte de ce même efprit fur la peau , il la ronge
un peu & y occafionne une tache jaune qui y refte
pendant quelque tems ; 3°. il vient enfuite un peu
d'huile fubftantielle d'une couleur brune , noirâtre , qui étant fpécifiquement plus pefante que
l'efprit , fe précipite. Il refte au fond de la retorte
une tête morte , noire , terreufe , inerte , très-fixe ,
qui eft très-abondante après la diftillation des

concrets falins fecs, & un peu moins après celles
des mucilagineux.

§. V.

On prouve l'exiftence des principes conftitutifs
des doux, dont nous venons de parler, également
par la diacrife & la fincrife. On fçait, par exemple,
que les fruits les plus doux des plantes ont été
d'abord aufteres & ftiptiques, & qu'ils fe font enfuite adoucis moyennant la chaleur du foleil, par
le mélange fucceffif & très-intime de leur principe
gras ou huileux. Les raifins, par exemple, font
d'abord d'un goût auftere, ils deviennent enfuite
d'un goût acide plus pur & très-fubtil, enfuite
d'un acide doux & enfin deviennent très-doux. Le
chyle des animaux, particuliérement de ceux qui
ne mangent que des racines douces, des grains,
des plantes, des feüilles ou des herbes, eft encore
crud, épais, terreux-acide, dans leur eftomac;
mais il le devient enfuite plus dans le duodenum,
moyennant le mélange intime de l'huile, & fe
change enfin infenfiblement de plus en plus, jufqu'à ce que fon ancienne acidité fe diffipe entiérement & qu'il fe convertiffe en fang; de forte qu'on
ne peut pas trouver une feule particule d'acide
explicite dans le fang d'un animal fain, fans avoir
recours à un grand nombre d'opérations chymiques.

A iiij

§. VI.

Outre cet acide qui entre dans la compofition de la fubftance douce, réfineufe-mucilagineufe, & qu'on n'en peut féparer fans la détruire, il fe trouve un autre fel effentiel mêlé feulement de quelques molécules réfineufes-mucilagineufes, & qu'on peut féparer de quelques fruits pulpeux, par exemple, fans les détruire. Ainfi lorfqu'on expofe pendant quelque tems à un air un peu froid, le fuc de raifins nouvellement exprimé & évaporé aux deux tiers, il s'y forme un fel criftalin effentiel aigrelet, & il nage fur la partie encore liquide une huile douce & agréable, dans laquelle cette matiere faline étoit auparavant embarraffé. On obtient la même chofe, lorfqu'on traite de la même maniere la pulpe de tamarinds, de figues féches & autres, & qu'on a le foin de délayer l'eau un peu plus.

CHAPITRE II.

De la mauiere d'opérer & de la vertu des doux.

§. I.

NOn-feulement les doux mucilagineux, à caufe de leur douceur & de leur onctuofité, font propres à nourrir; mais ils ont encore la vertu d'humecter & d'amollir les parties féches & rigides; d'adoucir les parties irritées; d'émouffer,

d'embarraſſer & de calmer l'acrimonie des humeurs ; de lubrifier les paſſages ; de réſoudre & de
déterger de même que le ſavon les parties groſſieres & épaiſſes. C'eſt pourquoi ils ſont d'un grand
ſecours, lorſque la ſoif eſt trop violente dans l'enrhoüement & l'âpreté du goſier, la fauſſe ſquinancie,
la toux, l'aſthme pituiteux, la ſtrangurie, la conſti-
pation, & lorſqu'il s'agit d'adoucir l'acrimonie
ſcorbutique du ſang, & dans la goutte, les rhuma-
tiſmes & autres maladies. De plus, on les employe
ſouvent dans les clyſteres pour déterger & adoucir ;
on ſe ſert même de quelques-uns, tels que les figues, le miel, &c., dans les cataplaſmes, les épithemes émolliens, pour appliquer ſur des parties
enflammées, dures & douloureuſes. On les employe auſſi en gargariſmes.

§. I I.

Les concrets ſecs, doux, ſaccarins, qui ſont à
peu près de même nature que les ſels neutres, qui
ſe diſſolvent dans le corps en molécules ſimilaires
très-petites, ſans jamais s'y décompoſer, different
beaucoup des mucilages quant à leurs effets. En
effet, ils ne nourriſſent point, ils ſont moins lu-
brefians & moins adouciſſans ; mais ils ont au contraire beaucoup plus de force pour inciſer, déterger & aiguillonner. C'eſt pourquoi ils aident la
digeſtion des alimens dans l'eſtomac ; ils uniſſent
enſemble l'eau & l'huile, & hâtent par ce moyen

la chilification ; ils lâchent doucement le ventre ; préviennent la corruption des humeurs , & excitent toutes fortes d'excrétions , particuliérement l'expectoration & la fueur. On s'en fert intérieurement dans les purgatifs doux & les lavemens ftimulans.

Les huiles étherées diftillées, verfées fur du fucre & broyées enfemble dans un mortier, fe diffolvent aifément dans l'eau pour peu qu'on les agite, quoiqu'on ne puiffe unir enfemble l'eau & l'huile. Ainfi le fucre, comme un corps falin-onctueux, exerce fes fonctions copulatives à caufe de fa nature hermaphrodite, & procure par ce moyen l'alliage & le mélange de liqueurs d'une nature oppofée. Tout le monde fçait encore par expérience qu'un morceau de fucre mêlé dans du lait & de la crême, empêche l'huile de fe féparer, & par ce moyen le beure de fe faire, expérience que la malice a fouvent fait réitérer.

Les fubftances qui fe confervent dans le fucre, confervent leur caractere, felon le rapport de *Becher*, parce que le fucre ne les altére point. Tant qu'il exifte dans leurs parties, il n'y agit aucunement & ne produit aucun mélange intrinfeque ; il les conferve feulement en réfiftant à l'humidité & en fortifiant le beaume qu'ils contiennent, ce que le fucre produit infailliblement. En effet, on fçait par expérience que de petits cochons de lait, cuits dans du fucre s'en trouvent tellement imbus, qu'ils ne fe pourriffent jamais, parce que toutes leurs parties en font tellement pénétrées, qu'il s'en trouve jufques dans leurs os qui en font également confits... On a vû auffi de la chair de veau préparée avec le fucre réfifter à la pourriture malgré les plus grandes chaleurs de l'été. ... Enfin l'expérience nous apprend que le fucre réfifte beaucoup mieux à la pourriture que le fel. En effet, les pommes ou tout autres fruits confits avec du fel fe pourriffent ; elles fe confervent au contraire très-long-tems, lorfqu'on les a confites avec du fucre. C'eft pour cette raifon que dans plufieurs endroits des Ifles où ils ont du fucre en abondance, les habitans ne mangent jamais de fel , & qu'ils fe moquent des Européens qui mangent des matieres fi âcres ; car ils appellent le fucre un fel doux. C'eft peut-être parce qu'ils employent toujours le fucre au lieu de fel , qu'ils ne font jamais attaqués de fcorbut.

§. I I I.

Quoique les médicamens doux ne foient pas fi actifs , ils peuvent cependant devenir fort préjudiciables à la fanté , lorfqu'on en fait un ufage immoderé ou trop fréquent. Ils excitent la génération & la multiplication des vers dans les inteftins, particuliérement des enfans qui ont encore l'eftomac foible & dont la bile n'a pas encore affez

d'action. De plus, les mucilagineux doux engendrent fort aifément des crudités, une fois que leur
efprit bouru vient à fermenter ; efprit qui fe développe lorfqu'on en prend une trop grande quantité & qu'on les retient trop long-tems dans les
premieres voyes ; ce qui fait qu'ils dérangent les
premieres voyes & qu'ils affoibliffent très-fort le
genre nerveux & membraneux. Le mucus qu'ils
engendrent eft ou infipide ou acide , & fe forme
des doux mucilagineux , tantôt dans l'eftomac ,
tantôt dans les inteftins ; il s'en produit 1°. lorfqu'on les prend en trop grande quantité & trop
fréquemment , parce qu'ils laiffent après leur réfolution & leur paffage dans le fang certaines parties
terreufes-muqueufes , qui par leur trop long féjour
& le concours des autres crudités , deviennent plus
épaiffes & plus âcres, & fe corrompent toujours
de plus en plus ; 2°. il s'en forme lorfque ces ré-
cremens & d'autres molécules douces fermentent
dans des fujets qui ont des foibleffes d'eftomac, &
qu'ainfi l'acide qui étoit ainfi envelopé & temperé
par fa fubftance onctueufe , fe dévelope plus ou
moins , & qu'il fe dépofe en outre une grande
quantité de féces qui en font chaffées.

On ne doit nullement douter de la poffibilité
de la fermentation incomplette dans l'eftomac &
les inteftins, particuliérement lorfqu'on a mangé
des fubftances douces , fufceptibles de fermenta-

tion , & qu'ils ont resté trop long-tems dans l'estomac ; car ils y ont assez d'espace , ils y sont exposés à l'action d'une chaleur douce & humide , &
c'est enfin une matiere propre à fermenter. De
plus, les vents, les rots, les borborigmes qui sur-
viennent à la plûpart de ceux particuliérement qui
ont l'estomac foible , après avoir pris en certaine
quantité des substances douces capables de fermenter, le gonflement du ventre, les coliques, les
diarrhées & autres semblables , & l'esprit fermen-
tatif qui venant à passer dans les nerfs & les vaisseaux sanguins occasionne premiérement des maux
& des douleurs de tête, ensuite un sommeil pesant
& une foiblesse dans tout le corps qui dure tout le
lendemain, & quelquefois plus long-tems ; tout
cela, dis-je, prouve assez le commencement d'une
fermentation actuelle qui dure pendant quelque
tems. J'ai plus d'une fois observé ces effets sur des
personnes qui avoient fait excès de fruits d'été ou
de biere douce , nouvelle , encore chargée de vapeurs terreuses.

<h2 style="text-align:center">§. I V.</h2>

Les substances séches , salines , saccharines , ne
font pas non plus exemptes de produire de mauvais
effets ; au contraire , lorsqu'on en use en trop
grande quantité, elles font maigrir , & font par ce
moyen nuisibles aux personnes colériques & hectiques. Le sucre cristallin , comme nous l'avons dit

aiguillonne & incife affez fortement, unit parfaitement enfemble l'huile & l'eau , & empêche par
ce moyen le beurre de fe faire : on peut faire l'application de tous ces phénomenes au corps humain.
Pour que la graiffe fe forme , par exemple, il faut
qu'il fe fépare du fang & des autres parties une
certaine quantité d'huile graffe. Le fucre pur, pris
en trop grande quantité empêche cette féparation,
& aide au contraire le mélange de l'eau & de l'huile
dans le fang , d'où il me paroît affez conftant que
ces fortes de fubftances douces concourent peu à
l'augmentation de la graiffe ; qu'elles l'empêchent
au contraire de s'y former & de fe féparer, & que
conféquemment elles conviennent moins aux perfonnes féches & maigres, qu'à celles qui font
graffes & replettes.

CHAPITRE III.

De la racine de Polipode & de Regliffe.

LA racine de polipode eft une racine noüeufe,
genoüillée, d'une groffeur moyenne, d'une
couleur extérieurement jaunâtre & intérieurement
verdâtre , d'une odeur foible & dégoûtante, d'une
faveur naufeabonde mêlée de doux , d'âcre & d'aftringent. Cette plante croît entre les fentes des
rochers couverts de mouffe , & fur les vieux troncs
à demi pourris des faules, des hêtres & des chênes.

On regarde comme le meilleur celui qui croît entre les racines des vieux chênes, ou qui est attaché sur leur tronc.

§. II.

Le polipode contient une beaucoup plus grande quantité de principe gommeux que de principe résineux ; une once contient trois dragmes du premier & deux scrupules de l'autre. L'un & l'autre principe a quelque chose de doux. Son âcreté & sa vertu légérement astringente consiste dans sa partie résineuse. Son infusion aqueuse porte une couleur d'orange foncée tirant un peu sur le brun, répand une odeur nauseabonde & se trouve d'une saveur douce. L'extrait qu'on en tire est brun, d'une saveur douce, peu astringente & sans odeur. Son infusion spiritueuse est d'une couleur jaune, d'une odeur dégoûtante, plus forte que celle de l'infusion aqueuse & d'une douceur mêlée d'une foible âcreté. On en retire par l'évaporation un extrait d'une couleur brune, tirant un peu sur le rouge, d'une odeur foible nauseabonde, d'une saveur un peu austere, astringente, âcre & un peu douce ; ce qui mérite d'autant plus d'attention que l'infusion étoit très-douce, & que l'infusion aqueuse étoit encore beaucoup plus douce.

§. III.

Cette racine est laxative, détersive, diurétique & expectorante. Sa vertu laxative consiste dans ses

parties âcres, un peu auftéres & aftringentes ; c'eft
encore de-là que vient fa partie diurétique : l'aftringente & l'expectorante vient en partie de fes
parties douces. C'eft donc un très-bon reméde
dans la toux, l'afthme pituiteux, le fcorbut, la
diffurie & la pierre. Mais je ne puis afsûrer fi,
comme le difent quelques Auteurs, elle produit
quelques effets particuliers dans les écroüelles,
l'hypocondrie, la mélancholie, la galle, la fiévre
quarte & la vérole. Elle entre dans differentes
compofitions, & c'eft un très-bon reméde en décoction ou en infufion aqueufe ou vineufe, depuis
un gros jufqu'à une demie once.

<h2 style="text-align:center">§. IV.</h2>

La racine de régliffe a beaucoup de rapport
avec celle de polipode, tant par rapport à fes
ufages que par rapport à fes vertus ; c'eft une racine très-longue, branchue, de couleur jaune,
d'une odeur fubtile, miéleufe, d'une faveur agréable & très-douce. Elle croît en abondance aux Ifles
Canaries, dans les déferts de la Tartarie Septentrionale, en Efpagne, en Bohême, en Angleterre, en France & dans le Languedoc. Celui des
Ifles Canaries, d'Efpagne & des déferts de Tartarie, paffe pour le meilleur. Les autres efpéces font
cependant fort bonnes.

<h2 style="text-align:center">§. V.</h2>

Son principe actif eft en plus grande partie
foluble

foluble dans l'eau , & eft conféquemment gommeux ou mucilagineux ; cependant fa plus grande
douceur confifte dans quelques molécules réfineufes très-tendres, répandues dans fa fubftance gommeufe & intimement mêlées avec elle. Cette portion réfineufe fe fépare très-difficilement & fuit
prefqu'entiérement la partie mucilagineufe , lorfqu'on la fait infufer dans l'eau , particuliérement
fi on la fait un peu cuire. D'une once de rac ne ,
j'ai retiré prefqu'une demie once d'extrait aqueux ,
d'une couleur brune , foncée, tirant un peu fur le
noir, d'une faveur forte, agréable & douce. Son
infufion fpiritueufe eft de couleur jaune foncée &
d'un goût très-doux , mais cependant un peu âcre.
L'extrait qu'on en tire pefe un gros cinq grains ;
il eft de couleur jaune , rougeâtre & d'une faveur
très-douce , de façon cependant qu'en le goûtant
on s'apperçoit bien de l'âcreté qu'il contient.

§. V I.

Quant à fes vertus , elles font à peu près les
mêmes que celles du polipode. Il n'eft cependant
pas fi laxatif, mais il eft en récompenfe plus adouciffant , déterfif, lubrifiant & pectoral. C'eft un
reméde fort recommandable dans les maladies de
poitrine occafionnées par quelques matieres âcres
ou falines-pituiteufes , dans le fcorbut , la ftrangurie , les ardeurs d'urine , l'érofion du gofier & des
autres parties , l'enrhoüement & autres maladies,

On le prefcrit très - fouvent en infufion ou en décoction aqueufe & vineufe depuis deux gros jufqu'à plufieurs onces. On le fait auffi entrer dans les poudres , dans les pilules , les électuaires & autres compofitions.

CHAPITRE IV.

Du carouge & de la caſſe.

§. I.

LE carouge eft le fruit d'un arbre qui s'appelle caroubier; c'eft une efpéce de filique épaiſſe , oblongue , un peu entortillée , plus longue que le doigt , de la groffeur du pouce , d'une faveur douce , d'une couleur jaune foncée , fans odeur. Ces arbres croiffent en abondance en Syrie , en Paleftine , en Sicile , en Italie , en Efpagne , &c. Ils font fi chargés de fruit dans les Pays Orientaux , qu'ils y font la nourriture des hommes & de quantité d'animaux. Après avoir enlevé l'écorce extérieure de ce fruit , laquelle n'a aucune vertu , on trouve une fubftance douce , pulpeufe , charnue , dans laquelle font enveloppés de petits noyaux durs , applatis , jaunes , ronds & légers , revêtus de petites capfules membraneufes. La fubftance douce , pulpeufe , charnue , dans laquelle réfide toute la vertu de ce fruit , fe pourrit aifément & perd par ce moyen toute fa vertu. C'eft pourquoi l'on prend toujours

par préférence des filiques entieres & nouvelles ;
celles qui font pourries ont perdu toute léur douceur & ne font plus propres à rien.

§. I I.

Cette fubftance pulpeufe eft en plus grande
partie mucilagineufe & gommeufe , & contient à
peine quelques grains de réfine , qui fe féparent
difficilement & méritent à peine qu'on y faffe
attention. Son extrait aqueux eft d'une couleur
jaune, brune & d'un goût approchant de celui du
miel. Sur une once de filique, on en retire cinq
gros & un fcrupule. Ce qui refte après cette extraction n'a aucune proprieté , eft infipide & femble un peu aftringent.

§. I I I.

Ces filiques douces , particuliérement lorfqu'elles font nouvelles , font de très-doux laxatifs , déterfifs & adouciffans , & font un affez bon reméde
dans la dyffurie , la ftrangurie , les ardeurs d'eftomac , l'érofion du gofier , la toux & autres affections pituiteufes de la poitrine , dans le fcorbut ,
la conftipation , &c. On les mange rarement feules.
Il eft plus à propos de les faire cuire ou infufer dans
de l'eau ou du vin.

§. I V.

Aux fruits dont nous venons de parler , nous
joindrons la caffe qui eft de même une filique ou
un fruit long , rond , cilindrique , noirâtre. Outre

les femences dures , applaties & jaunâtres qu'on
trouve dans les petites loges de ces filiques. On y
trouve encore une pulpe douce , noirâtre , qui
étant ôtée des petites cloifons dans lefquelles elle
eft fortement attachée & étant réduite en maffe ,
s'employe en médecine. Les arbres qui portent
ces fruits croiffent dans les Indes Orientales &
Occidentales , & principalement en Egypte. Ils
rapportent tous les ans beaucoup de fruit.

§. V.

Cette pulpe fe diffout trés-promptement dans
l'eau , mais un peu plus lentement dans de l'efprit
de vin bien rectifié. Elle eft prefque toute gommeufe ou mucilagineufe , & contient de même
que la précédente très-peu de vraye réfine , quoique très-tendre & intimement mêlée à la portion
gommeufe. Ainfi la folution qui s'en fait dans
l'efprit de vin vient uniquement de l'action des
parties aqueufes qu'il contient encore. Quant à
fon ufage & à fes vertus , elles font les mêmes que
celle du carouge ; elle relâche cependant un peu
davantage. On la prefcrit depuis deux gros jufqu'à
une once entiere , en infufion ou en décoction
dans de l'eau , le vin , le petit lait ou le boüillon.
On l'employe auffi fort fouvent dans les bols , les
électuaires & les lavemens.

CHAPITRE V.

Des raisins, des pruneaux, des sebestes, des jujubes,
des figues & des dattes.

§. I.

LEs raisins sont si communs & d'un usage si
familier, qu'il semble inutile d'en donner la
description. On nous en apporte de Damas & de
Marseille. Les uns & les autres sont très-gros &
très-bons. Ils ont à peu près les mêmes usages en
médecine.

§. II.

On nous apporte les pruneaux, que nous ap-
pellons de Damas, non-seulement de Syrie, mais
encore de Hongrie & d'Espagne. Les sebestes sont
plus petites & plus séches que les prunes de Damas. On les tire de Syrie, d'Egypte, & de quelqu'autres endroits d'Asie & d'Afrique, d'où on
nous les apporte par la voye d'Aléxandrie. Les
jujubes croissent en Egypte, en Mauritanie, en
Espagne & en Italie. Elles sont d'une couleur
noire, rougeâtre, & sont plus douces que les sebestes. Les figues viennent dans presque tous les Pays
chauds & temperés. Elles sont plus ou moins bonnes suivant les climats où elles croissent. Celles
qui viennent dans nos Provinces du Levant sont
très-bonnes. Les dattes viennent de differens Pays

du Levant , particuliérement de Perfe où elles
pouffent en abondance , & où elles font prefque
toute la nourriture des habitans. On doit choifir
chacun de ces fruits nouvellement féchés , & rejetter ceux qui font anciens , gâtés , pourris , &
dont la pulpe , qui eft la feule partie en ufage en
médecine , eft corrompue.

§. I I I.

La fubftance douce & pulpeufe de tous ces fruits ,
eft prefqu'entiérement gommeufe ou mucilagineufe , & eft conféquemment foluble dans l'eau.
Son principe réfineux eft en fi petite quantité &
fi embarraffé dans les parties mucilagineufes ,
qu'on n'y doit faire aucune attention. Elle eft à
peu près de la même nature dans tous ces fruits ,
excepté que celle des jujubes , des prunes , des
febeftes & des figues, eft plus vifqueufe que celle
des autres , & que les uns contiennent plus, les
autres moins de fel effentiel , comme nous l'avons
dit plus amplement ailleurs.

§. I V.

Tous ces fruits lubrifient , détergent & adou-
ciffent , & font de très-bons remédes dans la toux,
l'enrhoûement , l'érofion du ventricule & des inteftins , la conftipation , la toux , & autres affections de la poitrine entretenues par des matieres
âcres & pituiteufes , dans les ardeurs d'urine , la
pierre & le fcorbut. On en fait des infufions & des

décoctions de même que du thé. On se sert aussi très-souvent des figues dans les lavemens, les gargarismes & les cataplasmes, parce qu'elles sont plus émollientes que les autres. Lorsqu'on en fait un usage trop fréquent, tous ces fruits affoiblissent l'estomac & peuvent occasionner la diarrhée.

CHAPITRE VI.

Du sucre, de la manne & du miel.

§. I.

LE sucre fin, blanc, cristallin, dont on se sert par préférence en médecine, est un concret végétal onctueux-salin, formé du mêlange & de l'union d'une terre soluble, d'un acide subtil & d'une substance huileuse inflammable très-tendre. Lorsqu'on le fait distiller dans une retorte à feu sec & léger, il donne du phlegme, un esprit aigrelet d'un jaune rouge, & une petite quantité d'huile d'un jaune noirâtre & qui nage dans l'esprit. Après cette opération, il reste dans la retorte beaucoup de tête morte, noire, luisante, très-fixe, sans goût & sans odeur. Son esprit, lorsqu'il est nouveau, a une odeur âcre, aigrelette, légérement balsamique, & occasionne aux narines une démangeaison semblable à celle que produit la poudre de raifort sauvage.

§. I I.

Le fucre eft une production en partie de la nature & en partie de l'art. Dans les Indes Orientales & Occidentales, où les cannes à fucre croiffent abondamment moyennant que les habitans ont foin & prennent la peine de les cultiver, on en exprime le fuc dans des moulins d'une fabrique patticuliere pour cet effet, & immédiatement après on le fait cuire dans des chaudieres d'airain, de peur qu'il ne fermente & ne fe gâte. Pendant la coction, les parties ligueufes, huileufes, écumeufes, impures, viennent au-deffus de la chaudiere, & on les tire avec des cullieres de fer. Les parties groffieres & muqueufes-terreufes fe précipitent au fond. Pour faire féparer plus promptement toutes les impuretés, on verfe deffus une leffive de chaux vive & de cendre, ou de chaux vive feulement ; alors les parties terreufes alkalines de cette leffive fe marient intimement avec les parties les plus acides du fuc, & les parties terreufes & huileufes de ce fuc, qui ne peuvent pas s'unir intimement, s'élevent en partie à la furface ou fe précipitent au fond. Lorfqu'on a enlevé toutes les impuretés légeres qui furnagent, on fait cuire jufqu'à une certaine confiftence le fuc épais qui refte ; on le verfe enfuite dans des formes coniques, & on le met à refroidir dans des lieux frais & fouterrains pour qu'il acquiere plus de folidité. On l'expofe

enfuite à l'ardeur du foleil , & on le defféche entiérement. Lorfqu'on le rafine, on verfe deffus une
pareille leffive , pour donner au fucre une blancheur & une confiftence convenable. On voit par
là que toute la bafe du fucre confifte dans cette
fubftance tendre , terreufe-faline-alkaline , qui s'y
mêle fucceffivement en plus grande quantité , &
que les parties acides pénétrées & temperées par
une petite quantité de principe huileux inflammable , s'attachent fi étroitement à cette bafe , qu'il
en réfulte un corps criftalin , onctueux-terreux-
falin.

§. I I I.

Le fucre fin reffemble à un fel neutre , non-
feulement par fa forme extérieure & criftaline ,
mais encore par fes propriétés. Il eft plus incifif ,
réfolutif , ftimulant & déterfif , qu'adouciffant.
C'eft pourquoi l'ufage en eft contraire aux per-
fonnnes maigres , & empêche la graiffe de fe former , comme nous l'avons dit plus amplement
dans le Chapitre général. On employe cependant
le fucre fin & blanc dans plufieurs compofitions
pharmaceutiques , & on l'ajoûte dans un grand
nombre , ou pour en corriger le goût ou pour leur
donner de la confiftence. On l'employe extérieurement comme cathérétique & dans les fumiga-
tions pour prévenir la pourriture.

§. IV.

La manne eſt un ſuc végétal épaiſſi, d'un jaune
pâle, d'une ſaveur douce & âcre, d'une odeur de
miel, mais *nauſeabonde*. La meilleure eſt celle de
Calabre, & la ſeule qu'on preſcrit en médecine par
préference à celle qui vient de Syrie, des Indes
Orientales, de Provence & du Dauphiné, de l'É-
vêché de Trente & de quelqu'autres endroits. Celle
de Calabre à laquelle celle de Sicile & de Naples
reſſemble, & par ſa nature & par ſes vertus, découle pendant l'été d'un tems ſec & chaud, des
feüilles, des branches & du tronc d'un arbre ap-
pellé frêne à feüilles rondes, ou plutôt elle découle
de petites véſicules remplies de ſuc qui ſe rom-
pent, & elle eſt coagulée ſous la forme de petits
grains par l'air & la chaleur du ſoleil. Les habitans
la ramaſſent enſuite & la mettent en maſſe après
l'avoir fait ſécher davantage. Ces habitans, afin
d'en retirer une plus grande quantité, font avec le
coûteau des inciſions le long de l'arbre, lorſque le
tems y eſt propre, & ramaſſent ce ſuc qui découle
beaucoup plus abondamment après qu'il eſt aſſez
condenſé. Cette manne eſt cependant moins bonne
& plus chargée d'impuretés que l'autre ; elle eſt
auſſi plus jaune.

Sylvius Boccone donne fort au long dans ſes
obſervations naturelles la maniere de recueillir la
manne, & toutes les autres particularités rélatives

à son genre & à sa difference.

§. V.

La manne choisie se dissout entiérement dans l'eau simple, sans qu'il en reste aucunes particules recrémentitielles ; elle s'enflâme aussi fort aisément, lorsqu'elle est bien desséchée. Lorsqu'on la distille à feu sec, elle fournit de même que le miel & le sucre, du phlegme, un esprit aigrelet gras & un peu d'huile substantielle ; & lorsqu'on la fait fermenter, elle donne une liqueur vineuse ; d'où il me paroît qu'outre la terre & la grande quantité d'eau qu'elle contient, il entre dans sa composition beaucoup de sel acide, un peu d'huile substantielle & un peu de principe inflammable très-tendre, & que la manne, quoique d'une nature en plus grande partie gommeuse ou mucilagineuse, contient en petite quantité à la vérité une portion de substance résineuse, très-étroitement unie aux parties gommeuses, & conséquemment soluble dans l'eau tiéde.

§. VI.

La manne est un reméde déterfif & laxatif très-doux, on la donne aux enfans & aux adultes, aux plus foibles depuis une demi-once jusqu'à une & deux onces. On peut la prendre seule, cependant on la fait le plus souvent dissoudre dans quelqu'eau distillée, dans du vin ou dans une décoction d'avoine, & on la fait prendre en forme de potion.

On y joint ordinairement la rhubarbe ou quelqu'autres purgatifs plus forts, tels que les fels
neutres, parce qu'elle a trop peu d'action lorfqu'elle est feule. Elle ne passe pas pour un trop
bon reméde dans les affections venteufes caufées
par un amas de matieres vifqueufes dans les premieres voyes ; mais c'est au contraire un reméde
très-efficace dans les affections fpafmodiques &
convulfives, à caufe de la proprieté qu'elle a
d'adoucir.

§. VII.

Le miel est une fubftance onctueufe, épaiffe ;
d'une faveur très-douce, d'une odeur agréable,
d'une couleur tantôt blanchâtre, tantôt d'un jaune
pâle, tantôt d'un jaune foncé. Les abeilles, tant
domeftiques que fauvages, le cueillent en plufieurs
Pays, particuléremeent en Pruffe, en Pologne, en
Lithuanie & en Ruffie. Ces petits infectes le pom-
pent du nectar des fleurs aromatiques & balfamiques, telles que celles de fauge, de romarin, de
thin, de marjolaine, de lavande, de pouliot, de
ferpolet, d'origan, de rofes, de tilleüil, d'acacia, de lys, de violette, de lamium, de trêfle, &c.,
& le dépofent dans leurs rayons après l'avoir gardé
en digeftion pendant un affez long-tems. Lorfque
le miel est refroidi, il acquiert fucceffivement une
confiftence un peu plus épaiffe. Il varie beaucoup
rélativement à fon origine, à fa confiftence, à fa

pureté & à sa bonté, & même par rapport à sa couleur, à sa saveur & à son odeur. En général celui qui vient des Pays où il y a beaucoup de roses, de lys, de tilleüls & de plantes aromatiques, passe pour le meilleur.

§. VIII.

Le miel a beaucoup de rapport avec la manne & le sucre, à cause de sa nature & de ses principes. En effet, c'est un suc végétal résineux-mucilagineux, épaissi, qui malgré la petite quantité de principe résineux qu'il contient, se dissout entiérement dans l'eau & se trouve d'une nature savonneuse. Deux livres de miel distillées dans une cucurbite, donnent, selon l'observation de *Lemery* *, premiérement six onces d'eau claire : cette eau a une odeur de miel ; & quoiqu'elle paroisse insipide, elle contient cependant un peu d'acide, comme on en peut juger par la couleur rouge qu'elle donne à la teinture de tournesol. En continuant la distillation, il sortit quatre onces d'eau transparente, jaune, d'une odeur de miel fort agréable, d'une saveur acide, âcre, brûlante ; en augmentant le feu, &c.

§. IX.

Outre qu'il nourrit, proprieté qu'il a en commun avec la plûpart des doux, il est aussi détersif, adoucissant, émollient, pectoral, traumatique &

---

* Mémoires de l'Académie, année 1706. page 352.

aphrodifiaque. C'eft pourquoi on l'employe fouvent dans les maladies de poitrine & de gofier,
lorfqu'il y a érofion aux parties internes & des
ulcéres aux reins. Il entre auffi dans la compofition
de plufieurs médicamens pharmaceutiques. On l'applique extérieurement en forme de cataplafme fur
les furoncles & autres tumeurs inflammatoires,
pour les faire venir à fuppuration. On s'en fert
très-fréquemment, particuliérement du miel rofat,
pour déterger & purifier les ulcéres fordides. Enfin
on le délaye fouvent dans de l'eau ou du vinaigre,
pour en faire l'hydromel ou l'oximel, qui font des
préparations très-connues.

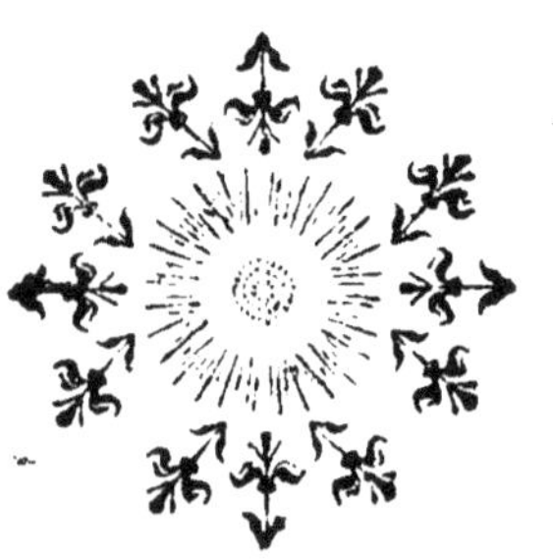

MATIERE MÉDICALE.

SECTION NEUVIE'ME.

Des amers.

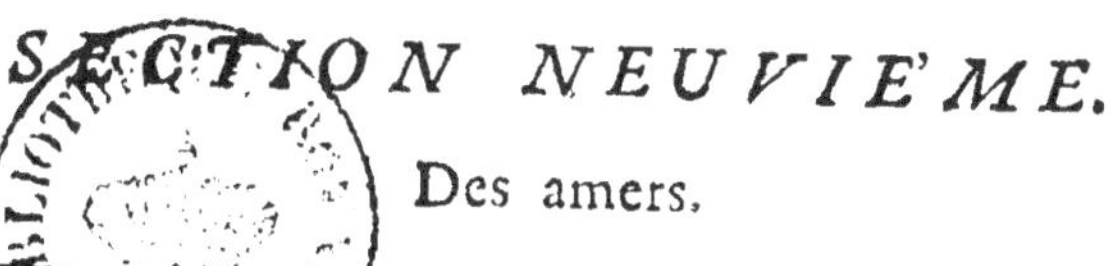

CHAPITRE PREMIER.

De la difference & de la nature des amers.

§. I.

LES amers font en général, ou fans odeur ou d'une odeur balfamique. Ces premiers tien-nent, pour ainfi dire, le milieu entre les auftéres & les aromatiques, en ce qu'ils paroiffent compo-fés de parties plus fubtiles que les auftéres, & plus groffieres au contraire que les aromatiques. Les derniers dont nous parlerons plus au long dans la Section des aromatiques & balfamiques, contien-

nent un principe actif, mêlé d'amer & d'aromatique ou de balfamique.

§. II.

Lorſqu'on fait diſtiller dans l'eau les amers ſans
odeur, tels que ſont la racine de gentiane, de
dictamne blanc ou de fraxinelle, de trêfle d'eau,
de chardon bénit, ils ne répandent aucune odeur
ſenſible, & ne fourniſſent aucunes molécules actives; ce n'eſt qu'une ſubſtance amere, d'une nature
tout-à-fait fixe qui reſte toute entiere ou dans la
cucurbite, ou dans la veſſie. La racine de ſcille,
par exemple, toute amere qu'elle eſt, ne produit
aucune eau amere, mais ſeulement une eau tout-à-
fait inſipide, ſans odeur & ſans aucune vertu. La
bile ciſtique, épaiſſie par l'évaporation dans un
vaſe ouvert, ou diſtillée dans une cucurbite, ne
produit que des parties aqueuſes, inſipides & quelques parties balſamiques très-tendres, qui portent
aux narines une odeur de muſc foible & *nauſeabonde*; la ſubſtance amere qui reſte toute entiere
au fond de la cucurbite & entiérement dépouillée
de ſon phlegme délayant, ne fournit qu'un extrait
mucilagineux très-amer, d'une couleur noire verdâtre. Elle ſe diſſout promptement dans l'eau ſimple & forme un très-bon ſavon; mais elle ne s'allie
point avec l'eſprit de vin & ne lui communique
aucune couleur jaune quoiqu'on agite le verre, à
moins qu'elle ne contienne encore du phlegme.

Ce

Ce que nous avons dit nous apprend que la plûpart des extraits amers ne perdent rien de leur force
par la diſtillation, ou l'évaporation ouverte, &
peuvent très-long-tems conſerver leur activité.

§. III.

Les amers odoriférans, balſamiques, different
un peu des amers anodins, rélativement à ce que
nous avons dit. En effet, ils donnent dans la diſtillation des particules volatiles étherées, ſpiri-
tueuſes-huileuſes, avec leſquelles il s'éleve dans le
récipient quelques molécules gommeuſes-réſineu-
ſes très-tendres, naturellement très-fixes, profondément engagées dans ces premieres, & qui conſéquemment s'élevent avec elles & deviennent par
ce moyen une huile balſamique & aromatique,
d'une ſaveur âcre ou tirant ſur l'amer. Ainſi cette
ſaveur amere ne paroît pas être naturelle aux huiles étherées de cette eſpéce; elle paroît plutôt dé-
pendre des particules réſineuſes ameres qu'elles
contiennent, qui leur ſont unies & qui s'élevent
avec elles.

§. IV.

La diſtillation humide, & l'extraction avec l'eau
& l'eſprit de vin, prouvent que les amers contiennent une ſubſtance réſineuſe-gommeuſe, ou gom-
meuſe-réſineuſe-huileuſe. On peut conſéquemment
les partager en deux claſſes génériques, dont la
premiere renferme les réſineux - gommeux, &

l'autre les gommeux-réfineux-huileux. On doit cependant remarquer que les réfineux-gommeux font ordinairement fans odeur, & que les gommeux-réfineux-huileux, lorfque cette huile eft étherée, portent une odeur balfamique & aromatique, tantôt plus tantôt moins agréable. Je dis lorfque cette huile eft étherée, parce qu'il s'en trouve qui outre leur fubftance réfineufe-gommeufe, contiennent une huile graffe, tels que la femence de chardon Marie, de chardon bénît, qui broyées dans de l'eau forment un lait.

Nous devons ajoûter en peu de mots que la plûpart des fubftances ameres font réfineufes-gommeufes, & quoique le plus grand nombre contienne beaucoup moins de parties réfineufes que de parties gommeufes, elle leur donne cependant leur plus grande vertu, comme on le pourra voir plus amplement dans la fuite & par l'examen particulier de chaque fimple.

§. V.

Les élémens effentiels à la compofition des fubftances ameres fixes, font les mêmes, quant à la matiere, que ceux qui forment les molécules douces ; fçavoir de la terre, du phlegme, du fel acide & une matiere huileufe-phlogiftique ou du moins inflammable très-tendre, telle qu'elle fe trouve fouvent dans les fubftances purement gommeufes ; mais elles different beaucoup dans les proportions

& la maniere de leur mêlange, que les Chymiftes n'ont encore pû jufqu'ici développer affez, & que peut-être même ils ne développeront jamais. Au refte, l'analyfe chymique prouve fuffifamment l'exiftence de ces principes conftitutifs. La racine de fquille, par exemple, un peu grillée & deffé-chée, & conféquemment en plus grande partie dépouillée de fa partie volatile âcre, & fon muci-lage extrait dans un menftrue aqueux & épaiffi par l'évaporation, diftillés dans une retorte à feu fec, fourniffent 1°. une eau chargée d'une âcreté fubtile & volatile; 2°. une liqueur jaunâtre & en-fuite brune, manifeftement acide, mêlée de par-ticules huileufes-inflammables très-tendres; 3°. en-fin il refte dans la retorte une terre noire inerte. La rhubarbe analifée de la même maniere fournit du phlegme, qui conferve encore une légere odeur de rhubarbe, mais qui n'a prefqu'aucune faveur. Enfuite une liqueur de plus en plus acide, & enfin un peu d'huile. On peut encore retirer de fa tête morte un peu de fel fixe alkali, produit par la violence du feu. On obtient la même chofe des autres amers & de leurs extraits, excepté que ce qu'on tire de la plûpart n'a ni goût, ni odeur, & que quelques-uns fourniffent davantage d'huile effentielle.

§. V I.

Differens exemples de fincrefe fervent encore

beaucoup à éclaircir ce fait. Une égale quantité, par exemple, de nitre & de souphre commun en poudre, produit par la détonation un sel neutre très-semblable à l'*arcanum duplicatum*, assez amer. La plus grande amertume se fait d'abord sentir dans les particules qui se trouvent à la surface, lesquelles paroissent d'un jaune clair, à cause de la grande quantité de substance inflammable qui y est contenue. L'expérience qu'en a fait *Hoffman* mérite plus d'attention. Elle consiste à mettre dans un matras de verre, dont l'orifice étoit fort large, une partie d'huile de lavande & deux de bonne eau forte. Ce mélange n'a d'abord donné aucun signe de changement ni d'alliage; mais ayant ensuite placé le matras sur un foyer ardent, il s'est fait peu de tems après une grande effervescence accompagnée de beaucoup d'écume & de vapeurs noires; & ce mélange qui auparavant étoit liquide & diaphane, devint jaunâtre, trouble & épais; il portoit à sa surface une liqueur résineuse & épaisse. Il versa une suffisante quantité d'eau pour laver & délayer cet acide sur lequel l'eau forte n'avoit eu aucune prise, d'où il résulta une résine plus pure, mais cependant glutineuse. Il en prit dans une ceuilliere d'argent une certaine quantité qu'il approcha de la lumiere, & à cause des particules aqueuses dont ses pores étoient encore remplis, il se fit d'abord un mouvement d'ébullition;

cette humidité diffipée, il en réfulta une réfine féche, folide, jaunâtre, qui mife fur la pointe d'un coûteau & approchée du feu, produifoit une flâme très-claire, qui jettoit une fumée noire & abondante, comme font toujours les huiles enflâmées. Il reftoit fur le coûteau beaucoup de terre fixe. Il réitera l'expérience, & mêla avec cette premiere réfine encore liquide de l'efprit de vin fortement alkalifé ; il fe fit enfuite une folution, mais qui étoit d'une auffi grande amertume que celle de la coloquinte. La feconde réfine étoit plus féche : diffoute dans ce même efprit, elle étoit d'une couleur de rouge foncé, mais elle n'avoit pas une faveur fi amere. Il n'y a, dit-il, aucune expérience plus capable que celle-ci de nous faire connoître la nature des faveurs & des odeurs, puifqu'elle nous prouve qu'elles dépendent du different arrangement de la tiffure des parties falines & fulphureufes, & que l'acide nitreux concourt beaucoup à produire l'amertume, lorfqu'il eft mêlé avec des parties huileufes. On ne manquera pas de demander pourquoi les alkalis bien mêlés avec les amers diminuent cet excès d'amertume, &c. Le mucilage très-armer de la fquille prouve la vérité de cette affertion, puifqu'il eft entiérement dépoüillé de fon amertume, lorfqu'on le tire dans de l'eau bien alkalifée, ou lorfqu'étant tiré dans de l'eau fimple, on l'expofe à une longue digeftion avec une leſſive bien foulée d'alkali.

§. V I I.

Outre la ſubſtance gommeuſe-réſineuſe & huileuſe, les amers tirés du régne végétal contiennent
ſouvent encore une eſpéce de ſel neûtre répandu
dans leur ſuc nourricier, qui dans les uns approche
plus près de la nature d'un ſel nitreux très-tendre,
& ſe trouve dans les autres de la nature du ſel
culinaire. On le tire très-bien de l'abſinthe, par
exemple, & des autres plantes ameres, lorſqu'on
les a auparavant dépoüillées de leurs parties réſineuſes ou réſineuſes-huileuſes, moyennant de bon
eſprit de vin bien rectifié. Si l'on prend, dit
Stahl, une plante qui a coutume de donner une
certaine quantité de ſel fixe ; & qu'après l'avoir
promptement fait ſécher à l'ombre, l'avoir hachée
& coupée, on verſe deſſus de l'eſprit de vin bien
rectifié, qu'on la laiſſe digérer juſqu'à ce qu'on en
ait entiérement tiré la partie réſineuſe ; qu'après
cela on verſe deſſus de nouvel eſprit de vin,
juſqu'à ce qu'elle ne donne plus aucune teinture
verte ; qu'on faſſe boüillir & cuire le reſte de la
plante ; la décoction étant filtrée & épaiſſie four-
nira des criſtaux de nitre, ou ſi on brûle la matiere
herbacée qui reſte après l'extraction dans l'eſprit
de vin, la cendre lavée produira du nitre pure &
non pas de l'alkali, parce que cette portion réſineuſe, qui ſe change en alkali dans l'autre par la

déflagration avec le nitre, lui eſt enlevée, &c. Le
trêfle d'eau, ſelon *Mathias Tillingius*, fournit
auſſi une eſpéce de ſel neutre en le préparant de la
maniere ſuivante. Pour cet effet, on broye dans un
mortier de pierre ou de bois une grande quantité
d'herbe fraîche, on la cuit enſuite dans beaucoup
d'eau dans un vaſe de fer ou d'airain, juſqu'à ce
qu'elle ſoit diminuée de moitié ; on l'exprime enſuite fortement, & on paſſe la liqueur à travers un
linge ; on fait cuire de nouveau cette colature juſqu'à conſiſtence de miel liquide, & on met enſuite
ce ſuc pendant quelques jours dans un vaſe de verre
qu'on laiſſe dans un endroit frais ; il ſe forme dans
la ſuite au fond du vaſe un ſel criſtallin angulaire,
qui reſſemble au ſel gemme ; on ôte l'eau de deſſus, on le ramaſſe & on le lave dans de l'eau ſimple ou dans quelqu'eau diſtillée. On peut tirer de
la même maniere du ſel de cette nature de l'abſinthe, du chardon bénît, de la fume-terre, de la
petite centaurée, &c. : mais il ne paroît pas trop
vraiſemblable que ce ſel, ſoit qu'il ſoit analogue
au nitre ou au ſel culinaire, s'engendre & ſe forme
dans la plante même. Il eſt bien plus probable
qu'il y entre par les petits tuyaux des racines avec
le ſuc nourricier qu'elles tirent de la terre, particuliérement dans les endroits humides, om-
brageux ou marécageux, ou des excrémens des
animaux ou de quelqu'autre matiere putreſcible,

& qu'enfuite il fe mêle aux autres principes:

Il eft à propos de joindre encore ici la maniere
qu'a communiqué *Spieffius* dans les Mifcel. Societ.
reg. Berol. cont. 11. p. 91. pour féparer ce fel. Il
faut prendre, dit-il, du chardon bénît, de l'abfinthe, &c. d'un an, ceuillis au printemps, bien def-
féchés, les mettre dans une phiole, verfer deffus
de l'efprit de vin en affez grande quantité pour
faire nager ces herbes, ou qu'il s'en trouve un
travers de doigt au-deffus. Si on le place enfuite
dans un endroit un peu chaud, jufqu'à ce que l'extrait ou l'effence ait pris, comme on le fçait, une
couleur verdâtre ; puifqu'on décante l'efprit ou
l'effence pour la mettre au bain marie, ou de cendre jufqu'à ce qu'elle foit auffi épaiffe que du miel.
Enfin fi on ne retire pas la cornue bien lutée &
placée dans le bain ou fur la cendre, qu'elle ne
foit bien refroidie pour que le fel fe puiffe bien
criftalifer ; c'eft alors qu'en ouvrant les vaiffeaux,
on découvrira des criftaux pyramidaux, brillans &
très-beaux, s'étendre de la circonférence de la
cucurbite au centre, ou couchés les uns fur les
autres, fuivant que la plante eft bonne, & qu'il y
a plus ou moins d'effence. Il eft difficile de les
tirer de la cucurbite, parce que les extraits qui fe
font avec l'efprit de vin font bitumineux. Il eft
étonnant combien leur faveur eft plus fubtile
que celle du nitre ; & excepté le froid gracieux &

agréable qui se dissipe bientôt, on n'y sent rien.

CHAPITRE II.

De la maniere d'opérer & des vertus des amers.

§. I.

LES amers & les mixtes qui en approchent, cadrent assez avec les aromatiques & les austéres foibles mêlés en proportion convenable, par rapport à leur maniere d'opérer & à leurs vertus ; ils sont néanmoins bien plus fixes que les aromatiques, & ils produisent par conséquent leur effet bien plus lentement dans la masse du sang. La difficulté qu'ils ont à se résoudre, ou plutôt comme ils ne peuvent s'exhaler si tout le principe actif est fixe ; c'est ce qui les fait rester plus long-tems dans l'estomac & les intestins, où ils produisent differens & de forts bons effets ; car ils fortifient l'estomac, facilitent la digestion, atténuent les mucosités, & ils détergent comme le savon, surtout ceux qui sont purement gommeux ; ils corrigent les crudités acides-pituiteuses & putrides ; ils redonnent à la bile visqueuse & inerte sa premiere fluidité ; ils tuent les vers & en détruisent leur nid.

§. II.

Une fois qu'ils sont bien dissous, ils arrivent dans le sang, se dispersent insensiblement dans les vaisseaux, & par leur chaleur douce & un certain

aiguillon qu'on ne peut guere exprimer & bien
déterminer , ils rendent les contractions des folides plus vives & plus fortes, & en augmentant par
ce moyen la circulation du fang , ils augmentent
la chaleur , diffolvent & atténuent toutes les humeurs , fortifient les folides , levent les obfruc-
tions, excitent toutes les fecrétions & excrétions ,
particuliérement par les pores de la peau & les
voyes urinaires , & purifient conféquemment auffi
les humeurs, réfiftent à la pourriture , & confoli-
dent les playes & les ulcéres ; de forte qu'on peut
à bon droit le regarder comme des médicamens
actifs, toniques, réfolutifs, déterfifs, mondifica-
tifs , anti-putrides , ftomachiques , carminatifs ,
anti-febriles , apéritifs , diurétiques , diaphorétiques & traumatiques.

§. I I I.

D'après ce que nous avons dit , on doit les regarder comme plus particuliérement appropriés
dans toutes les maladies caufées par des mouvemens languiffans & trop lents , occafionnées par le
relâchement & l'atonie des folides , l'épaiffiffement
des fluides, par les mucofités ou autres impuretés ;
tels font les défauts de digeftion & d'appétit, les
vents, les coliques de ventre & differentes affections produites par des vers dans les inteftins , les
fiévres intermittentes, la cachexie fimple, la jauniffe , l'enflure des membres , la leucophlegmatie,

les obftructions opiniâtres des vifceres , l'afthme
pituiteux , l'apopléxie fereufe , les affections catharrales , les affections pforiques , les rhumatifmes
froids , goutteux , fcorbutiques , la diarrhée pituiteufe , le vomiffement , la fuppreffion ou le défaut
des régles , des lochies , du flux hémorroïdal , les
fuppreffions d'urines , la pierre , les fleurs blanches , la gonorrhée virulente , differentes playes &
ulcéres , & plufieurs autres affections entrenues par
differentes autres caufes générales. Il faut cependant
ne les employer qu'avec beaucoup de circonfpection dans les maladies qui proviennent de trop de
chaleur : par exemple , lorfque la bile eft trop
échaufée , le fang trop raréfié , trop agité , trop
boüillant , de même que dans la fécherefle , la crif-
pation & le trop grand refferrement des fibres.

§. I V.

On les employe intérieurement avec beaucoup
de fuccès , & ils font fort falutaires en infufion &
en décoction , foit dans l'eau ou dans l'efprit de
vin, de même que leurs effences ou leurs extraits.
On ne doit attendre aucun fecours de leurs eaux
diftillées & de leurs efprits , à moins qu'ils ne
foient en même tems aromatiques & balfamiques,
& qu'ils ne contiennent une huile étherée & un
principe fpiritueux. On les employe pour les ufages extérieurs , dans les emplâtres , les onguens ,
les décoctions , les infufions & autres préparations

vulnéraires, anti-putrides, confortatives, anthelmintiques, &c.

***

CHAPITRE III.

Des racines de grande-gentiane, de fraxinelle & de tréfle d'eau.

§. I.

LA racine de grande-gentiane eſt une racine longue, groſſe, jaune extérieurement & intérieurement d'un jaune rougeâtre, d'une ſaveur fort amere & ſans odeur. Cette plante fleurit au mois de Juin, & ſe plaît à l'ombre & ſur les montagnes. On en trouve beaucoup en France, en Italie, en Suiſſe, &c.

§. I I.

Elle contient des principes réſineux & gommeux, & c'eſt dans l'un & dans l'autre que conſiſtent ſes vertus médicinales. La partie réſineuſe qu'elle contient en beaucoup moindre quantité, eſt ſi étroitement unie à la gommeuſe qui eſt en plus grande quantité, qu'à peine peut-on les ſéparer entiérement. Son infuſion aqueuſe eſt de couleur rouge, très-obſcure, d'un goût fort amer & n'a aucune odeur particuliere, ou ſeulement une foible odeur *nauſeabonde*. L'infuſion bien préparée d'une once de racine, fournit à peu près trois gros d'extrait très-amer, d'un rouge brun. L'infuſion fpiritueufe porte une couleur orangée ; l'extrait qu'on en tire laiffe fur la langue beaucoup d'amer-tume , & ne communique aucune autre odeur que celle d'efprit de vin. Cet extrait d'une même quantité de racine que le précédent pefe deux gros & quelques grains , eft d'une couleur jaune , rou-geàtre & d'une faveur très-amere.

§. III.

Les racines de fraxinelle & de trêfle d'eau diffe-rent très-peu de celles de grande-gentiane. Celle de fraxinelle eft une racine blanchâtre, fans odeur, fort amere ; fa fubftance ligneufe intérieure étant féparée, elle paroît tournée comme une canne. Celle de trêfle d'eau eft une racine genoüillée , fpongieufe, fans odeur, amere, d'un verd jaunâ-tre. La premiere croît fur les montagnes, & l'autre dans des endroits humides & marécageux.

§. IV.

On ne trouve dans l'écorce de racine de fraxi-nelle que des principes fixes , réfineux & gommeux. C'eft pourquoi on la fépare de fa partie intérieure qui eft ligneufe, infipide & entiérement inerte , & on la conferve feule par morceaux roulés enfemble comme la canelle. Elle communique à l'eau une couleur orangée foncée & un goût affez amer , mais elle ne lui donne aucune odeur. L'extrait qu'on tire d'une once de racine pefe prefqu' cinq gros, & eft affez amer. Sa teinture fpiritueufe eft

plus amere & plus active que son infusion aqueuse,
mais elle produit beaucoup moins d'extrait dont il
s'en trouve à peine quatre scrupules, quoiqu'on ait
employé une pareille quantité d'écorce. La racine
spongieuse de trêfle d'eau contient l'un & l'autre
principe, mais en moindre quantité, & n'est pas si
amere. Nous avons exposé notre sentiment sur le
sel neutre, qu'on trouve quelquefois dans le trêfle
d'eau & autres semblables amers, au septiéme §. du
premier Chapitre de cette Section.

§. V.

Ces racines ne paroissent pas fort differentes les
unes des autres quant à leurs vertus médicinales,
excepté que la racine de gentiane, est plus amere
& conséquemment plus active que celle de fraxinelle, & celle-ci que celle de trêfle d'eau. C'est un
très-bon reméde contre les vers qui se trouvent
dans les intestins, dans les foiblesses d'estomac entretenues par un amas de crudités visqueuses, les
fiévres intermittentes, la cachexie simple & ictérique, la diarrhée muqueuse, la lienterie, la cœliaque, les obstructions chroniques des viscéres,
l'hydropisie ascite, la néphrétique sabloneuse-
pituiteuse, les fleurs blanches, le scorbut, les catharres, la vérole, &c. Ce reméde est même quelquefois fort salutaire dans les fiévres catharrales &
continues malignes, à cause de ses vertus diurétiques, diaphorétiques & antiputrides. On le pres-

crit intérieurement en teinture, en infusion aqueuse ou spiritueuse, & quelquefois aussi en décoction, mais plus rarement à cause de sa grande amertume. Toutes ces racines entrent encore dans beaucoup de compositions pharmaceutiques. On en fait même des extraits actifs : on les employe extérieurement dans les décoctions vulnéraires & anthelmintiques : on se sert aussi fort souvent de la racine de gentiane au lieu de tente, pour entretenir les cauteres & les playes ouvertes & les dilater, parce qu'elle se charge aisément des sérosités humides qui la font se gonfler.

§. V I.

La racine de chicorée sauvage a beaucoup d'analogie avec celles que nous venons de décrire, mais elle n'est cependant pas si amere : on la compte parmi les médicamens apéritifs & diurétiques, & elle opere d'assez bons effets dans la passion hypocondriaque, les obstructions du mesentere, du foye, de la ratte, des reins & de la poitrine; dans l'ictere chronique, la cachexie, les suppressions d'urines, les fleurs blanches, la vérole, la galle, les rhumatismes, la goutte & autres maladies chroniques qui demandent de légers détersifs, résolutifs & fortifians. Son principe actif fixe est plus gommeux que résineux ; c'est cependant du mêlange intime de ce premier avec l'autre qu'elle tient ses plus grandes vertus. On la met

ordinairement dans les infusions aqueuses & on en
mange souvent les racines cuites.

C H A P I T R E   I V.

Du scordium , de l'absinthe , du chardon bénit &
du tréfle d'eau.

§. I.

LE vrai scordium qui se trouve dans les endroits humides & marécageux, sent un peu
l'ail, & se trouve d'une amertume forte & désa-
gréable. Outre son principe volatil huileux-spiri-
tueux, il contient encore dans son mélange beaucoup de parties terreuses & salées-résineuses-gom-
meuses. Son principe volatil huileux-vaporeux ,
monte avec l'eau dans la distillation , & communique à l'eau une saveur & une odeur foible. On
ne peut cependant le rassembler , ni le fixer séparément. La substance fixe & résineuse dans laquelle
réside toute l'amertume & les principales vertus de
plante, n'est pas en grande quantité ; à peine en
trouve-t'on un demi-gros dans une once d'herbe
séche. La gommeuse ou mucilagineuse au contraire, qui a moins d'amertume & est plus savoneuse ,
se trouve le plus souvent à la dose d'une demi-
once dans une égale quantité d'herbe. Il est rare
d'en tirer , ou plutôt on n'en tire jamais de résine
ni de gomme parfaitement pure , à cause de l'étroite
union

union de ces deux substances : mais le menstrue
aqueux en tire ordinairement un peu de réfine, &
le menstrue spiritueux une assez grande portion de
principe mucilagineux. Lorsqu'on brûle l'herbe
séche & qu'on place la lessive qu'on en a tirée dans
un lieu un peu froid, après l'avoir assez fait évaporer, il s'y cristalise un sel neutre, fort semblable au sel culinaire, & le réfidu fournit en se coagulant, un sel terreux, alkali, fixe. La quantité de
ce sel salé varie ; une livre d'herbe brûlée en fournit quelquefois deux gros, quelquefois quatre
scrupules, quelquefois un gros, & quelquefois seulement deux scrupules.

§. I I.

L'abfinthe, le chardon bénît & le tréfle d'eau,
ont beaucoup de rapport avec le scordium, relativement à son amertume & à ses principes actifs ;
avec cette difference cependant que le tréfle d'eau
& le chardon bénît contiennent beaucoup moins
de parties volatiles, & que l'abfinthe est un peu
narcotique & de si mauvaise odeur, qu'elle est
souvent plus nuisible que salutaire. C'est pourquoi
il est à propos de la faire un peu sécher.

§. I I I.

Toutes ces plantes sont merveilleusement déter-
sives, incisives, échaufantes, stomachiques, anthelmintiques, anti-febriles, apéritives, diurétiques
& fortifiantes ; c'est pourquoi on les employe avec

Section IX. D

beaucoup de succès dans differentes maladies chroniques, particuliérement dans les vices d'appétit
& de digestion, l'inertie de la bile, les fiévres intermittentes, les diarrhées, la cachéxie, les suppressions de régles opiniâtres, les fleurs blanches, la
galle, la vérole, le gonflement des glandes, &c. :
de plus, on se sert avec un succès particulier du
scordium contre les morsures d'animaux vénimeux, les fiévres malignes & les affections froides
des poulmons, & du tréfle d'eau dans le scorbut,
la pierre & l'hydropisie ascite naissante. On en fait
des teintures & des extraits fort actifs, dont on se
sert très-fréquemment. On les met plus souvent à
infuser dans du vin que dans de l'eau. On les employe extérieurement comme traumatiques &
anthelmintiques.

CHAPITRE V.

Des sommités de petite centaurée & de fume-terre

§. I.

LA petite centaurée croît dans les endroits
secs & sablonneux. Ses feüilles sont petites
& étroites, & ses fleurs, comme nous l'avons dit,
rouges & purpurines, paroissent aux mois de Juin
& d'Août. On ne se sert guere en médecine que
de ses sommités, c'est-à-dire, des petites feüilles
& des fleurs qui sont à l'extrêmité de sa tige. Les

fleurs feules font peu ameres, & doivent conféquemment leur amertume & leur vertu aux petites
feüilles avec lefquelles elles font mêlées.

§. I I.

On y trouve en l'analyfant les mêmes principes
que dans les précédentes, fçavoir, des parties
gommeufes, de réfineufes, & quelques-unes exha-
lables & d'une nature faline-inflammable. A peine
trouve-t'on un demi-gros ou deux fcrupules de
fubftance réfineufe fur une once entiere de fommités ; elle eft cependant fort amere, & par fon
union étroite à la partie gommeufe très-foible,
qui va quelquefois à plus d'une demi-once, lui
communique fon activité. La portion volatile qui
monte dans la diftillation avec l'eau, ne mérite pas
tant d'attention. Il faut cependant convenir qu'elle
donne au phlegme quelques vertus incifives & fti-
mulantes, mais très-foibles.

§. I I I.

On peut joindre les fommités de fume-terre à
celles de petite centaurée, à caufe de la reffem-
blance de leur goût, de leur principe, de leur
nature & de leurs vertus. Cette plante croît d'elle-
même affez volontiers dans les champs & les jardins. Elle contient plus de parties réfineufes que la
centaurée, & elle eft conféquemment plus amere,
plus âcre & plus chaude.

§. IV.

Quant aux vertus, ces deux dernieres ont à peu près les mêmes que le tréfle d'eau ; on peut conséquemment les lui substituer. Nous devons cependant avertir que les sommités de centaurée n'ont pas tant de force , & qu'en conséquence on peut les employer sûrement dans tous les cas où les amers conviennent. Elles font déterfives, incifives, échaufantes & fortifiantes, & réfiftent à la pourriture. Elles donnent de même que les précédentes , des teintures actives, des extraits , & on peut s'en fervir extérieurement pour les mêmes ufages.

CHAPITRE VI.

Des femences de chardon bénît & de chardon marie.

§. I.

NOus placerons dans cette même claffe les femences de chardon bénît & de chardon marie, à caufe de la grande analogie qu'elles ont avec les plantes précédentes , foit par rapport à leur nature ou à leurs vertus. Les premieres font bleuâtres, un peu groffes , canelées , & armées à leur extrêmité de plufieurs petites pointes. Les autres font rondes, oblongues, d'une couleur brune foncée , légeres & fans pointes.

§. II.

L'une & l'autre renferment une pulpe amere ;

laiteufe, réfineufe - gommeufe - huileufe, qui eft
eependant en plus grande quantité dans le chardon
marie que dans le chardon bénît, dont l'écorce eft
beaucoup plus épaiffe. C'eft uniquement dans cette
pulpe que confifte toute la vertu médicinale de
ces femences, qui lorfqu'on les broye dans un
mortier avec des eaux diftillées, prennent une couleur & une confiftence de lait, avec cette difference
cependant que les émulfions faites avec les femences de chardon bénît font d'un blanc grisâtre, &
celles de chardon marie tirent un peu fur le noir.
Un gros de femence donne une confiftence convenable d'émulfion à dix gros d'eau au moins ; l'é-
mulfion de femence de chardon marie eft cependant plus graffe & plus huileufe que celle de chardon bénît.

<h3 style="text-align:center">§. III.</h3>

Lorfqu'on les employe en émulfion avec les
eaux rafraîchiffantes, diapnoïques & diurétiques,
elles excitent doucement la fueur & les urines, &
font conféquemment très-falutaires dans les petites
véroles, les rougeoles, la péripneumonie, la vraye
pleuréfie, & autres inflammations & fiévres continues, dans le calcul, la diffurie & la ftrangurie.
On les employe auffi avec beaucoup de fuccès dans
les fiévres intermittentes, les fleurs blanches, la
cachexie ictérique, & même pour détruire les vers
qui s'engendrent dans les premieres voyes.

D iij

§. IV.

Il est inutile de parler ici des amers balsamiques
& aromatiques, tels que la myrrhe & autres semblables, dont nous aurons occasion de parler plus
amplement ailleurs.

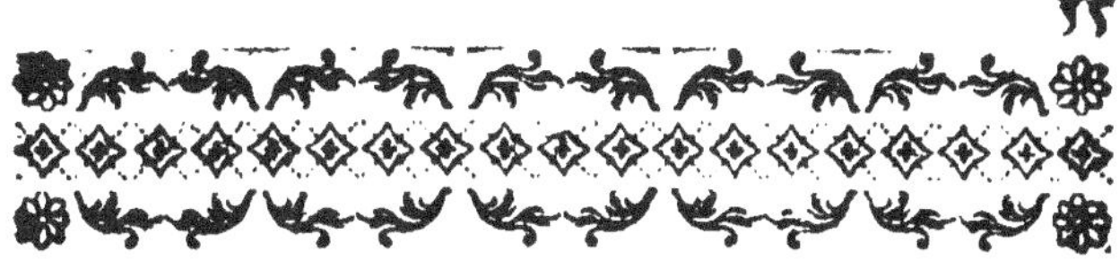

MATIERE MÉDICALE.

SECTION DIXIE´ME.

Des âcres & amers purgatifs, tant émétiques que cathartiques.

CHAPITRE PREMIER.

De la nature & de la difference des émétiques & des cathartiques.

§. I.

ON appelle émétiques ou vomitifs tous les médicamens qui irritent tellement la tunique villeuse-nerveuse de l'eſtomac, qu'il s'enſuit une évacuation par la bouche de tout ce qui eſt contenu dans l'eſtomac, occaſionnée par une forte évacuation & un mouvement périſtaltique entiére-ment contraire au mouvement naturel. On appelle

au contraire cathartiques, ou proprement purgatifs, ceux qui irritent les tuniques des inteſtins, &
qui chaſſent par l'anus les excrémens contenus &
attachés aux inteſtins, en accélerant & en augmentant le mouvement périſtaltique, ce qui occaſionne
néceſſairement dès tranchées.

§. I I.

L'expérience journaliere nous apprend qu'il y a
des cathartiques très-foibles, & qui lâchent doucement le ventre & n'évacuent que très-peu de
matieres, ſans occaſionner preſqu'aucunes tranchées. Quelques-uns à la vérité évacuent beaucoup
& cauſent des tranchées ; mais pour peu qu'on les
prenne dans un tems convenable & avec les précautions néceſſaires, ils ne ſont aucunement nuiſibles, & n'occaſionnent dans le corps humain aucun dommage : d'autres enfin agiſſent avec tant
de force & de violence, que non-ſeulement ils
occaſionnent des tranchées très-violentes, ils augmentent le mouvement de toutes les humeurs &
procurent une évacuation trop conſidérable ; mais
encore ils corrodent toutes les parties qui ſe trouvent à leur paſſage, y occaſionnent des inflammations & affoibliſſent généralement tout le corps ;
d'où l'on voit que l'on a eu raiſon de diſtinguer
les cathartiques, qui different véritablement beaucoup par leur activité, en laxatifs, en cathartiques
complets & en draſtiques. La plûpart des Auteurs

ont auſſi diviſé les purgatifs par rapport aux differentes matieres qu'ils attaquent & qu'ils évacuent,
en panchimagogues, en cholagogues, en phlegmagogues & en mélanagogues ; mais cette diſtinc-
tion ne me paroît pas bien fondée, puiſque tous
les cathartiques proprement tels agiſſent en aiguillonnant, & qu'en augmentant par ce moyen
la contraction des inteſtins & le mouvement périſtaltique, ils évacuent indifferemment tout ce qui
ſe trouve de mobile à leur paſſage.

§. III.

Le principe actif aiguillonnant, ne differe point
eſſentiellement dans les émétiques & les cathartiques. Il paroît cependant un peu plus âcre dans les
émétiques que dans les cathartiques. C'eſt pourquoi ces premiers peuvent irriter plus fortement
la tunique nerveuſe de l'eſtomac, déranger par
cette irritation l'ordre naturel du mouvement périſtaltique, & pouſſer par la bouche les matieres
renfermées dans l'eſtomac ; il n'eſt pas beſoin de
tant de force ni d'un aiguillon ſi puiſſant pour
purger par en bas, puiſque pour cet effet il ne faut
pas que le mouvement périſtaltique des inteſtins
ſoit renverſé, mais ſeulement qu'il ſoit & plus
fort & plus vif. Peut-être encore que la plus grande
ſolubilité du principe actif des émétiques, rend ſon
opération plus prompte ; car il arrive ſouvent que
les cathartiques deviennent émétiques, particulié-

rement lorfqu'avant de les prendre, ils ont été en
plus grande partie diſſous dans un menſtrue convenable, & que les émétiques deviennent auſſi
cathartiques toutes les fois que l'abondance & l'é-
paiſſiſſement du mucus empêchent leur principe
actif de ſe diſſoudre & de ſe développer dans l'eſtomac. On ne peut cependant nier que ce changement ſubit d'émétique en cathartique & de cathartique en émétique vient le plus ſouvent de la ſen-
ſilité, tantôt plus grande, tantôt moindre des
parties nerveuſes-membraneuſes, & autres expo-
ſées à l'action de ces aiguillons, puiſqu'il arrive
très-ſouvent que tel reméde qui occaſionne à dés
perſonnes foibles des vomiſſemens conſidérables,
peuvent à peine lâcher le ventre des perſonnes
robuſtes ou moins ſenſibles.

§. I V.

Les émétiques & les purgatifs tirés du régne
minéral, contiennent un principe groſſier ſalin-
vitriolique, ou ſulphureux regulino - arſenical.
Ceux que l'on tire du régne végétal, contiennent
au contraire une ſubſtance active, gommeuſe ou
ſaline-mucilagineuſe dans les uns, réſineuſe dans
les autres, & dans d'autres enfin gommeuſe-réſineuſe ou réſineuſe-gommeuſe. En effet, l'analyſe
chymique nous apprend que cette ſubſtance à laquelle eſt attachée toute la vertu purgative des
végétaux, ſe ſépare entiérement de quelques-uns

dans un menſtrue purement aqueux, des autres
de même dans des eſprits inflammables bien recti-
fiés, & de quelques-uns enfin, en partie dans l'eau
& en partie dans l'eſprit de vin.

§. V.

Les petits corpuſcules, qui par leur aſſemblage
réuniſſent enſemble toutes ces ſubſtances purgatives gommeuſes, réſineuſes & gommeuſes-réſineu-
ſes, ſont très-ſubtiles & pénétrent conſéquemment
fort vîte les parties ſolides & fluides du corps humain, excitent une forte opération dans les unes
en les inciſant & les atténuant, & dans les autres
en les irritant fortement. Quelques grains, par
exemple, de verre d'antimoine diſſous dans du vin,
font quelquefois vomir fortement. Bien plus, une
infuſion préparée d'étain & de régule d'antimoine, du vin infuſé pendant quelques heures ſeulement, eſt un puiſſant émétique, quoiqu'il n'ait
pour ainſi dire rien, ou du moins très-peu perdu
de ſon poids. Si un enfant téte ſa nourrice après
qu'elle a pris un purgatif, l'enfant ſe trouve également purgé. Il y a même des purgatifs qui appliqués ſur les cauteres pour les déterger, purgent
par en haut & par en bas, comme le rapporte
Walleus de l'ellébore.

§. V I.

Ces petits corpuſcules ne ſont pas ſeulement
ſubtils, ils ſont encore plus ou moins volatils.

C'eft pourquoi les purgatifs réduits en poudre &
confervés pendant quelques tems , ou trop cuits ,
perdent beaucoup de leur vertu & s'affoibliffent
beaucoup , foit de l'une ou de l'autre maniere. On
fçait encore qu'il y a des cathartiques qui mis en
diftillation avec de l'eau dans une cucurbite , com-
muniquent au phlegme des particules purgatives ;
& que conféquemment l'eau qu'on en tire lâche
légérement le ventre , & que le réfidu qui refte
dans la cucurbite eft un peu dépoüillé de fes an-
ciennes vertus. Sans parler des légeres purgations
qui furviennent aux perfonnes fort fenfibles , lorfqu'il leur arrive d'infpirer par les narines , les molécules volatiles répandues dans l'air , dans une
chambre , par exemple , où l'on a mis en poudre
quelque purgatif tel que la rhubarbe.

§. VII.

Cette fubftance gommeufe-réfineufe & réfinofo-
gommeufe , renferme dans fon mélange naturel
un fel âcre plus ou moins cauftique , qui confideré
dans un dégré d'union convenable avec la partie
graffe huileufe , ou du moins phlogiftique très-
fubtile , doit être regardé comme la feule caufe de
fon irritation : car il y a des purgatifs qui ont une
vertu errhine & ptarmique , & qui appliqués fur
la peau y font venir des veffies , particuliérement
lorfque les fujets font délicats. On reffent encore
fort fenfiblement les effets de cette âcreté , dans le

goſier, dans l'eſtomac & dans les inteſtins. En effet, lorſqu'on en mange ils brûlent le goſier, & lorſ-qu'ils ſont très-forts, pris mal-à-propos ou en trop grande doſe, ils corrodent l'eſtomac & les inteſ-tins : on a auſſi obſervé dans l'eſtomac & dans les inteſtins de gens foibles morts à la ſuite de quel-ques remédes draſtiques, les mêmes ſections que celles qui ſe trouvent ordinairement dans l'eſto-mac de ceux qui ont été empoiſonnés avec de l'ar-ſenic, excepté que les draſtiques ne peuvent pas corroder ſi avant.

§. VIII.

Pluſieurs penſent que ce ſel âcre eſt d'une nature alkaline, & *Teichmeier* qui eſt de cet avis, dit que
»la force des purgatifs conſiſte primitivement dans
»le principe ſalin-ſulphureux, plus alkali, un peu
»fixe, qui aiguillonne, réſout les viſcoſités, atténue
»la lymphe & excite la fermentation dans les in-
»teſtins ; car on prouve que le ſel alkali domine
»dans les purgatifs, 1°. par les expériences qu'on
»a faites avec les acides : en effet, toutes les eaux
»minérales mêlées avec le ſyrop violat lui com-
»muniquent une couleur rouge & non verte, d'où
»l'on peut conclure que le ſel purgatif qu'elles
»contiennent eſt alkali ; 2°. par la correction de
»la ſcammonée qui ſe fait avec la vapeur acide de
»ſoufre : donc l'acide de ſoufre détruit la force
»draſtique purgative de la ſcammonée ; 3°. parce

»que prefque tous les purgatifs font amers , & les
»végétaux amers contiennent beaucoup de fel
»alkali ; 4°. parce que la bile même amere & al-
»kaline aiguillonne les inteftins.

§. I X.

Je fuis cependant forcé d'avoüer que toutes les
preuves que rapporte cet Auteur font ou entiérement fauffes & contraires à l'expérience , ou mal
expliquées & mal appliquées ; car les analyfes de
Bolduc & celles que j'ai faites moi-même avec les
purgatifs végétaux , particuliérement les diftilla-
tions douces à fec , prouvent affez que le principe
falin répandu dans le mêlange naturel des cathartiques , n'eft point alkali , qu'au contraire il eft
acide , & qu'on le doit plutôt compter parmi les
fels volatils , que parmi les fels fixes , particuliérement lorfqu'il eft encore combiné avec une fubftance huileufe ou inflammable très-fimple. Les
autres raifons ne prouvent rien non plus ; car outre le fel alkali , les eaux minérales contiennent
encore un fel neutre & un efprit fubtil aigrelet-
fulphureux , aufquels on doit plutôt attribuer leur
vertu purgative qu'au fel alkali. La correction de
la fcammonée , la faveur amere des purgatifs , la
vertu ftimulante & déterfive de la bile , prouvent
encore moins ; car la vapeur acide de foufre ne
détruit point l'alkali qu'on croit exifter dans la
fcammonée , contre l'expérience chymique ; elle

donne feulement à la fubftance huileufe-inflam-
mable, à laquelle le fel acide eft plus ou moins
attaché, une nature plus fixe & un tiffu plus ferré,
& rend conféquemment le développement du fel
acide & la réfolution des molécules entieres plus
lente & plus difficile dans le corps humain. Quant
à la faveur amere, le plus grand nombre & même
les principaux purgatifs tirés du régne végétal tels
que la racine d'hypécacuanha, de jalap, de mécoa-
chan, n'eft point du tout amere, ou n'eft du moins
que d'une amertume très-légere ; & quand même
elle le feroit, on ne pourroit pas pour cela en tirer
une pareille conclufion que celle de notre Auteur,
puifqu'on fçait que le fel fixe que fourniffent les
plantes ameres après qu'elles ont été brûlées, n'eft
point du tout contenu dans leur mêlange naturel,
& qu'il eft le réfultat de la combuftion par la
violence du feu, d'une nouvelle fincrefe & de la
transformation des parties. Il feroit inutile de
rien ajoûter ici fur la bile, dont on n'a point
encore découvert le principe falin ; & quand
même il feroit mieux connu, & qu'il feroit de la
nature des alkalis, il eft aifé de voir qu'on ne peut
rien conclure de là. En effet, l'expérience nous
apprend que les acides & les alkalis ont également
une vertu ftimulante, & que cette vertu ftimulante
confifte, dans les uns dans l'alkali, & dans les autres
dans l'acide. Ceci pofé, il eft manifefte qu'on ne

peut tirer aucune conclusion du principe salin d'un seul à celui des autres, qui ont des vertus analogues.

Nous ajoûterons sur la correction de la scammonée qu'on n'en a pas encore bien prouvé la vérité, & que selon l'expérience même les sels alkalis ont une semblable vertu, & même plus grande & plus certaine. La gomme gutte, par exemple, qui est un drastique encore plus fort que la scammonée, dissoute séparément dans de l'esprit de vin, dans de l'eau & dans quelque liqueur alkaline, a des vertus tout-à-fait differentes ; son infusion spiritueuse purge beaucoup, l'infusion aqueuse agit plus doucement, & sa solution aqueuse alkaline n'a que très-peu d'action : bien plus, si on infuse d'abord la gomme gutte dans de l'esprit de vin bien rectifié, & qu'on dissolve ensuite le résidu dans de l'huile de tartre par défaillance, & qu'on la fasse épaissir de nouveau, à peine lâche-t'elle le ventre, seulement elle pousse copieusement par les urines.

§. X.

Les substances gommeuses & résineuses-gommeuses, agissent toujours mieux, plus doucement & plus sûrement, que les substances purement résineuses & gommeuses-résineuses, qui occasionnent souvent beaucoup de tranchées, & une plus grande commotion & effervescence dans le sang, parce

que

que les menstrues salins-aqueux temperés de l'estomac & des intestins, ont plus de peine à les dissoudre, & qu'ils s'attachent plus fortement aux tuniques des intestins : en général ni la partie saline seule, ni la partie huileuse seule, ni la partie inflammable, & en particulier dans la plûpart des gommeux-résineux & résineux-gommeux, ni la substance gommeuse parmi la substance résineuse pure, ne purgent bien dans des menstrues extraits & séparés ; l'un & l'autre au contraire combinés d'une maniere convenable que la nature a prescrite elle-même, agit fort bien. En effet, la substance résineuse excite de fortes tranchées, & elle est presque la seule cause de la vertu drastique ; la substance gommeuse seule a trop peu d'action, & ne peut tout au plus que provoquer les urines, comme nous le verrons plus amplement par l'examen particulier que nous en ferons.

CHAPITRE II.

De la maniere d'opérer & des vertus des purgatifs & des émétiques.

§. I.

LEs émétiques & les purgatifs parfaits mis en action par la chaleur, la dilation de l'air, par les fluides délayans, & par la contraction naturelle des solides, operent de deux manieres dans l'eſtomac, ſçavoir, 1°. en inciſant un peu & en atténuant les matieres crues & viſqueuſes préter-naturelles, & le mucus naturel qui lubrifie la membrane veloutée de l'eſtomac & des inteſtins ; 2°. en irritant fortement & en excitant en partie les glandes de l'eſtomac à ſéparer une plus grande quantité de liquide ſéreux, & en partie les tuniques mêmes très-ſenſibles à un mouvement périſtaltique plus rapide & plus fort, & même entiére-ment renverſé dans le vomiſſement ; car les parti-cules gommeuſes & réſineuſes plus adhérentes & plus profondément enfoncées dans la membrane veloutée, brûlent comme des charbons ; & en per-çant cette tunique par leurs particules ſubtiles & pointues, picotent la membrane nerveuſe qui eſt deſſous, ce qui occaſionne néceſſairement une contraction plus forte, plus prompte & même ſpaſmodique douloureuſe de la membrane muſcu-leuſe qui lui eſt adhérente, & conſéquemment une prompte & copieuſe évacuation des matieres contenues.

§. I I.

L'action des purgatifs ne ſe termine pas dans l'eſtomac & les inteſtins, elle s'étend également aux viſceres voiſins & même à tout le corps, de trois manieres ; 1°. le mouvement étant rendu plus fort & plus rapide dans les tuniques de l'eſtomac & des inteſtins, par l'action & l'irritation qu'oc-

tañonnent les purgatifs , il fe communique non-
feulement au mefentere qui forme la tunique
membraneufe des inteftins , & qui joint enfemble
la plûpart des vifceres contenus dans le bas-ventre,
mais encore aux nerfs & aux parties du corps les
plus éloignées ; 2°. le fang qui parcourt les vaiffeaux de l'eftomac & des inteftins aquiert un mouvement plus rapide par la contraction prompte &
violente des tuniques, particuliérement de la muf-
culaire , & le communique enfuite aux autres humeurs avec lefquelles il circule ; 3°. enfin il fe
porte au fang & à la lymphe, plufieurs parties actives réfineufes-gommeufes, qui entraînées dans les
vaiffeaux avec ces liquides , irritent dans leur paffage , & par leur adhérence dans un endroit &
dans l'autre , les parois de ces vaiffeaux & particuliérement des capillaires , & rendent par ce moyen
la contraction de tout le genre vafculeux plus
prompte & plus forte. C'eft pourquoi les purgatifs
donnés en petite dofe , ou ajoûtés aux apéritifs ,
deviennent eux-mêmes des apéritifs très-puiffans
& très-actifs, & augmentent la tranfpiration auffi
bien que les urines : bien plus, les émétiques foibles ou qui ne fe diffolvent que difficilement , fe
changent affez fouvent, comme nous le venons de
dire , en cathartiques , & ceux-ci en diaphorétiques
& en diurétiques , pour ne rien dire de l'augmentation de la viteffe du pouls auffi-tôt que le pur-

gatif commence à faire fentir fon action.

Wedelius rapporte une obfervation digne de remarque dans fes *Amen. Mat. Med.* Les purgatifs, dit-il, joints aux apéritifs, les rendent plus actifs. Martianus confeille de même de joindre les purgatifs aux autres médicamens, non pas pour les rendre purgatifs, mais plutôt pour augmenter la vertu de ces mêmes médicamens. Je fçais, dit-il, par une longue expérience, que ces fortes de remédes fe joignent aux purgatifs en moindre dofe qu'on ne les prefcrit lorfqu'on fe propofe de purger, de façon que la vertu des apéritifs fe conferve toujours le deffus : ces purgatifs ne lâchent point du tout le ventre ; au contraire, leur vertu les rend fi actifs par les fueurs ou par les urines, qu'ils deviennent un reméde apéritif très-efficace pour pouffer par ces voyes. Il ajoûte qu'un Danois lui a appris cet ufage qu'il pratiquoit lui-même, comme un fecret pour guérir les fiévres opiniâtres, & qu'il s'en eft très-fouvent fervi lui-même avec beaucoup de fuccès.

§. I I I.

On doit toujours regarder l'activité des émétiques & des purgatifs dans le corps vivant, comme rélative & non pas comme abfolue, puifqu'il eft vrai qu'elle augmente & diminue rélativement aux differens dégrés de force & de fenfibilité, rélative

ment encore à la nature des matieres à évacuer, &
à la diversité d'âge, de sexe, de genre de vie, de
climat, de saison, de tems & autres semblables. En
effet, les corps sensibles dont les fibres se contractent plus vivement & avec plus de vîtesse, & dont
les liquides sont plus mobiles, plus tenus & plus
chauds, sont plus fortement mus après un purgatif
ou un émétique convenable, que ceux dont la vie
est plus languissante à cause du relâchement de
leurs fibres, de l'épaississement & de la lenteur de
leurs humeurs.

Quoique ceci puisse paroître un paradoxe à
quelques-uns, dit Lindestolpius *in Lib. de venen.*
ou du moins à ceux qui ne sont point attention à
l'assemblage méchanique des parties, à la fabrique
élastique des petits filets dont elles sont composées
& aux loix du mouvement, il se confirme cependant le plus souvent en ce que les gens de la cam-
pagne, les Ouvriers & autres d'un tempéramment
fort & robuste, se trouvent beaucoup plus mal
après avoir pris un médicament âcre, que ceux qui
menent une vie délicate, oisive & molle ; car dans
les premiers l'élasticité des filamens des intestins est
si grande qu'ils se contractent fortement à cause des
differens exercices, & qu'ils agissent avec plus de
force sur les médicamens ; dans les autres au contraire, l'oscillation des fibres étant assoupie & les
canaux relâchés, l'aiguillon des remédes ne se fait que

très-peu ou point du tout fentir, ou s'il s'agit abfolument de lâcher le ventre , il faut recourir à des remédes plus forts. . . . Plus les corps élaftiques font
tranfportés au-delà de la fphére de leur repos, plus
ils réfiftent vivement , & plus ils rejailliffent &
choquent fortement, lorfqu'on les abandonne à
eux-mêmes : d'où l'on a fouvent obfervé que les
leucophlegmatiques , les cachectiques , les mélan-
choliques , les fcorbutiques & autres qui ont les
vifceres foibles & embarraffés , ne font aucunement émus d'une légere dofe de purgatifs ; & on a
fouvent remarqué que ceux qui ont une fiévre
tierce intermittente , ne font point purgés pour
prendre un purgatif pendant l'intervalle de la fiévre, mais fimplement après que les petits filets & les
fibres membraneufes des vaiffeaux font déchargés
de l'âcreté ftimulante de la maladie , & que la matiere morbifique eft évacuée.

§. I V.

Les émétiques & les purgatifs détruifent feuls
les differentes efpéces de maladies, ou le font conjointement avec les autres remédes. Ils y concourent de quatre manieres générales : 1°. en évacuant
les faburres amaffées dans les premieres voyes ,
fçavoir , les émétiques, celles qui font contenues
dans l'eftomac, & les purgatifs, celles qui font contenues dans les inteftins ; d'où il arrive que le premier levain étant détruit & n'ayant plus de com-

munication avec le fang , la nature fuffit enfuite plus aifément pour fe débarraffer par les differens organes fecrétoires & excrétoires des impuretés dont elle eft chargée ; 2°. en débarraffant le fang & la lymphe des impuretés qu'ils contiennent par les glandes inteftinales & les autres vaiffeaux excrétoires des inteftins ; 3°. en incifant & détergeant les matieres impures , épaiffes , vifqueufes , tenaces, adhérentes dans les pores ou dans les petits vaiffeaux , ou encore répandues dans les fluides ; 4°. en excitant & en augmentant le mouvement ofcillatoire & la contraction des parties folides , particuliérement des nerveufes-membraneufes, par leurs picotemens réiterés , en partie immédiatement , & en partie moyennant ces ftimulans & la contraction qu'ils excitent, en augmentant la circulation des liquides , en diffipant les ftagnations & les ftafes contre nature , & principalement en augmentant les fecrétions & excrétions par les reins , la peau & les autres organes.

§. V.

Les purgatifs & les émétiques font fort recommandables à caufe de toutes ces vertus , 1°. dans les maladies des premieres voyes occafionnées par des crudités pituiteufes , acides-muqueufes , bilieufes , nidoreufes , ou toute autre matiere hétérogêne contraire à la nature , & qui péche en quantité ou en qualité , telles que font, par exemple, l'anoréxie , la diforéxie, la boulimie, le pica, la malacie, la difpepfie, la bradipepfie, la pefanteur & les inquiétudes d'eftomac, les ardeurs d'eftomac, les coliques, la cardialgie, la diarrhée, la difenterie naiflante, particuliérement celle qui vient de l'eftomac, les vers, &c.; 2°. dans les maladies qui fuppofent quelques impuretés dans le fang ou dans la lymphe & des faburres corrompues dans les premieres voyes, qui font un levain continuel; telles font les douleurs de téte qui furviennent tous les jours après le repas, le bourdonnement & le tintement d'oreille, la goutte ferene, le glaucome commençant, l'ophthalmie fereufe, le coryza chronique, l'apopléxie pituiteufe, les affections foporeufes, la paralyfie, l'épilepfie cacochimique, la mélancholie, la toux, l'afthme ftomachale, les fiévres intermittentes, la cachexie ordinaire & ictérique, la paffion hypochondriaque & hiftérique, les obftructions chroniques & opiniâtres du foye, de la rate, du méfentere, les fuppreffions de régles & des hémorroïdes, les fleurs blanches, l'hydropifie afcite, la leucophlegmatie, la vérole & tous les fymptômes qui en dépendent, tels que la gonorrhée virulente, les bubons, &c., les rheumatifmes, les affections pforiques & fcorbutiques, les ulcéres folitaires, & plufieurs autres efpéces de maladies que la pathologie doit indiquer plus amplement.

§. VI.

Au reste, il faut faire attention qu'on ne les doit jamais employer fans beaucoup de prudence & de connoiffance en médecine ; car de même que les médicamens doux adminiftrés à propos font fort falutaires dans differentes maladies, ils peuvent de même être fort nuifibles, & davantage encore les remédes draftiques, lorfqu'on les donne mal-à-propos & à contretems. Puifque les médicamens âcres font de même que les poifons de cette efpéce, d'une grande activité, on peut donc en quelque maniere faire ici l'application de ce qu'a dit ci-devant *Lindeftolpius* de leur opération & de leurs mauvais effets. »Les corrofifs, dit-il, & les âcres »vénimeux pris intérieurement, picottent, irri-»tent, enflâment, excorient & ulcérent les lévres, »la langue, le gofier, l'œfophage, l'eftomac, les »inteftins, plus ou moins felon leur dégré d'àcreté, »de régidité, de poids, & la figure pointue de leurs »particules ; ils n'ont pas d'eux-mêmes cette qua-»lité nuifible, mais plutôt de la force contractile »des vaiffeaux fur lefquels ils font appliqués ; les »fibres nerveufes de l'eftomac & des vifcéres »étant ainfi irritées, il en réfulte des hoquets, des »vomiffemens, la fiévre ou des fpafmes convulfifs, »tous les autres cordons du fyftême nerveux & les »filamens élaftiques des vaiffeaux dérivés du même »principe étant attaqués de même. Les âcres per-

»çant les vaiſſeaux par leurs vibrations réiterées ;
»& en exprimant les matieres les plus tenues , il
»en réſulte une diarrhée féreuſe ou la dyſenterie ,
»ſuivie de tumeurs ulcérées aux inteſtins & d'une
»puanteur horrible des excrémens. Ces poiſons
»n'agiſſent pas ſeulement ſur ces parties, ils atta-
»quent encore la liqueur vitale & les vaiſſeaux
»qui la contiennent.

§. VII.

Il ne faut jamais donner les émétiques aux femmes groſſes , ou du moins y apporter beaucoup de
circonſpection ; ils ſont également nuiſibles aux
perſonnes pléthoriques, à celles qui ont la poitrine
mal conformée , aux aſthmatiques , à ceux qui ont
des hernies ou la pierre , & qui ſont ſujets aux
crachemens de ſang , non plus qu'à ceux qui ſont
attaqués de fiévres ardentes , inflammatoires , hectiques , de ſpaſmes ou de contractions violentes ,
particuliérement de l'eſtomac & de la poitrine, &
autres maladies ſemblables , parce qu'ils ont trop
de peine à vomir, ou qu'ils ſont trop incommodés
de cet aiguillon ; non-ſeulement les émétiques ,
mais encore les cathartiques complets ſont nuiſibles dans les commencemens lorſque la bile ciſtique eſt répandue en trop grande quantité dans le
duodenum à la ſuite de la colere. Car rien n'eſt
plus fréquent dans la pratique , dit *Hoffmann* , que
de voir des inflammations à l'eſtomac & aux inteſ-

tins occafionnées par la colere , & qu'elles deviennent mortelles fi peu de tems après on boit froid, ou
qu'on prenne quelque purgatif ou émétique , pour
chaffer de l'eftomac la bile qu'on s'imagine êtro
émue par la colere.

§. VIII.

Pour s'en garantir, il faut fe purger ou au printemps ou en automne ; car ceux qui ont coutume
d'être attaqués en hyver de maladies caufées par
l'abondance des humeurs , fe doivent purger en
automne, felon le confeil de Sanctorius , & non pas
au printemps , pour fe remettre par ce moyen dans
le même équilibre où ils étoient au commencement de l'été. Lorfqu'au contraire les maladies
viennent de la mauvaife qualité des humeurs , ils
doivent fe purger au printemps & non en automne , parce que la mauvaife qualité des humeurs
eft plus nuifible en été qu'en hyver. il eft à propos
de diminuer par la faignée la trop grande quantité
du fang avant que de donner à une perfonne plé-
thorique, l'émétique ou un purgatif, & de préparer
par des remédes convenables les matieres qu'on
veut évacuer , afin qu'étant rendues plus mobiles
& plus fluides , elles puiffent être évacuées mieux
& en plus grande abondance. Lorfqu'on fe propofe
l'évacuation de quelques matieres faburreufes
acides-vifqueufes ou glutineufes-muqueufes , on
fait prendre auparavant quelques prifes de fels neu-

tres incififs, tels que le fel digeftif de *Sylvius*, le tartre de vitriol, l'*arcanum duplicatum*, la terre foliée de tartre, &c., mêlés avec quelques fubftances âcres, douces, balfamiques & ameres, telles que la racine d'arum, d'iris de Florence, l'écorce de cafcarille. Lorfque ces impuretés font muqueufes-bilieufes ou nidoreufes, outre les fels neutres ordinaires, on fe fert encore des fels nitreux & acides, tels que la crême de tartre, le fel d'ozeille, &c.

§. I X.

Après que l'évacuation eft faite, il faut faire prendre des ftomachiques pour fortifier l'eftomac plus ou moins affoibli, de peur que la foibleffe de l'eftomac ne concoure à la formation de quelques nouvelles crudités. Pour cet effet, on recommande entr'autres la teinture de racine de gentiane rouge, de dictam blanc, l'eau de meliffe, de menthe, de fleurs de camomille romaine, les confitures d'écorce de citron, d'orange, de cafcarille avec l'efprit de vin ou la liqueur vineufe de terre foliée de tartre, ou quelqu'autres eaux diftillées, ou l'oleofaccarum de citron, de canelle, d'efprit de nitre dulcifié, mêlé avec quelques gouttes d'huile de citron d'Italie, & autres femblables.

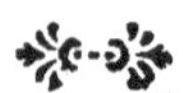

CHAPITRE III.
De la rhubarbe.

§. I.

QUelques-uns comptent de quatre sortes de rhubarbe ; 1°. la rhubarbe de Chine , du Levant, d'Orient, ou la vraye rhubarbe des boutiques ; 2°. la rhubarbe de Thrace, ou le vrai rhapontic, ou la rhubarbe de pont ; 3°. la rhapontic ordinaire ; 4°. enfin la rhubarbe des Moines.

§. II.

La rhubarbe de Chine ou du Levant , est une racine grosse, oblongue, tubereuse , & malgré son tissu fongeux assez pesante, d'une couleur extérieurement jaune, obscure, intérieurement de couleur de chair ou d'un jaune rougeâtre, & parsemée de rayes rouges d'une saveur fort amere & un peu nauseabonde, d'une odeur âcre & aromatique.

§. III.

Cette plante est une espéce de lapathum majus qu'Abraham Munstingius appelle *lapathum Chinense longifolium* : »La rhubarbe lanugineuse ou »le lapathum de Chine à longues feüilles, dit-il, »est une plante très-rare en ce Pays-ci, fort agréa-»ble aux yeux, & que Dieu a créée pour remédier »aux infirmités des hommes afin qu'ils soient tou-»jours en état de célébrer sa gloire ; c'est une

»racine vivace, groffe, prefque ronde, longue
»d'un peu plus d'un demi-pied, entourée de petites
»fibres, d'une couleur extérieurement jaune ou
»d'un rouge noirâtre, intérieurement d'un beau
»jaune parfemé de rayes rouges, qui fe paffent
»cependant à mefure que la racine fe flétrit, natu-
»rellement fucculante, d'un fuc jaunâtre en partie
»vifqueux, très-amer & défagréable au goût.

§. I V.

Elle croît dans la partie Septentrionale de l'Em-
pire de la Chine, & nous eft apportée par differens
Marchands des Indes ou par les Hollandois. Le
commencement du printemps eft, felon Bernard
Valentinus, le tems le plus propre à la cueillir,
auparavant que fes nouvelles feüilles ayent tiré le
fuc qui eft renfermé dans la racine ; après quoi elle
devient moins pefante & a moins de vertu lorfqu'elle eft tirée de terre ; on ôte toutes fes fibres, on la dégage de toutes les impuretés qui l'en-
velopent, on la coupe par gros morceaux, on la
laiffe pendant quatre jours fur des clayes à l'ombre, où l'on a foin de la tourner trois ou quatre
fois le jour, afin qu'elle fe defféche infenfiblement
fans rien perdre de fon fuc ; c'eft pourquoi l'on
doit choifir les morceaux les plus fecs, compacts,
odoriferens, qui communiquent une couleur jaune
à la falive, lorfqu'on les mâche, & rejetter ceux
qui font légers, cariés, vieux & fans odeur.

§. V.

La rhubarbe est composée d'une terre inerte &
de beaucoup de substance saline - gommeuse,
mêlée d'une si petite portion de résine qu'on ne la
peut connoître, parce qu'on peut à peine l'en tirer
& la séparer, suivant les analyses chymiques qu'on
en a faites; une once de rhubarbe du Levant fournit environ une demi once & quelques grains d'extrait gommeux, dont un demi-gros séparé de la
troisiéme infusion fournit une terre très-tendre,
mêlée de quelques particules gommeuses, & qui
n'est nullement purgative. Son infusion aqueuse est
d'abord d'une couleur jaune foncée, tirant un peu
sur le rouge, d'une saveur légérement amere, ensuite un peu austere & légérement astringente;
un seul gros de cette infusion est plus purgatif
que tout l'extrait préparé de deux pareilles doses
d'infusion. Bien plus, vingt-quatre grains de rhubarbe en poudre lâchent mieux le ventre que ne
le feroit l'infusion aqueuse d'une dragme & demie,
& mieux encore qu'une dragme d'extrait. L'infusion spiritueuse est d'une belle couleur jaune & est
moins amere que l'infusion aqueuse. Au reste, il
est assez vraisemblable que cette teinture vient,
sinon entiérement, du moins en partie, du phlegme
qui s'attache ordinairement en assez grande quantité aux menstrues spiritueux, car elle ne devient
point laiteuse lorsqu'on verse dessus de l'eau froide,

changement qui fe manifefte cependant d'ordinaire dans l'inftant du mélange de l'eau avec quelques teintures véritablement réfineufes. L'extrait qu'on en tire a une vraye odeur de rhubarbe , & peut purger doucement un adulte , à la dofe d'une dragme & demie. Le réfidu defféché differe peu de la rhubarbe même par fa couleur , par fon odeur , par fa faveur & par fes vertus , & lâche affez promptement le ventre ; lorfqu'on le laiffe en digeftion dans de l'eau , il fournit uné teinture chargée , & encore une affez grande quantité d'extrait actif après qu'on l'a fait évaporer.

§. V I.

Tous ces principes contiennent beaucoup de particules volatiles , defquels dépendent en plus grande partie toute leur vertu purgative ; & lorfqu'on les diftille avec de l'eau , ils tranfmettent à l'eau qui monte dans la diftillation , des vertus laxatives ; c'eft pourquoi la rhubarbe perd beaucoup de fes vertus par la décoction , & fon extrait devient prefque inert ; de forte qu'il peut à peine produire enfuite aucun effet fingulier. Ces particules actives volatiles qui s'élevent peu à peu en vapeurs infenfibles , à mefure qu'elles fe détachent de la fubftance fixe , femblent être d'une nature acide-huileufe-inflammable ; car la rhubarbe diftillée dans une retorte à feu fec fournit d'abord du phlegme d'une faveur très - foible, mais

mais cependant d'odeur de rhubarbe, enfuite une
liqueur de plus en plus acide , & enfin un peu
d'huile ; & il refte dans la retorte une tête morte ,
qui lavée dans l'eau fournit un peu de fel alkali
fixe , produit ou par la combuftion ou par une
forte calcination.

§. VII.

La rhubarbe du Levant eft un purgatif auffi doux
que sûr : de plus, elle fortifie les folides lorfqu'on la
donne en fubftance ou en infufion aqueufe ; elle
corrige & déterge par fon amertume , l'inertie & la
vifcofité de la bile ; elle fupplée même au défaut de
la bile naturelle , lorfqu'on en mâche avant le
repas , & en remplit parfaitement bien les fonctions dans le tems de la chilification ; c'eft pour
cette raifon que la rhubarbe eft très-falutaire ,
particuliérement aux ictériques dont la bile eft
fans action , ou qui n'en ont point du tout dans
les inteftins ; enfin la rhubarbe provoque doucement les urines , réfoud les humeurs groffieres &
toutes les impuretés répandues & agglutinées dans
les petits vaiffeaux ; elle eft conféquemment très-
falutaire dans les crudités d'eftomac acides-pitui-
teufes , lorfque la chilification eft dérangée , dans
les diarrhées, la lienterie, la cœliaque, la dyfenterie, l'ictere, lorfqu'on eft incommodé des vers ,
de la pierre , aux hypochondriaques qui ont le
ventre pareffeux , dans les fleurs blanches , &

differentes autres maladies qui demandent des purgatifs doux & fortifians. On la preſcrit en poudre
pour purger les adultes, depuis un ſcrupule juſqu'à
une demi-dragme , ſeule ou mêlée avec la crême
de tartre , le ſel d'ebſom , de ſedliz , de nitre ou
quelqu'autre ſel neutre , & en infuſion dans de l'eau
ou du vin , depuis une dragme juſqu'à deux &
même juſqu'à une demi-once. Lorſqu'on l'ajoûte
aux autres purgatifs dans la vûe ſeulement de réſoudre , de déterger & de fortifier , on n'y en met
que quelques grains ſeulement.

§. VIII.

Il y a un ſi grand rapport entre la rhubarbe de
Chine & le rhapontic de Thrace, quant à la plante &
à la racine, qu'on peut à peine les diſtinguer ; quelques-uns même y trouvent ſi peu de difference ,
qu'ils n'y en mettent d'autre que celle du Pays.
Le rhapontic , dit *Herman* , eſt la racine du grand
lapathum de Thrace ; cette racine eſt groſſe, oblongue , rameuſe , branchue , jaune extérieurement ,
intérieurement ſaffranée, tachetée, rare ; coupée par
rouelles , elle montre des ſpires ; elle eſt d'une ſaveur aſtringente , d'une légere âcreté & d'une foible odeur.

La rhubarbe & le rhapontic portent des fleurs &
des ſemences ſemblables. Le port de ces deux plantes ne differe en rien , & elles ne ſont effectivement
differentes que par leurs racines ; d'où l'on préſume

que c'eſt la même plante. Cette variété entre leurs racines peut venir du terrein, &c. *Herman* a raiſon d'ajoûter cette raiſon ; car à bien examiner les propriétés de l'une & de l'autre racine, on reconnoît quelque difference. On nous apporte la rhubarbe de Chine ou du Levant, ſelon *Pomet*, en gros morceaux ronds rayés tranſverſalement. Le rhapontic vient de Thrace en morceaux longs, marqués de longues rayures rouges, & extérieurement plus jaune que la rhubarbe du Levant : de plus, cette racine ſe moiſit plus aiſément, elle perd plutôt ſa chaleur & ſes forces, elle imprime ſur la langue une ſaveur plus aſtringente qu'amere & laiſſe la bouche viſ-queuſe ; elle croît en Thrace & dans le Royaume de Tartarie près du fleuve Wolga ou Rha, d'où cette plante ſemble emprunter le nom de rhubarbe ou de rhapontic. En effet, ce mot rhubarbe ſignifie racine qui croît dans un Pays barbare près du fleuve Rha, & rhapontic ſignifie racine qu'on ramaſſe près du fleuve Rha au-delà du Pont Euxin.

§. I X.

On nous envoye du rhapontic ordinaire, ou du faux rhapontic de quelques Provinces d'Italie, particuliérement de Savoye, de Lithuanie, &c. ; c'eſt une racine oblongue, rouſſâtre extérieurement & intérieurement jaunâtre, d'une ſaveur amere & aſ-tringente, d'une odeur très-forte & nauſeabonde, particuliérement lorſqu'elle eſt récente. Les Botaniftes appellent cette plante *rhaponticum folio helenii incano* , & ils la rangent dans la famille des bluets , à caufe du duvet de fon calice ; quant aux vertus, ils lui attribuent à peu près les mêmes qu'au vrai rhapontic de Thrace , & ils donnent à cette derniere les mêmes qu'à la rhubarbe du Levant ; ils croyent cependant l'une & l'autre plus aftringentes , à caufe qu'elles contiennent une plus grande portion de terre & de fubftance vifqueufe , & c'étoit pour cette raifon qu'on s'en fervoit autrefois avec tant de fuccès , intérieurement & extérieurement dans les hémorragies mêmes , les playes , les chutes , le fang grumelé , &c. On fe fert aujourd'hui rarement du faux rhapontic ; mais on mêle fouvent celui de Thrace avec la rhubarbe de Chine , ou on le lui fubftitue par fublité.

§. X.

Il nous refte encore à parler de la rhubarbe des Moines ; c'eft une racine longue & fibreufe femblable à celle d'angélique , mais plus pefante & plus compacte , extérieurement d'un roux obfcur & jaune intérieurement , qui ne porte aucunes rayes blanches ni rouges ; c'eft encore une efpéce de lapathum , connu fous le nom de *lapathum hortenfe latifolium* ; cette plante croît en abondance en Amérique , d'où on l'a apportée dans nos jardins ; quelques-uns prétendent qu'elle doit fon nom à des Moines , Commentateurs de

Mefué, qui l'ont employée faute de rhubarbe du
Levant ; elle a à peu près les mêmes propriétés que
la vraye rhubarbe, mais elle eft bien plus foible &
s'employe à double dofe. Au refte, on peut fans
aucun inconvénient la lui fubftituer en toute occafion.

CHAPITRE IV.

De la racine d'Ipécacuanha.

§. I.

L'Ipécacuanha eft une racine genoüillée à peu
près de la longueur du petit doigt, d'une
faveur auftére, un peu amere & âcre, fans aucune
odeur remarquable lorfqu'elle eft defféchée, d'une
couleur rouffe ou grisâtre, d'où on l'a diftingué
en rouffe & en grife.

§. II.

Il croît en Amérique, fur tout au Bréfil ;
& particuliérement dans le voifinage des mines
d'or, d'où les Portugais & les Hollandois le tranf-
portent dans toutes fortes de Pays. Bernard *Valentinus* rapporte qu'on charge du foin de ramaffer
cette racine ceux qui font condamnés à travail-
ler aux mines ; & que malgré l'attention qu'ils
y apportent, ils n'en peuvent pas ramaffer plus
de douze livres dans l'efpace d'un an. C'eft pourquoi cette racine eft chere ; on ne pourroit pas

même l'acheter au haut prix où elle est, si les habitans ne l'échangeoient pour d'autres marchandises.

Morisson appelle cette plante, *Planta Brasiliana periclymeno accedens flosculis congestis albis* ; & *Kaius* l'appelle *herba paris Brasiliana polycoccos.* Elle s'éleve à une hauteur médiocre, & est en partie rampante & en partie droite ; elle porte des feüilles oblongues très-pointues, fort semblables à celle de la pariétaire de notre pays. Les fleurs qui naissent des aisselless des feüilles, sont de petites fleurs pentapétales blanchâtres, qui se convertissent en bayes d'une couleur rougeâtre tirant sur le brun ou sur le roux, à peu près de la grosseur d'une petite merise. Ces bayes renferment une pulpe blanche succulente, qui sert d'envelope à deux petites semences dures, jaunâtres, & à peu près semblables à une lentille.

§. I I I.

Les principes actifs de cette racine qui sont en partie résineux & en partie gommeux, résident uniquement dans l'écorce ou la partie extérieure, qui est rude & qui semble former une chaîne de petits anneaux. La partie intérieure ligneuse est si inerte, qu'on n'en peut, pour ainsi dire, séparer aucune portion de substance active. D'une once de racine d'ipécacuanha gris, qui est celui dont on se sert le plus communément en ce pays, & qu'on croit plus actif & plus doux que le roux , j'ai retiré trois dragmes de premier extrait aqueux ou gommeux , & quatre scrupules de premier extrait spiritueux , sur quoi je dois cependant avertir que je n'ai employé que l'écorce que j'ai eu soin de bien séparer de sa partie ligneuse. L'infusion aqueuse est transparente après la filtration , d'une couleur brune , rougeâtre ou jaunâtre , d'une odeur foible approchant en quelque façon de celle de semence de Carvi , d'une saveur amere , âcre & un peu astringente. L'extrait qui est d'une couleur brune foncée a aussi le même goût ; l'infusion spiritueuse est de couleur jaune tirant un peu sur le brun & le rouge, d'une odeur foible , nauseabonde & d'une saveur âcre, à peu près semblable à celle du poivre. Son extrait épaissi porte une légere odeur balsamique , & laisse sur la langue une saveur amere , âcre & un peu astringente. *Bolduc* a traité chymiquement ces deux racines , la grise & la rousse , il n'a pas trouvé dans l'une & dans l'autre la même quantité de principes ; il dit avoir retiré d'une once de racine grise trois dragmes & demie de substance gommeuse, & seulement trois grains de substance résineuse ; d'une même quantité de racine rousse , une dragme & un scrupule seulement de substance gommeuse & trois grains de même substance résineuse ; mais je pense que cette portion de principe résineux est trop petite & qu'il en a été emporté une partie avec la fubftance réfineufe.

§. IV.

C'eft principalement dans la fubftance réfineufe de cette racine que confifte fa vertu émétique, ftimulante & quelquefois nuifible ; & c'eft dans fa fubftance gommeufe que réfide fa vertu catartique & un peu aftringente par la fuite ; c'eft pourquoi l'opération de cette racine eft plus lente & plus fûre, lorfqu'avant de la faire prendre on la dépoüille de fon principe réfineux, en la laiffant un peu de tems en digeftion dans de l'efprit de vin bien déflegmé. Elle perd auffi par ce moyen fa vertu émétique & devient un purgatif plus fûr pour les perfonnes d'un tempérament foible, qui ne vomiffent qu'avec peine, & pour ceux qui ont la dyfenterie, aufquels une trop forte commotion des humeurs pourroit être nuifible, à caufe de la fiévre qui accompagne leur maladie.

§. V.

Lorfqu'on met cette racine en diftillation à fec dans une retorte, l'une & l'autre, c'eft-à-dire, la grife comme la rouffe, fournit d'abord un peu de flegme, enfuite un peu d'efprit acide & enfin un peu d'huile, avec cette difference cependant que la rouffe donne un peu plus d'efprit acide & moins d'huile que la grife, difference qui à mon avis eft la caufe pour laquelle la rouffe opere plus fortement que la grife. *Bolduc* de fon côté penfe que les

principes de la rouffe font plus volatils que ceux
de la grife, & qu'en conféquence toute la difference de leur activité dépend de celle de leur volatilité. Je crois cependant que la caufe de cette
difference dépend plutôt du mélange du fel acide
avec l'huile, qui comme le prouve l'analyfe dont
nous avons parlé, fe trouve en plus grande quantité dans la grife que dans la rouffe, & conféquemment le fel acide ftimulant qui fe trouve en très-
petite quantité dans la grife, eft plus capable d'em-
barraffer, d'émoufer & de calmer.

§. V I.

Cette racine donnée en poudre aux adultes,
depuis un fcrupule jufqu'à vingt-cinq grains ou
même un demi-gros, pouffe les recremens mobiles
par en haut & par en bas, & après l'évacuation
rend par le moyen de fes parties terreufes, la force
aux membranes relâchées qu'elle refferre légérement. C'eft conféquemment un très-bon purgatif
pour les femmes qui ont des fleurs blanches, pour
ceux qui ont une dyfenterie ftomacale naiffante,
particuliérement lorfqu'on a eu la précaution de
la laiffer quelque tems en macération dans l'efprit
de vin pour la dépoüiller de fa partie réfineufe. On
la donne rarement en infufion dans le vin ou dans
l'eau.

CHAPITRE V.
Du Jalap.

§. I.

LE jalap eſt une racine groſſe, oblongue, d'une ſaveur nauſeabonde & âcre, lorſqu'elle eſt en poudre ; la racine eſt d'une couleur extérieurement noirâtre ou d'un gris obſcur, intérieurement marquée de rayes blanches ou d'un pâle jaunâtre. On la grille ou bien on la fait fortement deſſécher, après l'avoir coupée par rouelles pour la débiter enſuite. Il faut choiſir les morceaux les plus durs, les plus peſans & ſans carie, qui contiennent plus de ſubſtance noire réſineuſe, que de ſubſtance farineuſe blanchâtre : car ſelon le ſentiment de *Valentinus*, pour s'aſſûrer de la bonté de cette racine, on l'approche du feu & de la chandelle ; & lorſqu'elle eſt bonne, elle prend feu ſur le champ, particuliérement les gros morceaux qu'on ne caſſe pas aiſément avec la main, mais qu'on peut cependant briſer à coups de marteau, qui noirciſſent extérieurement, paroiſſent intérieurement luiſans & réſineux, & ſont d'une ſaveur aiguë & âcre ; il faut auſſi avoir ſoin de ne ſe pas laiſſer tromper & de ne pas les confondre avec la racine de bryone ou autres ſemblables, que les Marchands mêlent quelquefois pour en impofer. On doit encore l'acheter par préference en morceaux entiers plutôt que de la prendre en pou-dre, qui le plus souvent est vieille ou gâtée.

§. II.

On nous apporte de la nouvelle Espagne cette racine, que quelques-uns appellent méchoacan noir, bryone d'inde, &c. On dit cependant qu'elle croît en abondance, & même sans y être cultivée, dans l'Isle Madere. Cette plante tire son nom, selon quelques-uns, de Xalappa, Ville de la nouvelle Espagne, ou selon d'autres de Xalapo, port d'A-mérique, peut-être parce qu'elle croît en abon-dance dans le voisinage de cette Ville, ou qu'on l'y apporte pour la vendre, & qu'on la transporte ensuite dans le Port que nous avons cité, pour être ensuite transportée de là avec les autres mar-chandises qui en proviennent, dans tous les pays où l'on en fait usage. Quelques Botanistes rangent cette plante dans la famille des bryones, d'autres avec plus de raison dans celles du solanum ou du convolvulus. *Tournefort* l'appelle, solanum Mexi-canum, magno flore semine rugoso, & *Pluckne-tius*, convolvulus Americanus, connu sous le nom de jalap.

§. III.

Cette racine contient des principes actifs, gom-meux & résineux. Une once de bonne racine con-tient environ une demi-once du premier & deux

ſcrupules du ſecond. On doit cependant remarquer
que ni l'un ni l'autre ſeuls , c'eſt-à-dire , ni la
ſubſtance réſineuſe , ni la ſubſtance gommeuſe
priſes ſéparément, ne purgent bien , & que pour
cet effet elles doivent être combinées enſemble.
En effet , la ſubſtance gommeuſe ſeule & priſe
ſéparément, lâche peu le ventre & pouſſe davantage
par les urines, ou plutôt n'a que cette ſeule vertu.
La ſubſtance réſineuſe ſeule de même purge à la
vérité beaucoup , mais elle occaſionne beaucoup
de tranchées & ſouvent très-violentes. Ç'eſt pourquoi il eſt plus ſûr de donner la racine même en
poudre , qui fait de très-bons effets , à cauſe de la
combinaiſon de ſa ſubſtance réſineuſe & gommeuſe. Ceci indique pourquoi la réſine de jalap tirée
dans de l'eſprit de vin fort peu rectifié , a plus de
force que lorſqu'elle a été extraite dans de bon
eſprit de vin bien défiegmé , puiſqu'elle occaſionne
de fortes tranchées , mais cependant qu'elle
purge moins que la premiere : car il eſt faux ,
quoiqu'on en puiſſe croire , que l'eſprit de vin
affoibliſſe les vertus purgatives, puiſqu'il eſt conſtant au contraire que dans le premier cas cette
réſine n'eſt plus active que par l'extraction ſimul-
tanée du principe gommeux & du principe réſineux dans de l'eſprit de vin encore chargé de
beaucoup de phlegme.

On compte cette racine parmi les meilleurs purgatifs, les plus sûrs & les plus forts. Lorsqu'elle est naturelle & bien noire, elle n'a besoin ni de correctif, ni de stimulant. On la range particuliérement parmi les hydragogues ; mais à mon avis on peut, pour d'aussi bonnes raisons, la mettre au nombre des panchimagogues. On la prescrit en poudre pour les adultes, depuis un scrupule jusqu'à un demi-gros & même deux scrupules ; pour les jeunes enfans & pour ceux qui sont encore au lait, depuis deux grains jusqu'à trois ou quatre. Elle sert non-seulement à purger ces derniers, mais de plus, elle opere encore chez eux comme un anodin & les fait dormir. On la donne en infusion dans le vin depuis un scrupule jusqu'à deux, & dans l'eau depuis une dragme jusqu'à deux.

CHAPITRE VI.

Du Méchoacan blanc & de la racine de bryone.

§. I.

LE méchoacan blanc que quelques-uns appellent rhubarbe blanche, méchoacan du Pérou, bryone d'Amérique, scammonée d'Amérique, &c., est une grande racine légere, parsemée d'anneaux dans toute sa substance, d'une couleur intérieurement blanche & grise extérieurement, sans

aucune odeur & faveur particuliere , excepté lorſqu'on la mâche pendant long-tems , qu'elle laiſſe
ſur la langue un ſentiment d'àcreté & de cuiſſon.
On ne nous l'apporte point entiere, non plus que
le jalap ; on la coupe ſur les lieux par morceaux
longs qu'on fait un peu griller. On doit choiſir celui
qui eſt nouveau, denſe, compact, peſant, d'un blanc
jaunâtre, & rejetter au contraire celui qui eſt trop
blanc, rare, léger, carié, qui ſe briſe aiſément &
qui eſt mêlangé de morceaux de bryone du pays,
qui a une faveur amere, & ſe diſtingue conſéquemment par ce moyen de la racine de méchoacan,
qui eſt preſque ſans goût.

§. II.

Cette plante croît dans la nouvelle Eſpagne, en
Amérique, particuliérement dans l'Iſle de Méchoacan, & en la Province de Nicarague dans le
Continent. *Schroëder* penſe qu'il y en a de deux
ſortes, & dit que celle qui vient dans l'Iſle Méchoacan, n'eſt pas ſi bonne & a moins de vertu, &
que celle qui croît à Nicarague eſt bien meilleure. *Tournefort* range cette plante parmi les
bryones rempantes, & la nomme *Bryonia Ameri-
cana reṕens folio anguloſo ;* d'autres la rangent avec
plus de raiſon parmi les convolvulus, & ce n'eſt
effectivement qu'un convolvulus d'Amérique,
Convolvulus Americanus jeticu dictus. Cette plante
a été connue en Europe avant le jalap, & a été

découverte, dit-on, par des Moines Espagnols ;
les habitans la connoissoient cependant long-tems
auparavant qu'ils y soyent allés.

§. I I I.

Outre une terre subtile, blanchâtre, en quelque façon farineuse & un peu de résine, cette
racine contient encore une assez grande quantité
de substance gommeuse-saline, de laquelle dépend
presqu'uniquement toute sa vertu purgative. Une
once contient environ trois dragmes de principe
gommeux & un demi-scrupule seulement de principe résineux, ce qu'on doit entendre de la racine
récente, compacte & entiere ; car celle qui est
vieille, cariée & trop légere, a beaucoup moins de
vertu & a perdu presque la moitié de son principe
actif. Son infusion aqueuse est d'un jaune brun,
un peu trouble, d'une odeur & d'une saveur nauseabonde & un peu âcre. Lorsqu'on la fait évaporer, elle pousse continuellement des vapeurs nau-
seuses ; & lorsqu'elle est assez épaissie, il reste
un extrait d'un brun obscur d'une mauvaise odeur,
mais foible, d'une saveur subtile & acre, qui provoque la salive & qui approche de celle de pyrethre, lorsqu'il est affoibli. Son infusion spiritueuse
est fort transparente, d'un beau jaune d'or, &
laisse moins d'âcreté sur la langue que l'infusion
aqueuse. L'extrait qu'on en tire par l'évaporation
est jaunâtre, d'une odeur foible, en quelque façon

naufeabonde & d'une faveur âcre, de maniere
cependant que cette âcreté eft bien plus fenfible &
augmente beaucoup fur la langue. Cette racine ne
fournit rien de particulier par la diftillation à fec,
excepté que quelquefois elle fournit plus de liqueur acide & moins d'huile que le jalap.

§. I V.

Bolduc dit qu'on apporte quelquefois des Indes
le fuc de cette plante épaiſſi, préparé en maſſe fous
la forme de petits pains d'environ trois onces,
qu'on appelle fuc laiteux de méchoacan ; d'autres
difent que ce fuc découle naturellement de la
plante après y avoir fait quelques incifions, qu'il
s'épaiſſit enfuite,& que conféquemment il n'eſt pas
inutile. *Bolduc* nous apprend cependant lui-même
le contraire , car il a eu occafion de le prefcrire à
differens fujets pour les purger , & il n'a jamais
produit cet effet , d'où il conclut qu'il n'a aucune
vertu laxative. Afin de découvrir fa vraye nature &
fes propriétés , il a fait macérer cette racine dans
l'eau au moyen d'une légere chaleur : pour mieux
réuſſir, il l'a mife dans un vafe fermé, de peur que
l'air libre extérieur n'en altérât la couleur blanche;
après l'avoir enfuite fait macérer & triturer pour
en former une pâte, il la mit au preſſoir, & en tira
par expreſſion un fuc laiteux , qui quelques jours
après dépofa au fond un fédiment blanchâtre ;
ce fuc defféché étoit entiérement femblable à
celui

celui qu'on nous apporte de l'Inde, & ne faifoit fur le corps aucune impreffion confidérable, ce qui le lui fit regarder de même que le précédent comme une fécule inerte de la racine de Méchoacan ; l'eau décantée de deffus ces fécules, de même que l'extrait aqueux, étoit un affez bon laxatif.

§. V.

De bonne racine de Méchoacan, bien choifie, n'a de même befoin d'aucun correctif. Lorfqu'on la donne en poudre, elle déterge & lâche doucement le ventre, & elle abforbe l'acide des premieres voyes, moyennant la terre tendre, fubtile & farineufe qu'elle contient. On la prefcrit aux enfans, à caufe de fa nature temperée & de fa douce opération, felon leurs differens âges, depuis quatre grains jufqu'à un demi-fcrupule, & aux adultes depuis un fcrupule jufqu'à deux en poudre, & depuis une demi-dragme jufqu'à une dragme entiere dans une infufion aqueufe ou vineufe. On peut auffi fort aifément l'ajoûter aux poudres apéritives & réfolutives qu'on fait prendre aux enfans, qui ont le ventre dur & gonflé, la fiévre quarte ou autres femblables maladies.

§. VI.

La racine de bryone, de couleuvrée ou de vigne blanche, eft de la même nature que le Méchoacan, excepté qu'elle contient des principes beaucoup plus âcres, que conféquemment elle opera

Section X. G

avec beaucoup de force & qu'elle occafionne differens mauvais fymptômes , particuliérement aux
perfonnes foibles & fenfibles. Sa racine eft groffe,
s'étend beaucoup , eft d'une couleur extérieurement jaunâtre & intérieurement blanchâtre, d'une
mauvaife odeur , & d'une faveur fort âcre & naufeabonde ; elle contient plus de principe gommeux que de réfineux. En effet , une once de racine
féche contient environ une demi-once ou cinq
dragmes de fubftance gommeufe & une demi-
dragme de réfineufe. On obtient à la vérité une
plus grande quantité d'extrait par la premiere infufion avec l'efprit de vin ; mais , comme nous l'a-
vons dit ci-deffus , il n'eft pas purement réfineux ,
il eft auffi gommeux. Ses vertus cathartiques dépendent de l'un & de l'autre principe , plus cependant du réfineux que du gommeux.

<h3 align="center">§. VII.</h3>

Cette racine eft depuis long-tems comptée parmi
les plus puiffans phlegmagogues ; quelques-uns
l'employent encore comme un fpécifique dans des
infufions aqueufes ou vineufes, dans les éclegmes &
les électuaires pour diffoudre le fang gommeux ,
pour chaffer la pierre , dans l'afthme pituiteux &
cacheétique, la cachexie univerfelle & l'hydropifie
du bas-ventre , de la poitrine & celle de la matrice ;
mais je ne confeille point de l'employer, ni comme
purgatif, ni comme émétique, parce qu'elle agit avec

trop de violence & qu'elle cause quelquefois de fortes convulsions. Il y a plus de sûreté à s'en servir extérieurement dans les emplâtres, les linimens & les cataplasmes dont on se sert pour résoudre, dans les douleurs opiniâtres de quelques parties & les convulsions occasionnées par l'obstruction des vaisseaux : on peut encore s'en servir quelquefois, mais plus rarement & en petite dose, dans les lavemens stimulans pour les hydropiques.

CHAPITRE VII.

De la racine d'Ellébore noire.

§. I.

ON trouve dans les boutiques de deux sortes d'Ellébore, de blanc & de noire. Le blanc dont nous avons déja parlé, a été banni de la classe des purgatifs à cause de sa violence, & on ne s'en sert plus que comme ptarmique. Le noir étoit le meilleur & presque le seul cathartique que connussent les Anciens, & même aujourd'hui le regarde-t'on encore comme un reméde dont on doit faire cas. Cette racine est composée de plusieurs petites racines fines & fibreuses, qui partent d'une seule tête, noirâtre extérieurement, blanchâtre en dedans. Elle est d'un goût amer, âcre, piquant, d'une odeur ingrate & *nauseabonde*.

§. I I.

Ces differentes efpéces font bien diftinguées par leur dégré de bonté. Du tems d'Hippocrate, on préferoit celle qui venoit en abondance fans cul-ture dans une Ifle de Theffalie nommée Anticyre. Préfentement on donne la préference dans prefque toutes les boutiques de l'Europe à celle de *Stirie* & de *Suiffe*, puis à celle d'Angleterre & enfin à celle de Bohême, d'Auftrafie & de Thuringe. Il faut choifir celle dont les filets de la racine font plus menus, plus petits, bien fecs & bien né-toyés, parce qu'elle eft préferable à celle dont les filets font plus forts, ces filets étant d'aiHeurs bien meilleurs que la tête. La plante qui pouffe la meil-leure racine s'appelle ellébore noir à feüilles étroites.

§. I I I.

La fubftance purgative dont les filets de la petite racine dont nous venons de parler font garnis, eft en partie réfineufe & en partie gommeufe ; & il y a dans une once environ trois gros & un fcrupule de principe falin-gommeux & un gros deux fcru-pules de principe réfineux. Nous devons néanmoins avertir que ces principes font fi étroitement unis enfemble, qu'on ne peut les féparer l'un de l'autre, même en fe fervant des menftrues les plus conve-nables. C'eft auffi là pourquoi les Chymiftes qui l'ont analyfée, font fi peu d'accord fur la quantité de l'un & l'autre principe. Je conviens que j'ai été moi-même trompé, la premiere fois que j'en ai fait l'analyse. En effet, j'en tirai presque toute la substance active avec de l'eau, pour l'avoir fait digérer un peu trop fort, & cette substance me paroissoit presque gommeuse ; mais ayant fait une seconde fois cet extrait, & ayant d'ailleurs eu recours à d'autres moyens, j'ai observé que le principe actif n'étoit pas purement gommeux, mais résineux-gommeux par rapport aux poids indiqués. La plus grande vertu purgative est dans sa partie résineuse ; car la gommeuse séparée de la résineuse & donnée séparément, ne lâche presque point le ventre, provoque plutôt la sueur, tandis que la résineuse le lâche considérablement & cause des tranchées violentes. C'est là ce qui me fait croire qu'on voit assez clairement que ces substances ensemble doivent produire un bon effet.

§. IV.

Les anciens Médecins regardoient la racine d'ellébore noire comme un si bon reméde dans la mélancholie, la manie & dans toutes sortes de folie, que les manieres differentes de chanter ses vertus, passoient, pour ainsi dire, en proverbe. Aujourd'hui qu'on a découvert de bien meilleurs remédes en ce genre, on ne s'en sert presque plus, sur tout notre racine n'ayant pas les vertus que les Grecs attribuoient à leur ellébore d'antycire. On regarde préfentement cette racine comme un *mé-nalagogue*, principalement deftinée à réfoudre les humeurs épaiffes, bilieufes-acides-pituiteufes, à les déterger & à les chaffer ; c'eft ce qui l'a fait regarder comme un fpécifique dans la eachexie, l'apopléxie pituiteufe, les affections galeufes, dans la mélancholie & la manie, s'il convient de fe fervir de purgatifs dans ces foites de cas. On prefcrit les filets choifis, bien nétoyés, en décoction depuis un gros jufqu'à trois, en infufion dans de l'eau ou du vin, mais en fachet depuis un gros jufqu'à une demi-once.

CHAPITRE VIII.

Des feüilles de Senné.

§. I.

LE fenné vient d'Orient & d'Occident. Celui d'Orient peut encore venir d'Egypte ou d'Aléxandrie, de la Mecque & de Seyda. Celui d'Aléxandrie que l'on croit de la même nature que celui de la Mecque, paffe pour le meilleur ; celui de Seyda eft bien inférieur, & enfin celui d'Occident, de Florence & de la Gaule Narbonnoife, eft encore bien moins eftimable, puifqu'on pourroit plutôt le prendre pour une efpéce de *Collutea* que pour du fenné, quoique *Fallope* ne foit pas d'accord avec nous en ceci, & qu'il le croye préférable à l'Oriental, parce que très-souvent on l'a plus frais & qu'il l'a trouvé plus propre à notre tempérament.

§. II.

Les feüilles de senné d'Aléxandrie, qui est celui qui se trouve plus ordinairement dans nos boutiques, sont oblongues, un peu pointues, jaunâtres ou d'un verd jaunâtre, d'un goût amer, un peu âcre & à faire vomir ; elles sentent fort lorsqu'on les écrase fraîches, & elles n'ont plus d'odeur une fois qu'elles sont séches. Les feüilles de senné d'Italie sont bien differentes, en ce qu'elles sont non-seulement plus larges & plus courtes, mais en même tems plus rondes, & d'une pointe plus mousse.

§. III.

Les uns regardent la plante comme un arbrisseau, d'autres le mettent au-dessous. En effet, la racine jette quelques tiges menues & rondes, qui s'élevent de distance en distance à la hauteur de deux pieds & qui enfin deviennent ligneuses. Ces tiges jettent du sein de quelques petites pétales des feüilles d'un verd jaunâtre, qui dans leur tems laissent des siliques oblongues, applaties, larges, courbées, d'une couleur obscure, ou pour mieux dire, de petites feüilles membraneuses qui ne sont ni grosses, ni enflées, semblables à celle de bagnaudier, mais applaties ; elles renferment de

G iiij

petites femences applaties, brunes ou noirâtres.

§. I V.

Ces feüilles renferment trois principes actifs ; un gommeux, un réfineux & l'autre huileux. Le gommeux eft en plus grande quantité que les au-tres, & une once en renferme environ deux gros. Le réfineux pefe environ un gros, & l'huileux ef-fentiel eft fi difficile à féparer, qu'on ne peut exac-tement déterminer la petite quantité qu'il en entre dans le mélange. La partie la plus épaiffe de cette huile eft onctueufe, & la plus fubtile étherée. En effet, les feüilles dont on a ôté les cotons, qu'on a laiffé un peu macérer & digérer doucement avec de l'eau fimple, fourniffent par la diftillation une eau d'une odeur & d'une faveur à faire vomir. Ce qui refte au fond de la cucurbite, eft d'un verd brun ; en le paffant & le faifant évaporer lente-ment dans un vafe découvert, non feulement il jette à fa furface une matiere écumeufe & graffe, mais encore il forme çà & là une petite peau de la même nature, qui à l'afpect & au toucher eft graffe-réfineufe-huileufe ; fi on l'enleve avec une cueillier & qu'on la veuille mêler avec l'eau, elle ne s'y mêle point, cependant elle la trouble un peu fi on l'y agite. Une once de feüilles m'a fourni environ fept grains de cette matiere. Cette matiere huileufe fe manifefte encore bien mieux dans l'é-vaporation de la teinture fpiritueufe ; car lorfqu'on

la diftille, l'efprit en fort teint d'une couleur d'un
verd pâle, jaunâtre, foible, d'une odeur & d'un
goût fpécifique. L'extrait liquide qui refte au fond
de la cucurbite, eft furnagé de quelques petites
gouttes d'huiles.

§. V.

Sa principale vertu purgative eft dans fa fubftance huileufe-onctueufe-étherée; c'eft là ce qui
fait que la décoction des feüilles dans de l'eau,
dont l'odeur caufe des naufées & même excite les
tempéramens fenfibles à vomir, eft en très-grande
partie dépoüillée de fes vertus purgatives en boüillant long-tems. La feule partie gommeufe excite
donc plutôt les urines, qu'elle ne lâche le ventre;
la réfineufe s'attache davantage aux membranes
de l'eftomac & donne par conféquent bien des
vents, fans fe diffoudre; d'où il paroît qu'on peut
très-bien prefcrire ces feüilles en infufion en les
faifant un peu digérer.

§. VI.

On les met au nombre des phlegmagogues &
des ménalagogues; & c'eft fans fondement qu'on
s'imagine qu'elles produifent de bien meilleurs
effets que les autres purgatifs, lorfque le corps eft
rempli d'impuretés acides, bilieufes, falées, vifqueufes, & dans les obftructions chroniques de la
tête & des vifceres. Elles pouffent auffi par les urines
& par les fueurs, fur tout fi on les donne en poudre.

On les prescrit ordinairement en décoction & en infusion dans de l'eau, depuis deux gros jusqu'à une demi-once & même une once. On doit observer de les envelopper dans un noüet & de ne les point presser après l'infusion, pour empêcher que la pa tie résineuse la plus grossiere qu'on en feroit sortir, ne cause des tranchées. On fait entrer dans la décoction pour les corriger, des pruneaux, des figues, d'autres lubréfians & carminatifs, comme la mélisse, la chamomille romaine, l'écorce de citron, d'orange, la semence de fenoüil, l'anis, &c., & même la grande scrophulaire d'eau que l'on regarde comme un excellent correctif.

CHAPITRE IX.

De l'Agaric.

§. I.

L'Agaric est un corps blanc, léger, spongieux, friable, d'une saveur d'abord douce, puis amere, un peu *nauseuse* & légérement astringente, d'une odeur forte & ingrate, lorsqu'il est frais, couvert extérieurement d'une écorce un peu dure & brunâtre.

§. II.

Quelques-uns distinguent l'agaric en *mâle* & en *femelle*, distinction qui n'a aucun fondement so-lide : car l'agaric qu'ils regardent comme le mâle, n'eſt pas une excroiſſance du larix , mais plutôt de vieux chênes & par conſéquent fort different du vrai agaric. En effet , il pouſſe ſur de vieux chênes, paroît jaunâtre , compact, peſant , ligneux , fort tenace , doüé d'une vertu ſtyptique , nullement purgative , & ſert ſimplement aux Teinturiers pour teindre en noir.

§. I I I.

Le vrai agaric eſt ordinairement de la groſſeur du poing , croît ſur le tronc & les branches du larix un peu vieux , dans lequel la fauſſe térében- thine a ceſſé de couler ; d'où il paroît que ce fongus eſt en quelque partie produit de la même matiere qui fourniſſoit dans les jeunes larix la ſubſtance réſineuſe en forme de larmes, ou la fauſſe térében- thine , une fois que la partie ſpiritueuſe vient à manquer dans ces vieux arbres , & qu'au contraire il s'y forme beaucoup plus de ſubſtance terreuſe- mucilagineuſe. La meilleure eſpéce provient des larix qui croiſſent en abondance dans les forêts de la Tartarie , ſur tout de la Siberie. Ils ne groſſiſſent pas auſſi vîte que les autres eſpéces , au rapport de Bernard *Valentin* , il leur faut un an pour parvenir à leur groſſeur ordinaire. On le détache ſi-tôt qu'il commence à ſécher & à ſe fendre. On en leve ſoigneuſement la pellicule extérieure , puis on l'enleve de l'arbre pour l'expoſer au ſoleil pendant deux ou trois ſemaines , ſuivant le tems qu'il fait,

afin de le faire blanchir. On le bat enfuite à coups
de marteau de bois ou de bâtons pour en faire
difparoître toutes les fentes. On peut le conferver
pendant plufieurs années dans un lieu fec ; & s'il
s'y forme des vers, il faut en enlever les débris. Il
vient encore dans bien d'autres endroits dans les
forêts garnies de larix ; en Galatie , par exemple ,
en Cilicie , en Cappadoce , en Dauphiné , en Savoye , &c. Celui qui eft carié , fibreux , ligneux ,
dur , d'une couleur grife ou noiràtre , cueilli fur des
arbres décrépites , ne vaut rien.

§. I V.

Les principes actifs font fi bien diftribués dans
l'agaric , que le réfineux dont il s'en trouve prefque deux gros dans une demi-once d'agaric , eft
plus niché dans l'écorce ; le falin-mucilagineux ,
tant le plus épais terreux que le plus fin , eft en plus
grande quantité dans la partie fongeufe. En effet ,
l'efprit de vin verfé fur l'écorce d'agaric , y prend
une couleur foncée , & la couleur que lui communique la partie fongeufe eft bien plus foible. La
teinture fpiritueufe-réfineufe concentrée , eft d'une
odeur & d'une faveur fi difgracieufe , qu'une feule
goutte fur la langue , pour peu qu'on foit fenfible ,
peut faire vomir & caufer pendant long-tems des
naufées. Le principe falin-mucilagineux , dont il
fe trouve environ quatre fcrupules dans une demi-
once d'agaric , eft bien moins amer , un peu doux

d'abord, & donne à son menstrue aqueux une couleur jaunâtre & blanchâtre. Cette infusion ne peut passer par les tamis ordinaires, à cause de l'épaisseur du mucilage qui est dissous, & on est obligé de le passer à travers un linge pour en séparer les ordures; l'extrait qu'on en tire est brun, marqueté de blanc, paroît d'abord doux, puis fort amer & disgracieux. Si on aiguise le menstrue aqueux avec du sel de tartre, le mucilage le plus fin s'en sépare facilement & dépose quelques jours après une matiere fort épaisse, sur laquelle nâge la portion la plus liquide, transparente, semblable à de la gelée. Si on décante cette derniere substance & qu'on la fasse évaporer lentement pour lui faire prendre un peu de consistence, l'extrait en est composé de substance plus fixe-résineuse & de mucilagineuse, qui est bien meilleure que la partie résineuse, qui cause beaucoup de nausées, le vomissement, & donne des tranchées; il purge aussi mieux que la partie mucilagineuse, qui lâche de même le ventre: deux onces d'agaric fournissent ordinairement une once & un demi-gros de cet extrait, le reste plus épais n'a presque plus de vertu mucilagineuse-terreuse. Si on verse du vinaigre distillé ou de vin sur cet extrait au lieu d'eau alkalisée, on en aura presqu'un extrait semblable; cependant en moins grande quantité, si on se sert de vinaigre. Voyez les Mémoires de l'Académie

Royale des Sciences, année mil sept cens quatorze.

§. V.

On croit ce reméde très-propre à chasser les humeurs pituiteuses des intestins, des glandes & des vaisseaux, & par conséquent comme un spécifique dans les maux de tête, le vertige stomacal, les affections soporeuses, l'apopléxie pituiteuse, l'asthme humide & stomacal, le mal hystérique, la cachéxie ictérique, la goutte invéterée, &c. On le prescrit fort bien en infusion dans du vin, depuis un gros jusqu'à deux, & quelquefois jusqu'à demionce; on lui substitue les trochisques d'agaric depuis un demi-gros jusqu'à un gros. Quant à l'agaric simple crud & comme il est en substance, il est rare qu'on le fasse prendre en poudre, parce qu'en le prenant il excite à vomir & donne bien des tranchées.

CHAPITRE X.

De l'Aloës.

§. I.

L'Aloës, est un concret résineux-gommeux, dur, fragile, doüé d'une saveur fort amere, fort *nauseuse*, d'une mauvaise odeur, d'une couleur, lorsqu'on l'examine dans des morceaux entiers, tantôt d'un brun rougeâtre, tantôt tout-à-fait brun ou hépatique, jaune lorsqu'il est cassé & écrasé.

On le diſtingue ordinairement en ſoccotrin , hépatique & caballin. Le ſoccotrin eſt le meilleur, laiſſe en quelque maniere paſſer les rayons de la lumiere , & forme, lorſqu'il eſt purifié, l'aloës tranſparent. On l'apporte en placentas entiers ou en morceaux, de l'Iſle Soccotra, ſituée dans la mer des Indes, qui environne une partie de l'Arabie heureuſe. Il eſt plus pur & plus beau que les autres eſpéces ; ſon tiſſu eſt auſſi rare ; il eſt plus friable , plus léger , d'une odeur moins nauſeuſe , approchant de celle de la myrrhe, d'un goût fort amer & preſque d'une couleur rouge ou jaunâtre ; lorſqu'il eſt réduit en poudre , il eſt preſque de couleur d'or , comme du ſaffran. Les placentas entiers ou en morceaux ſont ordinairement apportés dans des veſſies, des peaux, & renfermés dans des matras. L'aloës hépatique approche de la couleur du foye des animaux , & nous eſt apporté ſur tout des Iſles de l'Amérique. Il n'eſt pas auſſi pur & auſſi tranſparent que le précédent ; il eſt d'une odeur plus diſgracieuſe ; il eſt plus peſant & ſa couleur eſt preſque noire. Le caballin reſſemble à des eſpéces de féces réunies dans le fond du vaſe, & dépoſées par le ſuc qui fournit l'aloës hépatique & le ſoccotrin ; auſſi eſt-il rempli d'ordures , de ſable , de petites pierres , &c. ; il a une mauvaiſe odeur & il eſt d'un goût fort déſagréable. Ce n'eſt pas un reméde choiſi ; on ne s'en sert que pour les chevaux ; c'est apparemment pourquoi on le nomme rosz-aloë.

§. I I I.

Le *semper vivum marinum* est la plante qui fournit ce suc épaissi ; elle devient haute comme un arbre ; on lui donne aussi le nom de *sedum amer*, d'aioës, &c. ; elle fait aujourd'hui l'ornement des jardins des Princes, des Seigneurs & des Botanistes. Elle est si connue, qu'il n'est presque pas besoin de la décrire, quoiqu'il faille convenir qu'ici & dans les autres Provinces plus Septentrionales de l'Europe, elle ne parvienne jamais, à cause de la froidure du climat, au degré de maturité convenable pour en tirer par incision le suc dont il est question, & bien conditionné. Dans les régions Orientales les plus chaudes, on exprime ce suc des feüilles & des racines ausquelles on fait des incisions, ou on le laisse s'écouler librement dans des vaisseaux dans lesquels on le fait épaissir, ou à un feu moderé, ou à l'ardeur du soleil ; nous devons néanmoins avertir que celui qu'on a tiré par expression est moins pur & moins précieux.

§. I V.

Le principe gommeux l'emporte de beaucoup sur le résineux. En effet, une once extraite d'abord dans de l'eau simple, puis quant à son résidu dans l'esprit de vin bien rectifié, fournit presque cinq gros de substance gommeuse & trois de substance résineuse.

réfineufe. La tête morte qui refte dans les vaiffeaux & fur le filtre, ne pefe que quelques grains. Du refte, il faut convenir que cette proportion de principe varie fuivant la qualité de l'aloës. En effet, l'aloës hépatique, à ce que prétend *Bolduc*, qui eft plus gommeux que le foccotrin, purge néanmoins fort; tandis que le foccotrin, qui a une plus grande quantité de principe réfineux, agite plus vivement les humeurs, augmente les ébullitions du fang & demande par conféquent plus de circonfpection, fur tout dans les fujets pléthoriques. Lorfqu'on fe fert de jus de citron ou de vinaigre pour en avoir l'extrait, ces extraits font plus doux & fe prennent avec plus de fûreté, parce que ces menftrues fixent un peu la partie gommeufe & réfineufe la plus tendre. Joignez à cela que la fubftance gommeufe parfaitement mêlée avec la partie réfineufe la plus tendre, lâche bien mieux le ventre que la feule partie réfineufe ou la feule partie gommeufe.

§. V.

Non-feulement l'aloës provoque la fueur, mais encore il fortifie l'eftomac & les vifceres; il tue les vers, réfifte à la pourriture, corrige la vifcofité & l'inertie de la bile, fecoue le fang & les autres humeurs, les purifie, augmente leur chaleur, provoque les régles fur tout, les hémorrhoïdes, les vuidanges, pouffe le fœtus & l'arriere-faix. On ne doit donc le donner qu'avec beaucoup de précaution aux femmes groffes, aux perfonnes pléthoriques, maigres, bilieufes, hectiques, attaquées d'une fiévre bilieufe, ardente, inflammable, d'ailleurs continue; dans les ébullitions de fang & de bile, aux perfonnes fujettes aux fpafmes & aux hémorrhoïdes. Mais lorfque les maladies proviennent du relàchement des folides & du caractere muqueux des humeurs, il eft ordinairement d'un grand fecours, comme dans la cachéxie, l'ictere chronique, les fleurs blanches, l'obftruction des régles & les hémorrhoïdes, caufées par une matiere acide-pituiteufe-tartareufe, dans la fiévre quarte, l'ophtalmie féreufe & ainfi des autres maladies. On le fait prendre intérieurement en pillules ou en effence, depuis cinq grains jufqu'à quinze. On le fait plus rarement entrer dans les infufions vineufes. On s'en fert extérieurement en collyre dans l'ophtalmie humide, & on le fait entrer dans les lavemens déterfifs, relàchans, anthelmintiques; quelquefois même on en foupoudre les bleffures putrides, ou on l'applique plus ordinairement en teinture. On s'en fert fur tout pour embaumer les cadavres.

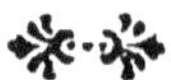

CHAPITRE X.

De la Scammonée.

§. I.

LA scammonée est une concrétion gommeuse-résineuse, séche, friable, facile à rompre, brillante, transparente, d'une couleur jaunâtre, ou même si elle n'est pas bien pure, d'une couleur cendrée, noirâtre, très-désagréable. Il la faut choisir pure, nette, transparente, jaunâtre, un peu brûlante au goût, & qu'elle blanchisse la salive lorsqu'elle en est empreinte.

§. II.

Par rapport à l'endroit d'où elle vient, on la distingue en Orientale & en Européenne. L'Orientale vient d'Egypte, de Syrie & d'Armenie, chez les Européens ; l'autre vient de France & d'Espagne, & s'appelle scammonée de Montpellier ; de Valence, &c. La scammonée d'Antioche passe pour la meilleure : on l'apporte de là à Alep, Capitale de Syrie, parce qu'elle est plus pure que celle qu'on transporte à Smyrne ; celle-ci est effectivement plus rude, plus pesante, plus noirâtre, plus cassante, impure, & bien moins active & purgative, & même bien inférieure en qualité. La plante de la racine & des feüilles de laquelle on tire ce suc, est une espéce de smilax ou de convolvulus qui

croît en France , comme nous l'avons dit , en Efpagne , fur tout en Syrie aux environs des Villes d'A-
lep & d'Antioche ; c'eft là pourquoi les Botaniftes
l'appellent fcammonée de Syrie , &c. Cette plante
croît dans un terrein gras , & s'éleve quelquefois à
la hauteur de trois aulnes ; fes petits rameaux ram-
pent de part & d'autres , ou grimpent fur les arbres
& les arbriffeaux voifins. Elle porte des feüilles
larges , triangulaires , à peu près de la figure de
cœur , polies , d'un beau verd , appuyées de petites
pétales. Les fleurs en fortent comme des clochet-
tes , d'une belle couleur de pourpre ou blanchâtres, aufquelles fuccédent des fruits arrondis, membraneux , & qui renferment des femences noires
angulaires. La racine eft longue , d'un gris brun
extérieurement , blanche en dedans , fibreufe , &
remplie d'un fuc laiteux de même que les autres
plantes. Il fort de cette racine & des feüilles cou-
pées un fuc laiteux , qui fe coagule enfuite à une
douce chaleur du foleil. Quelquefois on l'en exprime , mais alors ce fuc eft impur. On les mêle
ordinairement avec les fucs des autres plantes lai-
teufes ; frélaterie qui eft fort fouvent le principe
des mauvais effets qu'on attribue à la fcammonée.

§. I I I.

Ce concret renferme plus de principe réfineux
que de gommeux. Une once de fcammonée la plus
pure , choifie & jaunâtre , a fourni prefqu'une

demi-once de principe réfineux & environ trois gros de principe gommeux. La fubftance gommeufe feule lâche bien le ventre , & la réfineufe feule agit trop violemment, donne des tranchées, & enfin la gommeufe mêlée avec les particules réfineufes les plus tendres, produit un très-bon effet, en ce qu'elle purge fuffifamment & fort bien. Pour tirer cette fubftance, on prend de la fcammonée choifie que l'on triture dans un mortier avec de l'eau ou du vinaigre diftillé, ou du fuc de citron. Dans le premier cas l'eau devient laiteufe, preuve manifefte qu'outre les parties gommeufes que l'eau diffout parfaitement , il s'en fépare auffi quelques parties réfineufes qui fe mêlent enfuite plus intimement avec les autres , lorfqu'on vient à faire évaporer cette eau.

§. I V.

La fcammonée eft un phlegmagogue qu'on ajoûte à plufieurs autres purgatifs trop lents, pour les aiguifer & les exciter ; ce qui l'a fait appeller par *Valæus* l'ame des purgatifs. On doit la regarder comme un affez bon purgatif, lorfqu'elle eft pure, vraye & bien préparée. La fcammonée purifiée, qu'on appelle ordinairement diagrede, fe prefcrit en bols & en pillules, ou avec des amandes douces écrafées. *Bolduc* afsûre qu'on peut faire prendre la réfine aux adultes, depuis trois grains jufqu'à quatre ; les extraits avec l'eau ou le vinaigre diftillé ,

ou d'autres aigrelets , depuis un scrupule jusqu'à
deux. Je trouverois cette dose un peu forte & dan-
gereuse , & je pense que ce seroit assez de dix ou
quinze grains. Bolduc préfere aussi la préparation
suivante de la scammonée à toutes les autres. La
voici : Prenez huit onces de racine de réglisse séche , faites la boüillir dans de l'eau simple jusqu'à
ce que le suc en soit bien sorti ; mêlez à cette décoction refroidie & tirée au clair quatre onces de
scammonée , que vous triturerez dans un mortier
pour faire blanchir la liqueur , & jusqu'à ce qu'elle
cesse de se dissoudre ; puis faites épaissir cette liqueur laiteuse à un feu moderé , vous obtiendrez
par ce moyen environ trois onces & six gros d'extrait solide , & le reste de la scammonée pesera environ une once & demie ; d'où il est constant que
cet extrait contient au moins deux onces de substance résineuse-gommeuse de scammonée & presque quatorze gros d'extrait de réglisse. On le fait
prendre depuis un scrupule jusqu'à un demi-gros
& même jusqu'à deux scrupules.

§. V.

La gomme gutte ressemble fort à la scammonée
par rapport à son origine , sa nature & ses forces ,
& on l'appelle gomme gutte , &c. ; elle purge néanmoins plus fort , & on ne peut la faire prendre intérieurement avec sûreté , à moins qu'elle ne soit
corrigée. Le suc épaissi est résineux-gommeux ,

d'une couleur jaune ou d'un jaune rougeâtre, d'une faveur d'abord un peu réfineufe, puis extrêmement âcre & cauftique. Elle ne fe tire point d'un arbre que les Indiens appellent Coddam pulli, comme le prétend Hermann, mais plutôt d'une efpéce de tithymale épais & grimpant qui croît dans l'Inde Orientale, fur tout dans la Cambodie : on l'en tire par incifion, puis on la fait épaiffir. On l'apporte ordinairement en gros morceaux & en placentas entiers ; c'eft là ce qui prouve que cette drogue n'eft pas fi rare.

§. V I.

Elle eft compofée de parties gommeufes & réfineufes, entre lefquelles il fe trouve peu de recrémens terreux, qui ne vont quelquefois pas à une once par livre. Ces principes actifs fe trouvent fi mêlés enfemble, qu'on ne peut entiérement les féparer & par conféquent en déterminer le poids. Cependant les parties gommeufes font en bien plus grande quantité que les réfineufes, comme le prouve l'extrait qu'on en fait à l'eau & à l'efprit de vin. La partie réfineufe eft fur tout draftique ; en effet, l'infufion fpiritueufe, comme je l'ai indiqué depuis long-tems ailleurs, de même que l'extrait qu'on en prépare, agiffent vivement, & outre qu'ils purgent fortement par haut & par bas, ils caufent des tranchées violentes, & très-fouvent des inflammations & des érofions dangereufes de l'efto-

mac & des inteſtins. L'infuſion aqueuſe faite à une
douce chaleur, de même que l'extrait qui en réſulte après l'évaporation, ont des vertus un peu
plus foibles, ſur tout ſi on ajoûte au menſtrue
aqueux un peu d'un certain ſel alkali fixe, ou bien
qu'on enleve la ſubſtance réſineuſe la plus âcre en
l'extrayant avec l'eſprit de vin le mieux rectifié.
Quand on l'a diſtillé dans la cornue, on en tire
d'abord un eſprit acide, puis un peu d'eſprit urineux qui ſe forme à force de pouſſer la diſtillation, enfin une huile empyreumatique; & de ce
qui reſte dans la cornue, on peut en tirer par la
leſſive un peu de ſel alkali fixe, qui, de même que
l'eſprit urineux, eſt un produit de la violence du
feu.

§. VII.

On le met vulgairement au nombre des phlegmagogues & des ménalagogues, & ce n'eſt pas ſans
beaucoup de danger qu'elle agit par haut & par bas.
On la regarde comme un ſpécifique dans l'hydropiſie, l'arthritis, la goutte, la fiévre quarte, la
mélancholie, l'aſthme pituiteux, la galle opiniâtre, &c., ſi on la fait entrer dans les bols, les pillules, les électuaires, les poudres, &c., depuis
cinq grains juſqu'à un demi-ſcrupule. Cependant
je trouverois plus à propos qu'on n'en fît point du
tout uſage, & qu'on fît prendre aux malades des
remédes plus ſûrs & plus doux.

CHAPITRE XII.

De la Coloquinte.

§. I.

LA coloquinte qu'on appelle auſſi alhandal en arabe, &c., tantôt ſe dit d'une plante entiere, tantôt de ſes fruits qui reſſemblent à des pomes. Cette plante dont il y a de pluſieurs eſpéces, vient naturellement en Egypte, dans l'Inde, la Perſe, l'Armenie, la Syrie & pluſieurs autres régions Orientales ; elle pouſſe des tiges longues, rudes, villeuſes, rempantes, deſquelles ſe détachent des feüilles amples, poilues, rudes, découpées fort avant & blanchâtres. Ses fleurs ſont monopétales, d'un jaune pâle, auſquelles ſuccédent enfin des fruits ronds, ordinairement de la groſſeur d'une orange.

§. I I.

Les coloquintes dont on fait ſimplement uſage en médecine, ſont d'abord vertes, puis d'une couleur citrine lorſqu'elles viennent à meurir, d'un goût âcre, noſéeux & fort amer. La ſubſtance intérieure eſt blanche, pulpeuſe, diviſée en trois loges qui renferment des ſemences applaties, oblongues, blanchâtres, ſemblables aux ſemences de concombres ordinaires. Du reſte, elle eſt fort tenace, coriacée, ſongeuſe & légere ; ſi bien que la

ſubſtance de quatre coloquintes & les ſemences
ôtées, peſe à peine un gros, ſi on en croit *Schultzius.*
Les habitans des pays dont nous venons de parler ,
les cueillent ſi-tôt qu'elles approchent de leur maturité, qu'elles commencent à devenir pâles & les
font ſécher après en avoir ôté la peau. La pulpe
des ſemences eſt un peu moins amere que celle des
pommes, auſſi agit-elle plus doucement.

§. I I I.

La ſubſtance pulpeuſe de la pomme deſſéchée ,
eſt compoſée de parties terreuſes, réſineuſes &
gommeuſes ou mucilagineuſes. La ſubſtance réſineuſe eſt en plus grande quantité que la gommeuſe, & une demi-once n'en fournit gueres plus de
deux gros ; la ſubſtance réſineuſe au contraire peſe
à peine deux ſcrupules. Chacune de ces parties eſt
purgative , néanmoins la partie réſineuſe eſt plus
forte que la gommeuſe & cauſe des tranchées
plus violentes. Quelques-uns cherchent dans cette
pulpe un principe âcre-ſalin ; mais comme on ne le
peut faire voir par des expériences chymiques, on
peut ſe diſpenſer de le mettre au nombre des parties actives. En effet, l'eau ſimple dans laquelle on
a fait macérer la pulpe pendant aſſez de tems, tirée
par la diſtillation , eſt tout-à-fait inſipide & ſans
odeur , & on n'y découvre aucun veſtige d'âcreté ;
au lieu que ſi on diſtille à feu ſec dans une cornue

la pulpe même , & que le mélange naturel de la fubftance réfineufe & gommeufe foit détruit , non-
feulement il en fort une liqueur aqueufe-acide &
un peu d'huile , mais auffi un peu de liqueur urineufe , qui s'engendre enfin lorfqu'on pouffe à un
feu plus violent ; & on peut tirer par la leffive de la
tête morte un peu de fel fixe.

§. IV.

La pulpe de coloquinte eft regardée comme un
très- puiffant phlegmagogue , quelquefois utile
dans les maladies pituiteufes opiniâtres ; mais elle
agit fi violemment par haut & par bas, fi on la fait
prendre feule & fimplement dans une infufion
aqueufe ou vineufe , qu'outre les terribles tranchées qu'elle caufe , outre la dangereufe fuperpur-
gation qu'elle occafionne , elle déchire les inteftins & même les fait s'ulcérer. On auroit donc
raifon de la bannir des purgatifs , à moins qu'elle
n'entrât dans quelques compofitions encore ufitées.
Plufieurs nous apprennent bien à corriger & à
adoucir fa vertu draftique en la faifant fermenter
pendant quelque tems avec le mout, ou en y ajoûtant des gommes , des réfines , des aromates , des
balfamiques , des huileux , des alkalis & même des
acides. Jamais avec tout cela on ne parvient bien
au but qu'on fe propofe ; car ou ces moyens la
rendent inerte , ou ce qui arrive plus ordinaire-

ment, elle reste également drastique. Du reste, les trochisques qu'on prépare de cette pulpe avec la gomme adraganthe ou arabique, de même que l'extrait aqueux, un peu affoibli par une longue ébullition, sont intérieurement d'un usage moins équivoque que les autres préparations. Les trochisques se prescrivent depuis cinq grains jusqu'à huit, l'extrait depuis quatre grains jusqu'à un demi-scrupule. On en fait prendre aux adultes qui aiment à être purgés fortement. On se sert extérieurement de la pulpe dans les lavemens, enveloppée cependant dans un linge, pour agacer ; & encore ne la regarde-t'on pas comme un reméde sûr, en ce qu'elle fait rendre du sang & cause quelquefois d'autres mauvais symptômes.

Mesüé, de Symp. cap. 4. dit que cette pulpe est très-bonne dans les maladies du cerveau, des nerfs, des muscles, des articulations, du poûmon, de la poitrine; la migraine invéterée, la douleur de tout le crâne, l'hémi-cranie opiniâtre, l'épilepsie, l'apopléxie, le vertige, la fluxion aqueuse sur les yeux, la goutte froide, la sciatique sur tout, & les autres affections des nerfs & des articulations, l'asthme & la toux invéterée, la difficulté de respirer qui provient de l'étrécissement de la poitrine ; elle produit sur tout de bons effets dans la colique causée tant par la pituite que par les vents & l'hydropisie.

Schultzius paroît auffi faire un affez grand cas de ce reméde, en ce qu'il regarde l. c. p. 32. la coloquinte comme un médicament purgatif d'un très-grand effet, qui peut foulager beaucoup fi on le fait prendre à propos ; mais qui peut devenir fort dangereux fi on le donne à contre-tems ou en trop forte dofe, fans être bien préparé ou affocié avec des correctifs. On ne doit point la prendre crue, mais bien menue & unie avec des mucilages. Le meilleur correctif avec lequel on puiffe la joindre, c'eft celui qui peut fortifier fa partie mouvante, pour l'empêcher de refter long-tems dans les inteftins, de fe fixer dans leurs plis & d'y caufer des douleurs. On ne doit pas la donner aux enfans ni aux valétudinaires, ni dans les maladies de peu de conféquence, encore moins pour un fimple & doux purgatif; mais fimplement dans les maladies graves, lorfque le vice eft profondément enraciné dans des parties éloignées, & qu'il faut détourner comme à force de lévier. Elle ne convient pas aux perfonnes délicates, aux hypochondriaques, dont le genre nerveux eft habituellement difpofé aux refferremens fpafmatiques.

M. *Bolduc* afûre qu'après avoir fait fermenter la pulpe de coloquinte, on peut tirer de cette liqueur par un bain de vapeur, un efprit pénétrant, fort amer & doüé d'une douce vertu cathartique.

Wedelius prétend le contraire fur tout par rapport à l'amertume , & *Neumann* après avoir fait comme lui l'expérience , fe trouve du même avis.

MATIERE MÉDICALE.

SECTION ONZIE'ME.

Des vaporeux, ennyvrans & narcotiques.

CHAPITRE PREMIER.

De la nature & des principes des Narcotiques.

§. I.

LEs vaporeux, qu'on appelle aussi ennyvrans, somni-feres, narcotiques, anodyns, sédatifs & stupéfians, à cause de leurs principaux effets, se distinguent fort à propos en poisons, tels que sont, par exemple, l'opium, la jusquiame, &c. ; en balsamiques, comme le saffran, les fleurs fraîches de sureau, &c. ; & en aqueux-spiritueux-inflammables, du nombre desquels sont l'esprit de vin, &c. Les virulens & balsamiques dont il sera particulié-

tement queftion ici, pouffent en s'exhalant continuellement, fur tout dans la chaleur, des vapeurs
très-fubtiles, fort mobiles, expanfives, élaftiques
& très-actives, fortes & difgracieufes dans les virulens, balfamiques dans les autres; c'eft à ces parties fans doute qu'on doit attribuer leur grande
vertu finguliere narcotique ou ennyvrante.

§. I I.

Ce principe très-mobile eft plus ou moins en-
foncé dans la fubftance plus fixe, d'où on le développe infenfiblement. Cette fubftance eft réfineufe-
gommeufe dans les uns, par exemple, dans
l'opium, le tabac, &c.; réfineufe-gommeufe-hui-
leufe dans quelqu'autres, comme dans la femence
de paveau, la noix, &c.; elle eft enfin dans d'autres, comme le faffran, d'une nature fi finguliere
qu'on ne peut la rapporter ftrictement ni aux corps
réfineux, ni aux huileux. Elle fe diffout pareillement dans l'efprit de vin fort rectifié, & l'une &
l'autre diffolution réduite dans une curcurbite au
moyen de la diftillation, a une confiftance un peu
épaiffe, a la forme d'une huile graffe, balfamique,
mifcible avec l'eau, l'huile & l'efprit de vin.

L'huile que l'on tire au preffoir des noix fraîches, après les avoir écrafées & les avoir fait cuire
ou plutôt rôtir doucement dans une chaudiere, eft
non-feulement recommandable par fa douceur
gracieufe, mais encore par la propriété qu'elle a
d'ennyvrer,

d'ennyvrer, fi on en prend beaucoup. Voyez *Keyfslers*.

§. III.

Dans les fiécles paffés les Médecins eurent de bien differentes opinions fur la nature vraye & fpécifique du principe vaporeux ennyvrant, agayant & narcotique. Les uns, en effet, prétendirent que c'étoit le fouffre volatil ou l'huile parfaite ; d'autres l'attribuerent au fel volatil urineux, ou à une autre fubftance halitueufe d'une nature tout-à-fait inconnue ; c'eft là pourquoi on lui a tantôt donné le nom de fouffre vaporeux, narcotique, ftupéfiant, coagulant, anodin, mitigant, refolutif, &c., tantôt d'huile narcotique, tantôt de mercure, d'efprit fauvage, &c. : mais fuivant moi, que ceux qui regardent ce principe comme mercuriel, ou comme un fel volatil alkali, ou comme urineux, fe font éloignés de la vérité ! puifqu'on ne peut jamais faire voir un fel de cette efpéce dans ces fimples, à moins qu'on ne les ait expofés au feu fec ou à la putréfaction, & que d'ailleurs le mercure eft dans cette occafion un être purement imaginé par ceux qui ont avancé ce paradoxe. Ceux qui le regardent comme une huile ou un fouffre volatil, approchent plus de la vérité, quoiqu'ils ne puiffent faire voir par aucune expérience que le fouffre & l'huile y foient en nature.

Section XI.

§. IV.

Pour moi, je penfe que ce n’eſt autre choſe, en le conſidérant féparément & débarraſſé des autres exhalaiſons, qu’une fubſtance halitueuſe & purement phlogiſtique ou inflammable, ou huileuſe-phlogiſtique, fi fubtile, fi mobile & fi expanſive, qu’on ne peut pas, pour ainſi dire, la captiver, une fois qu’elle eſt entiérement détachée des principes plus fixes, & à plus forte raiſon fe coaguler ou fe condenſer en un corps qu’on puiſſe voir & toucher. Du reſte, je ne voudrois pas abſolument garantir que cette exhalaiſon qui fe détache des principes les plus fixes, foit toujours compoſée de corpuf-cules purement inflammables & des plus purs ; j’ac-corderois même à ceux qui le prétendroient, qu’il fe joint auſſi aux parties inflammables, des molécu-les d’un autre genre, c’eſt-à-dire, aqueuſes & fali-nes, fur tout aigrelettes, & même qu’elles s’y aſſocient quelquefois en très-grande quantité ; il ne s’enfuit pas néanmoins de là que ces particules étrangeres conſtituent le vrai principe vaporeux, ennyvrant & narcotique, qui eſt néceſſairement le produit du principe inflammable.

§. V.

Differens argumens autant tirés de la raiſon que de l’expérience, confirment fuffiſamment ce que j’a-vance. Les exhalaiſons purement narcotiques, par exemple, c’eſt-à-dire, qui ne font unies à aucune

vapeur faline, paffagere, n'ont aucune âcreté,
s'infinuent imperceptiblement dans les plus petits
tuyaux des nerfs, les parcourent promptement, ce
qu'on ne doit pas attendre d'exhalaifons falines-
urineufes, ou parfaitement huileufes ; les falines
d'ailleurs portent de l'âcrêté dans les narines en s'y
introduifant, les autres au contraire font d'une
odeur fort douce. Lorfqu'on pulvérife du foye de
fouffre préparé avec deux parties de fel de tartre
& une de fouffre ordinaire , & qu'on le met au
large dans un grand creufet pour le faire calciner
fort doucement à un feu très-moderé, fi on empêche le fouffre de s'enflâmer & qu'on agite conftamment la matiere avec un petit bâton de bois ,
il s'en éleve des vapeurs vifibles, d'un jaune verdâtre, très-féches, inflammables, débarraffées par
le fel de tartre de l'acide vitriolique qui les enchaî-
noit auparavant, lefquelles en entrant dans les narines & les poûmons, n'y font rien fentir d'âcre,
mais pénetrent infenfiblement dans les nerfs, &
produifent une efpéce d'yvreffe. Lorfque cette matiere pulvérifée s'enflâme, il en fort fur le champ
une fumée épaiffe, acide-fulphureufe, qui en pico-
tant excite un violent refferrement dans les poûmons, la toux, & gêne la refpiration.

§. VI.

C'eft avec raifon que l'on croit l'exhalaifon
fulphureufe qui s'éleve della Grotta del cane en

Italie, analogue à la vapeur dont nous venons de parler, en ce qu'elle éteint les flambeaux allumés, suffoque les chiens qu'on y jette & les autres animaux, lorsqu'ils y restent pendant quelque tems, & occasionne des affections soporeuses & apopléctiques mortelles. L'exhalaison du charbon & des pyrites grasses, qui s'échauffent sous terre après avoir été humectées, a encore plus ou moins de rapport à cette vapeur. En effet, si on allume des charbons, sur tout les plus durs dans une chambre fermée & étroite, ce qui s'en évapore produit des effets funestes & tuë les hommes en les jettant dans un profond sommeil, comme le confirment un grand nombre d'observations. Dans un autre endroit, cette vapeur s'insinue dans les eaux souterraines & leur communique des vertus médicinales excellentes, associée qu'elle est encore à des molécules acides très-mobiles; d'autres fois s'exhalant vers la source des eaux chaudes & autres eaux minérales, elle cause en s'élevant dans les narines, une espéce d'yvresse, & quelquefois elle suffoque; dans d'autres endroits, comme dans les mines des métaux, elle éteint les lampes, tuë les Mineurs en les suffoquant sur le champ; aussi a-t'elle donné lieu à la fable qui a fait imaginer des esprits souterrains pour produire ces effets. Je sens parfaitement bien que les exhalaisons qui s'élevent dans ces mines, font mêlées de parties arsenicales &

de beaucoup d'autres vapeurs métalliques nuisibles ; cependant la plus grande partie est , comme je le pense , composée de molécules très-mobiles, d'une nature inflammable.

La Grotta del cane , située dans le Royaume de Naples , est fort étroite. Elle a environ douze pieds de longueur , cinq de largeur & six de hauteur. C'est là pourquoi les exhalaisons sulphureuses très-subtiles & fort mobiles qui s'élevent constamment de la terre , dilatent si fort l'air , malgré que la porte en soit toujours ouverte , & le rendent si rare & si fin , qu'on ne peut plus y respirer , & que même il suffoque en assez peu de tems: on en peut voir plusieurs exemples dans Keysslers.

§. VII.

L'alkohol ou l'esprit de vin bien purifié & bien déflegmé , donne beaucoup de jour pour connoître la nature du principe vaporeux. En effet , ce liquide très-simple , comme je l'ai fait voir ailleurs plus amplement , n'est composé que de particules aqueuses & inflammables très-tendres, étroitement unies ensemble , & il est le produit de la fermentation de corps doüés d'une substance terreuse-acide-onctueuse. La portion la plus tendre est très-expansive , très-violente , & se manifeste en s'exhalant du moût, de la bierre & autres liqueurs, lorsqu'elles sont en fermentation ; elle n'est cependant pas pure , mais elle est mêlée de beaucoup de

particules aqueufes falines-aigrelettes ; c'eft pourquoi elle eft auffi fort nuifible ; lorfqu'on en réunit
une grande quantité & qu'on l'empêche de s'échapper, elle empoifonne fort fouvent les animaux qui y
font expofés. Qui ne fçait pas que les perfonnes
qui étoient reftées un peu trop long-tems dans des
caves remplies de tonneaux de vin & de bierre en
fermentation , y font tombées en apopléxie, ou y
ont été tuées d'un catharre fuffocant , fur tout lorfque les portes & les foupiraux en étoient fermés ?
Elles font fur le champ attaquées de céphalalgie
violente , de vertige ; la refpiration devient difficile , la tête s'embarraffe , & peu après , fi elles ne
fortent , elles tombent dans les fâcheux accidens
dont nous avons parlé. Par tout ceci , il eft aifé de
comprendre pourquoi les vins nouveaux , les bier-
res épaiffes qui fermentent encore , les fruits fuc-
culens d'été pris en trop grande quantité , caufent
aux perfonnes délicates des ventofités , du gonflement, de l'yvreffe , une douleur de tête approchant
du vertige , un fommeil troublé , un ébullition de
fang , tous accidens qui font fuivis d'une foibleffe
confidérable du corps.

§. VIII.

Comme tout ce que nous avons dit jufqu'à préfent fait affez voir la nature phlogiftique des exhalaifons narcotiques & ennyvrantes , il y a de même
un grand nombre d'obfervations qui donnent de

témoignages authentiques de sa mobilité, sa subtilité & sa force expansive élastique; les lys, par exemple, le paveau & le sureau, jettent des exhalaisons somniferes, lorsqu'ils fleurissent & en remplissent l'air de toutes parts; les feüilles de noyer, si on se repose pendant quelque tems à l'ombre sous ces arbres, jettent par leurs exhalaisons dans un assoupissement qui est accompagné d'yvresse & de vertige. Les exhalaisons de l'if produisent le même effet, quelquefois même elles causent un sommeil mortel, si on s'avise de dormir à l'ombre de cet arbre. L'odeur du saffran provoque au sommeil, c'est là pourquoi les femmelettes mettent fort souvent sur la tête des enfans qui ont des insomnies un sachet dans lequel on a fait entrer un peu de saffran; cela ne doit néanmoins se faire qu'avec circonspection, car s'il y a une trop grande quantité de saffran & qu'on en ait l'odorat frappé pendant trop long-tems, des observations nous ont appris qu'on tomboit quelquefois dans un sommeil mortel. L'odeur des lys qui frappe pendant long-tems les narines, cause le vertige, la douleur de tête, l'yvresse. On ne doit point douter de sa grande vertu expansive, car tout le monde sçait que l'esprit fermentant du moût, du vin, de la bierre, rompt fort souvent avec violence de forts tonneaux, s'ils sont trop remplis, ou qu'ils soient exposés à la chaleur ou à quelque mouvement violent. Les

Chymiftes fçavent auffi que l'opium crud que l'on
fait boüillir dans l'eau , jette conftamment à la
furface , jufqu'à ce qu'il foit mitigé & purifié , une
matiere écumeufe , fort virulente , & que la décoction s'éleve facilement tout d'un faut & avec im-
pétuofité par-deffus les bords du vafe , quoiqu'on
ne l'eût rempli qu'à moitié ; qu'il faut peu de feu
pour la faire boüillir , & qu'elle boue en bien peu
de tems ; c'eft là ce qui prouve manifeftement qu'il
eft extrêmement rempli de particules très-mobiles
& fort élaftiques.

§. I X.

Les fels acides corrigent parfaitement bien cette
matiere fort expanfible & très-mobile ; ils la fixent
& la réduifent même en une confiftance épaiffe
d'huile ou de fouffre. Rien en effet de plus connu,
que les liqueurs acides, comme le vinaigre , le fuc
de citron , de limon , &c. , calment l'yvreffe &
tirent de l'affoupiffement caufé par l'opium & les
liqueurs vineufes ; que les opiates & les préparations de faffran extraites avec des menftrues aigrelets , ou joints avec des efprits aigrelets du nitre &
du fel dulcifiés , &c. , produifent des effets bien
plus doux ; car tous les acides , comme je l'ai fait
voir ailleurs , captivent fort bien & en peu de tems
les corps inflammables , gonflés , trop diffous ,
raréfiés ; ils les fixent , s'uniffent à eux , fi bien que
les vrais fouffres & les vrayes huiles réfultent de

cette union. Si on verfe, comme l'obferve Freder. Hoffmann, de l'huile de vitriol fur de l'opium crud, coupé par morceaux, en telle quantité, que le tout enfemble pefe fix onces, en faifant diftiller ce mélange par la cornue de verre, il en fort environ deux onces d'une liqueur très-puante, tranfparente, d'un goût aigre difgracieux. Il refte dans la cornue une tête morte noire, légere & fpongieufe, qui approchée de la flâme, exhale une odeur de fouffre ordinaire. Néanmoins ce qui mérite d'être obfervé, c'eft qu'on ne fent plus aucune odeur vaporeufe, forte, empoifonnée de l'opium dans la liqueur & la tête morte.

§. X.

Tout ce que nous venons de rapporter prouve clairement, je penfe, que les fels alkalis tant fixes que volatils, de même que le fuc de jufquiame, la myrrhe, le caftoreum, le poivre, la zedoaire, le faffran, le girofle, la canelle & les autres aromates, ajoûtés aux opiates ou aux principaux narcotiques, loin de corriger l'activité de ces médicamens, comme quelques-uns l'ont penfé, ils en augmentent plutôt la force expanfive & commotrice. Il importe auffi peu de les faire griller, parce que c'eft un moyen de diffiper les principes actifs, & on ne fait que châtier l'opium fans le corriger. Les meilleurs préparations, felon moi, font les extraits avec l'eau fimple ou les menftrues aqueuxfpiritueux-aigrelets tirés du régne végétal, **comme** le fuc purifié de citron, de limon, de coin, le vinaigre, &c. ; ou bien encore l'efprit dulcifié de nitre & de fel marin, préparés à une chaleur douce, & débarraffés, autant comme il eft poffible, de cette matiere écumeufe qui fe préfente à la furface ; car cette écume, comme j'en ai déja averti ci-devant, renferme en plus grande quantité cet efprit fauvage de van-helmont, & fon effet eft bien plus à craindre. Enfin, il faut les laiffer fermenter doucement & lentemènt avec l'eau fimple ou le jus de citron, parce que cette fermentation un peu prolongée dégage une portion confidérable du principe plus actif.

En conféquence de ce que nous avons dit fur la correction de l'opium, Thomfon obferve que c'étoit bien inutilement que les Anciens corrigeoient l'opium avec les aromatiques les plus chauds, & qu'aujourd'hui on le corrige avec le caftoreum & le faffran, de ce que contre toute vraifemblance, ils avoient imaginé que l'opium renfermoit quelque chofe de véneneux fort froid ; car c'étoit la raifon pour laquelle ils prétendoient corriger cette qualité avec les mixtes chauds. Mais comme il eft conftant que l'opium eft le plus chaud des médicamens (les Médecins en conviennent), c'eft donc un moyen d'augmenter cette vertu, loin de la corriger, que de le joindre avec des aromates.

CHAPITRE II.

De la maniere d'opérer & des vertus des Vapereux.

§. I.

LA partie volatile des médicamens vaporeux, dont j'ai jusqu'à préfent développé en général les principes, ne refte pas long-tems dans l'eftomac, mais elle fe fépare affez vîte des parties plus fixes & réduite en vapeur très-fine, elle enfile les vaiffeaux abforbans ou les veines inhalantes, qui font en très-grand nombre dans l'eftomac & les inteftins. La chaleur du corps qu'elle augmente lui fait parcourir d'un mouvement violent les grands & les petits canaux, elle fecoue merveilleufement le fang, l'étend & follicite par ce moyen le principe de la plûpart des mouvemens.

§. II.

Rien ne fait mieux voir la vérité de ce que nous avançons, que la gayeté finguliere que l'opium & les autres médicamens de cette efpéce procurent à ceux qui en ufent d'abord modérément. En effet, prefque toutes les Nations de l'Inde, du Japon, de Turquie, de Perfe & des autres régions Orientales, font très-fréquemment ufage de l'opium purifié, de fes differentes préparations, de quelqu'autres ennyvrans & narcotiques, dans leurs feftins & dans d'autres circonftances, pour s'egayer & dif-

fiper le chagrin , & ils s'y habituent fi bien qu'ils
ne peuvent s'en paſſer , de même que ceux qui ſont
habitués à boire beaucoup de vin , de bierre & de
vin brûlé , ou qui fument toute la journée. Les
Turcs aiment fort leur maſlach qu'ils compoſent
d'opium , de ſemences d'ivraye , de chanvre & de
pomme épineuſe , de racine de mandragore & de
fougere , réduits en poudre , ou en électuaire en y
ajoûtant du miel. Les Indiens riches font uſage de
l'affion ; c'eſt l'opium le plus pur & le plus excellent. Les pauvres n'uſent que du pouſt ou de l'o-
pium le plus impur , le plus vil & le plus mauvais ;
c'eſt là pourquoi on appelle , comme par proverbe,
les riches affions & les pauvres pouſts. Tous font
outre cela uſage pendant le jour d'un machicatoire
très-uſité , ce ſont les feüilles de betel , tortillées en
forme de trochiſque, après les avoir énervées, cou-
vertes d'un peu de chaux & miſes dans un morceau
de noix d'aréca. Ce machicatoire doit non-ſeulement être mis au nombre des égayans & légérement ennyvrans, mais outre cela il fait ſortir une
grande quantité de ſalive en le mâchant & en le
tournant dans la bouche ; il fortifie les gencives ,
colore les lévres d'un beau rouge , & donne à la
bouche une fort bonne odeur.

Il ſe prépare bien d'autres ennyvrans , égayans
& narcotiques , à ce que dit Kæmpfer, dans l'Inde
& en Perſe ; les habitans en font extrêmement

avides. Une de ces préparations l'emporte encore
fur les autres ; c'est un électuaire dont Kæmpfer &
quelques Européens éprouverent la singuliere
vertu d'égayer dans un repas qu'ils firent chez les
Benjans, où ils en prirent une petite dofe. Tous tant
que nous étions, dit cet Auteur, qui avions pris de
cette charmante préparation, de ce népenthe, nous
fûmes enchantés & fi bien pris de tous nos fens, que
nous nous vîmes dans une joye inexprimable &
telle qu'il ne me fouvient point d'en avoir jamais en
une femblable de la vie. Une fois que nous en eûmes
pris, il ne fut plus question que de s'embrasser, de
parler très-peu, de fourire à ceux qui parloient, & de
s'exciter les uns les autres. Le repas fini vers la nuit,
lorfqu'il fut question de remonter fur nos chevaux,
la fcéne changea bien, & ce reméde nous fit naître
bien d'autres phantômes amufans. Il nous fembla
que nous étions montés fur des pegafes, que nous
volions dans des airs formés d'iris, tant l'air étoit
pour nous d'un beau brillant. Arrivés à la maifon,
le fouper nous attendoit; nous nous mîmes à table,
nous avions un appétit dévorant, nous nous jettâ-
mes fans réferve fur tout ce qu'on nous préfentoit,
& tout nous paroiffoit fi bon, que nous nous ima-
ginions fouper avec les dieux mêmes. Le lendemain nous ne nous fentîmes point mal à la tête,
comme il arrive lorfqu'on a fait débauche ; mais
le fommeil ayant diffipé ces vapeurs, nous nous

retrouvâmes comme nous étions auparavant avec toute notre raifon & en bonne fanté , &c. Les Egyptiens font ufage de l'électuaire bernavi qu'on leur apporte de l'Inde, & il eft fort femblable à celui dont nous venons de parler. Il a en effet la vertu de rendre gay ; on parle, on rit , on chante, on délire, lorfqu'on en a pris ; mais environ une heure après, on fe met en colere, on devient furieux, on s'attrifte, on craint, on pleure, on fe lamente , & on tombe enfin dans un profond fommeil, qui lorfqu'il dure quelque tems , la fubftance vaporeufe qui avoit excité tous ces troubles , fe confume peu à peu en s'exhalant , & on redevient raifonnable comme auparavant. Voyez à ce fujet ce qu'en dit Profper Alpin dans fa Médecine des Egyptiens , & Lindeftolp.

§. III.

Les Orientaux font ufage de ces ennyvrans & de ces narcotiques , non-feulement pour s'égayer & s'ennyvrer , mais auffi pour s'exciter au plaifir, fe fortifier & s'enhardir ; on doit en conféquence craindre ces hommes furieux , lorfqu'ils commencent à crier leur amock ; car alors ils méditent quelqu'affaffinat ou quelqu'attentat de cette efpéce. Il eft affez probable auffi que les femmes des Benjans prennent des opiates , lorfqu'il s'agit de fe brûler avec leur défunt mari ; elles deviennent gayes , & ne paroiffent plus alors craindre la mort.

Enfin plusieurs croyent, & ce n'est pas sans raison,
que les soldats Turcs avant que d'aller au combat,
prennent du maslak en grande quantité, pour se
donner une audace furieuse, & que c'est là pourquoi ils tombent avec impétuosité sur l'ennemi
dans le commencement du combat ; mais cette
impétuosité tombe de beaucoup si-tôt que le principe qui les a mis en mouvement vient à s'exhaler, & que tout le corps vient en conséquence à
s'affoiblir.

§. IV.

On peut pour troisiéme raison, qui rend ces
remédes recommandables, alléguer leur vertu su-
dorifique & aphrodisiaque. En effet, les opiates &
les autres ennyvrans pris en quantité convenable,
excitent vivement la sueur & l'aiguillon vénérien
dans les deux sexes ; ce qui ne peut se faire sans
que le mouvement soit augmenté, & que les humeurs soient dilatées & raréfiées : bien plus, si on
les prend en trop grande dose, ils jettent dans un
orgasme dangereux & quelquefois mortel ; car
Borell observe que l'opium causa une si grande
dissolution & une si grande raréfaction dans les
humeurs d'une personne qui en avoit usé, que ses
vaisseaux sanguins se rompirent & qu'il survint une
hémorrhag e mortelle. Il ne s'ensuit pas de là qu'on
doive indistinctement craindre ce malheureux effet,
car les personnes ausquelles il est arrivé étoient sans

doute pléthoriques, ou il y avoit déja une tache ;
soit obstruction, soit ulcére, dans l'endroit où il
est arrivé. Les pléthoriques sont fort sujettes à la
rupture des vaisseaux, sur tout dans la tête & les
poûmons, lorsqu'elles usent d'excitans les plus forts,
d'ennyvrans, de narcotiques, qui ont une grande
force expansive, & qui raréfient promptement le
sang qui est de son côté en grande quantité, épais
& remplit trop les vaisseaux ; car si un esprit ou
une liqueur quelconque qui fermente dans des
tonneaux arrêtés avec de bons cerceaux, peut dé-
foncer ces tonneaux, si la chaleur devient considérable, ou parce qu'on l'aura agité lorsqu'il com-
mençoit un peu à fermenter ; paroîtra-t'il impossible qu'une matiere vaporeuse & très-élastique de
cette espéce, qui parcourt rapidement tous les
replis du corps, puisse occasionner la rupture des
vaisseaux, sur tout dans des viscéres & des parties
qui ont de petits vaisseaux plus tendres, comme le
cerveau, si le sang vient à se raréfier considérablement, ou au moins embarrasser la circulation, à
cause des obstructions qu'il peut déja y avoir dans
quelque partie ?

§. V.

Pour moi, je regarde donc comme constant que
les vaporeux augmentent considérablement le
mouvement dans le corps, dans le commencement
de leur action, sur tout celui du sang, & par
conféquent

conféquent ils n'agiffent qu'en dilatant & en fecoüant vivement. Je n'ignore point que d'autres s'expliquent autrement fur l'action de ces mixtes ; mais je fçais auffi que la plûpart de ces opinions n'ont point de fondement folide , & qu'on ne rifque rien de les traiter de fables. En effet, le vrai caractere du principe vaporeux une fois bien connu, qui pourra fe laiffer perfuader que l'opium & les autres mixtes de cette efpéce obftruent , comme quelques-uns le penfent avec Wedelius ; les petits pores du cerveau trop ouverts & dilatés par les veilles, calment l'influx impétueux des ef-prits animaux, les coagulent & les condenfent, & qu'ils mettent par ce moyen le corps dans la plus douce tranquilité : Il eft bien vrai que la plûpart de ces effets ont lieu, eu égard à ce qui arrive après la premiere action ; car il feroit ridicule de s'y attendre dans le premier mouvement du mixte. Il faut donc faire une grande diftinction entre les premiers effet : qui font immédiats & ceux qui ne font que des fuites des premiers, qui peuvent fuc-céder, mais qui ne fe manifeftent pas toujours ; puifque les vaporeux ennyvrans pris en petite quantité , n'en font très-fouvent que rendre fim-plement plus gay, & donner aux humeurs un mou-vement plus animé , fans qu'il s'en fuive aucun fommeil extraordinaire & fans plénitude. On doit encore faire bien moins de cas de ceux qui penfent

que le fouffre narcotique des particules rameûfes
fe réunit de nouveau dans le fang , & bouchent les
pores du fang & des efprits ; ou bien que tandis
qu'il eft encore dans l'eftomac , il a une vertu &
une faculté ideale d'attirer à foi les efprits du cerveau & des mufcles.

§. VI.

Mais fans nous arrêter à toutes ces rêveries ,
examinons plus amplement quels font les effets
qui fuivent la premiere & la principale opération
des vaporeux , c'eft-à-dire , la forte expanfion &
commotion du fang. Ils different à la vérité beaucoup , fuivant la differente quantité du principe
vaporeux qu'on a prife , & on peut réduire leurs
effets en général à trois cas. Lorfqu'on fait
prendre à propos & en petite quantité les vaporeux les plus purs & bien préparés ; car alors ils
ne font que donner plus de vie à la circulation
du fang , de la lymphe & du fluide nerveux ,
réfoudre modérément ces fluides & les raréfier ;
& cela doit produire de la gayeté , une tranfpiration plus abondante & même un peu de fueur ,
une fois que le principe mobile vient à s'échapper
par la peau ; les petits tuyaux & les autres parties
du corps doivent même fe relâcher un peu fans
aucune fuite fàcheufe ; un doux fommeil peu ou
même point different du fommeil ordinaire ,
doit terminer tous ces effets : mais fi on les fait

prendre en plus grande dose, ils provoquent aussi une plus grande raréfaction & une plus grande commotion dans le sang & les autres humeurs ; il ne faut pas en conséquence s'étonner que la gayeté qu'ils procurent paroisse un peu outrée, qu'il s'y mêle même un peu de délire, que les canaux se relâchent davantage, que les autres parties solides deviennent flasques, que la sueur soit abondante & le sommeil profond. En effet, l'expansion trop étendue & trop grande du sang & du fluide nerveux, étend si fort les canaux, qu'ils perdent plus ou moins de leur élasticité & de leur ton ; d'où il doit nécessairement arriver que l'équilibre convenable entre l'action & la réaction des solides & des fluides cesse.

§. V I I.

Il en est tout autrement, & les suites sont bien plus à craindre toutes les fois qu'on a pris de ces médicamens en trop grande quantité ; car en peu de tems il arrive une grande commotion dans le sang, & il se dilate si considérablement, sur tout dans la substance corticale du cerveau, où les membranes des petits vaisseaux sanguins artériels & veineux sont bien plus tendres & plus foibles qu'ailleurs ; les tuyaux médullaires & les nerfs mêmes y sont si comprimés, sur tout vers leur origine, qu'il ne peut plus se faire aucune secrétion du fluide nerveux, & que le cours en est consé-

quemment fufpendu. Tous ces accidens font néceffairement fuivis, pour un tems, de confufion dans
l'efprit, de trouble dans les fens, de vertiges &
d'autres mauvais fymptômes ; les folides perdent
confidérablement de leur ton ; tout le corps s'af-
faiffe, s'abbat & devient comme paralytique ; on
eft accablé d'un fommeil profond, qui dure long-
tems & qui eft quelquefois mortel. Schelhamer
nous rapporte l'exemple d'une perfonne qui avala
trois pilulles dans lefquelles on avoit fait entrer
trois grains d'opium & autant de faffran. Voici les
accidens qui en fuivirent. Elle tomba dans un profond fommeil, troublé par des rêveries ; un quart-
d'heure après le mouvement de la langue fut em-
pêché, & fa bouche devint fi féche, qu'elle ne
pouvoit plus parler. L'heure d'enfuite, comme on
l'excitoit toujours, elle tomba dans le vertige,
tout lui fembloit tourner, & la tête commença à
fe troubler. Lorfque ces accidens furent diffipés,
elle dit qu'il lui avoit paru qu'elle étoit fufpendue
en l'air dans fon lit, qu'elle voloit & que tout
tournoit avec elle. On la fit lever, elle marcha
d'abord, mais non pas fans chanceler ; cependant
elle fe rafsûra un peu & marcha d'un pas plus
ferme, mais foible encore ; car le mouvement des
mufcles étoit dès lors bien diminué, l'efprit étoit
bouché & prefque dans un oubli parfait ; elle
répondoit néanmoins affez à propos à toutes les

queſtions qu'on lui faiſoit ; mais une demi-heure après tous les ſens, excepté l'ouïe & la vûe, s'aſſoupirent. Elle n'avoit point trouvé d'àcreté dans du vinaigre extrêmement fort qu'on lui avoit fait prendre : elle ne s'appercevoit pas non-ſeulement que l'eſprit de ſel ammoniac ou le ſel volatil qu'on lui préſentoit ſous les narines, lui fiſſent aucun effet, mais même elle le trouvoit ſans odeur : elle eut la demi-heure d'après un froid extrême par tout le corps, ſans qu'elle en ſentît rien. Enfin tout ſe calma en ſix heures, elle ſe reſſouvint de tout ce qu'elle avoit fait, & qu'elle n'en avoit eu aucune parfaite connoiſſance avant, &c.

Le ſommeil naturel, l'aſſoupiſſement, l'apopléxie, la lipothymie & la ſyncope, ſont fort analogues & ne paroiſſent principalement diſtingués que par le dégré, ſi ce n'eſt que dans l'apopléxie & les affections ſoporeuſes, il ſe fait ordinairement des obſtructions conſidérables dans le cerveau, & qu'on doit s'en prendre à d'autres cauſes préter-naturelles dans l'apopléxie & la lipothymie dangereuſe. Pendant le ſommeil naturel, les mouvemens ſont plus ou moins diminués & même quelques-uns ſont ſuſpendus ; les ſolides ſe contractent plus foiblement ; les fluides, excepté les ſpiritueux, circulent plus lentement que lorſqu'on eſt éveillé ; c'eſt là pourquoi quelques actions vitales & naturelles ſont, pour ainſi dire, en-

gourdies , quelques-unes des animales ou ceffent
entiérement , ou paroiffent abolies. Tout cela dépend de près ou de loin, de la trop grande diffipation qui s'eft faite de la partie fpiritueufe dans les
artéres , les veines , les nerfs ; de l'efpéce d'épaiffiffement des liquides , qui fuccéde à cette diffipation dans toutes les parties du corps , du relâchement des parties folides & de la tenfion qui n'eft
pas affez confidérable ; c'eft là ce qui fait que les
parties fpiritueufes , réparées par la nutrition , fe
portent vivement dans les fibres motrices avec le
fang & la lymphe la plus fine des nerfs, où tous les
folides doivent fe tendre, s'allonger & fe mouvoir ;
les folides pendant le repos étant en quelque
maniere redevenus d'une tiffure plus folide , tout
cela doit produire le réveil. L'affoupiffement que
procurent les narcotiques , eft un état fort analogue
à celui-ci. Or comme le fommeil naturel provient
de la diffipation fucceffive qui fe fait de la partie
fpiritueufe, qui eft néceffairement fuivie du relâchement des folides , de même pouvons-nous dire
que le fommeil extraordinaire ou l'affoupiffement
violent que produifent les narcotiques , provient
du grand relâchement qui fuit la tenfion trop
violente des vaiffeaux , d'une efpéce de perte qui
s'eft faite du fluide fpiritueux , ou d'une compreffion violente des nerfs , s'il s'eft excité un mouvement violent , & que par conféquent l'influx des

liquides, ou que suivant le langage des Anciens, le cours des fluides qui mettent tout en mouve-ment & produisent la tension, soit interrompu.

§. VIII.

C'est au relâchement général des parties solides que suit l'effet des médicamens vaporeux (suivant qu'ils agissent plus ou moins violemment, ou par la seule distention des canaux tant sanguins que nerveux, ou par la distention des vaisseaux san-guins & la compression des nerveux) qu'on doit non-seulement attribuer, comme ce qui a précédé le fait voir, leur vertu hypnotique & somni-fere ; mais c'est encore de là qu'on doit principalement déduire leur vertu anodine & sédative dans des douleurs insupportables, les grandes convulsions, les excrétions séreuses, & même quelquefois dans des hémorrhagies exorbitantes. En effet, tout ce qui peut résoudre & briser les humeurs épaisses en les secoüant, faire circuler plus librement celles qui sont trop lentes & celles qui croupissent, en chasser les impuretés âcres qui s'y attachent çà & là, & qui y sont inhérentes ; enfin, ce qui est prin-cipal dans ce cas, rendre les fibres nerveuses qui étoient plus ou moins resserrées & tendues, plus ou moins lâches, & peut-être par conséquent moins sensibles & moins mobiles pour le moment : tout cela, dis-je, est propre à calmer les douleurs, à appaiser les contractions convulsives violentes des

parties, à arrêter les hémorrhagies & les excrétions féreufes, fi on en excepte les halitueux cuta-
nés qui agiffent toujours trop, à caufe de la violente
commotion des humeurs qu'ils excitent. On ne
doit cependant pas compter fans diftinction & fans
exception fur les vertus dont nous venons de parler, pendant la veille, les douleurs, les convulfions, les hémorrhagies & les excrétions féreufes;
car ces fymptômes augmentent, ou certe font bien
autrement dangereux, lorfque les veilles font
caufées (fur tout dans les vieillards attaqués de fiévre aiguë ou de manie), par le défaut de férofité,
ou par une agitation trop violente des humeurs,
leur raréfaction & leur trop vive circulation; que
les convulfions font occafionnées par la trop grande
plénitude ou inanition des vaiffeaux; que les hémorrhagies proviennent de l'abondance de la partie rouge du fang, raréfié par quelqu'orgafme; ou
bien encore que les écoulemens féreux doivent
être regardés comme des évacuations critiques,
comme tous ceux qui font au fait de la pathologie
pourront le connoître plus amplement en méditant
plus particuliérement fur les maladies dont nous
avons parlé, & fur tout par un examen exact des
differentes caufes.

L'opium ne peut, dit Lindeftolpe, relâcher les
parties convulfées, qu'il ne faffe lâcher prife aux
pointes âcres qui piquotent les parties folides; car

il eſt bien vrai qu'en tenant à ſa main un coûteau tranchant, & en l'y ſerrant, on ſe coupe ; mais ſi le ſommeil ſurvient & que la main ſe relâche d'elle-même, le coûteau s'en échappe ; c'eſt ainſi que les ſolides agiſſent intérieurement ſur les âcres ; car tant qu'un homme eſt endormi, tout ſon corps ſe relâche & devient flaſque, comme on le ſçait ; c'eſt ce qui fait que lorſqu'une pierre vient à paſſer du baſſinet des reins dans les ureteres, elle s'y arrête, elle y cauſe de grandes douleurs, parce qu'en ce cas les parois des uréteres ſe contractent ſur cette pierre. L'opium que l'on fait prendre alors, chaſſe à merveille la pierre, de même que les demi-bains, & tout ce qui peut relâcher les parties étranglées par convulſion & diminuer la réſiſtance, &c. C'eſt là ce qui a fait quelquefois produire un bon effet à l'opium dans des douleurs violentes produites par des âcres embarraſſés dans quelques canaux. En effet, tant que le cœur agit vivement ſur ces aiguillons, la douleur s'étend ; mais lorſque le mouvement du cœur ſe calme un peu & qu'il ſe relâche dans toutes les parties du corps, l'aiguillon doit tomber de ſa place, de même que le coûteau s'échappe de la main de celui qui dort, &c.

Les fluides de notre corps, comme le ſçavent très-bien les Médecins, ne ſont pas mûs par leur propre force dans les vaiſſeaux, ni ne s'en ſéparent pas d'eux-mêmes ; mais leur mouvement, de

même que les fecrétions & les excrétions, dépendent principalement de la contraction des folides
& de leur impulfion réiterée. Ce qui fait qu'il n'eft
pas étonnant, vû le grand relâchement prefque
paralytique que les narcotiques produifent dans
les parties folides mouvantes, la foibleffe qui le
f it, la fuppreffion de tenfion & de contraction
dans differentes parties, que les fecrétions & les
excrétions fe faffent plus lentement, que les écoulemens naturels foient diminués ou entiérement
arrêtés & fupprimés. En effet, dans les mourans,
lorfque les folides ceffent entiérement de fe contracter, auffi-tôt la circulation du fang ceffe, les
fecrétions & les excrétions font arrêtées ; dans
ceux qui tombent en fyncope, dans lefquels les
contractions des folides font fort engourdies, toutes les fecrétions & les excrétions, fi on en excepte
quelquefois la fueur, languiffent en conféquence
du mouvement lent du fang, & même les hémorrhagies violentes des playes s'arrêtent entiérement ou diminuent confidérablement, fi on eft
attaqué de lipothymie ; c'eft ce que nous obfervons très-fouvent lorfqu'on fe trouve mal après
les faignées.

§. I X.

Il eft affez manifefte, en refléchiffant fur tout ce
que nous avons dit, que les vaporeux ennyvrans
& les narcotiques, font des remédes fupérieurs

dont on peut faire ufage non-feulement dans les maladies dont nous avons parlé, mais encore dans d'autres, qui ne peuvent fe guérir que par des excitans & des dilatans, par exemple, dans la toux convulfive, l'afthme cachectique, la mélancholie, l'accouchement difficile, &c.; qu'ils peuvent produire de très-bons effets; avec tout cela ils demandent bien de la circonfpection, de crainte qu'ils ne deviennent des poifons par l'abus qu'on en feroit, & qu'ils ne caufent un grand dommage au corps au lieu de le foulager.

CHAPITRE III.

Du Tabac & des fleurs de Sureau.

§. I.

LE tabac eft devenu fi commun, qu'il nous paroît inutile de nous arrêter ici à décrire cette plante. Les Botaniftes en diftinguent ordinairement trois efpéces génériques & exotiques; fçavoir, le tabac à larges feüilles, le tabac à feüilles étroites & le petit tabac : les deux efpéces qui croiffent dans notre pays ont affez de rapport aux deux premieres efpéces, quant à leur forme & à leur origine; toute la difference de leur caractere & de leur bonté, de même que dans le grand nombre d'efpéces inférieures, eft dûe en partie au climat, au fol, à la difference de la culture, & dépend

en partie de ceux qui en préparent les feüilles
deſſéchées. En effet, cette plante qui croiſſoit autrefois ſimplement en Amérique, ſur tout dans le
Bréſil, la nouvelle Eſpagne & l'Iſle Tabago, a été
ſi agreable à differentes Nations, comme il eſt
conſtant par le grand uſage qu'on en fait, qu'en
1556, tems dans lequel on commença à la connoître en Europe, differentes Nations penſerent à
la tranſplanter, & voyant leur ſuccès, elles cher-
cherent alors des moyens de le faire venir meilleur
& en plus grande quantité.

§. II.

Le tabac eſt compoſé de parties terreuſes vulgaires & inertes, d'une ſubſtance réſineuſe-gommeuſe, d'un principe mobile vaporeux, & quelquefois même de quelques molécules très-tendres
d'embryon de nitre, qui ſe manifeſtent par le bruit
qui ſe fait & les étincelles qu'il jette lorſqu'on le
brûle; ces molécules néanmoins lui ſont étrangeres & ne doivent s'attribuer qu'au fumier dont
on ſe ſert pour engraiſſer les terres; la portion
réſineuſe qui eſt bien moindre que la gommeuſe,
eſt plus amere, plus âcre, plus chaude & ſert principalement de matrice au principe vaporeux de la
nicotiane. La proportion des élémens qui ſe ſéparent
du tabac varie ſuivant l'eſpéce dont on les tire.
Neumann tira d'une once de tabac d'Amérique
une demi-once & un demi-gros du premier extrait

aqueux, un demi-gros du fecond extrait à l'efprit
de vin, un gros & demi du premier fpiritueux, &
trois gros & demi du fecond extrait à l'eau; il eut
d'une once de tabac de Hollande une once du premier extrait à l'eau, un gros du fecond extrait à l'efprit de vin, deux gros & un fcrupule du premier extrait fpiritueux, deux gros & deux fcrupules du fecond extrait à l'eau. Une même quantité de tabac de
Marche lui fournit une once cinq grains de premier
extrait aqueux, un demi-gros du fecond extrait à
l'efprit de vin, deux gros & demi du premier, &
autant du fecond extrait à l'eau. Suivant les expériences que j'ai faites fur le tabac d'Amérique & de
Marche feulement, peut-être faudroit-il retran-
cher un peu fur quelques-unes des quantités indiquées ; néanmoins le tabac d'Amérique differe
beaucoup en qualité, de même que celui de Marche, on ne doit pas s'étonner qu'on en fépare une
plus ou moins grande quantité de principes.

<h3 style="text-align:center">§. III.</h3>

On tire par une violente diftillation du tabac fec
beaucoup d'huile qui n'eft rien moins qu'effentielle, comme Lemeri & d'autres l'ont cru, mais
qui concourt fimplement à la formation des principes gommeux-réfineux fixes, & ne peut fe féparer
du tabac que ces principes ne foient entiérement
décompofés. Neumann en tira à peine deux gros
de deux onces de tabac d'Amérique & de Marche,

& un gros & demi d'une femblable quantité de tabac de Hollande : quoique cette huile empyreu-matique & fœtide, foit bien changée par la vio-lence du feu, elle conferve néanmoins le caractere du tabac & l'âcreté de fa partie réfineufe ; mais elle eft fi virulente, à ce que prétend Rhedi, que quelques gouttes fuffifent pour tuer les chiens, les chats, les oifeaux & les autres animaux, & tue encore plus promptement & plus sûrement, fi on en infinue une petite quantité par l'ouverture d'une veine ou d'une playe.

§. I V.

Si l'on mâche les feuilles de tabac, qui font les feules parties de cette plante qui foient en ufage, elles font féparer une grande quantité de falive ; & lorfque la falive imbue des particules âcres du tabac defcend dans l'eftomac & les inteftins, elle caufe beaucoup de naufées, fait vomir, purge violemment, jette outre cela dans le vertige, l'yvreffe, l'engourdiffement & même l'affoupiffe-ment ; c'eft là ce qui fait que de notre tems, quoique l'ufage intérieur qu'on fait du tabac foit du goût de bien du monde, il n'a jamais été approuvé par les Médecins prudens & qui fe con-duifent par raifonnemens, fi on en excepte l'ex-trait aqueux, qui eft d'un caractere plus doux, & produit d'affez bons effets en incifant, en déter-geant & en ftimulant légérement, dans les affec-

tions pituiteuſes de la poitrine , & les autres affections froides & catharreuſes rebelles , contre leſ-
quelles il faut ſouvent employer les plus forts remédes. *Adam à Lebenwald*, dans les Miſcel. n. c.
g. Dec. 11. an. 2. obſ. 108. rapporte que le tabac
en poudre, choſe à obſerver , dont on parſema à
pluſieurs repriſes un ulcére ichoreux à la cuiſſe
droite d'un homme qui en tombant de chaiſe ſe
l'étoit meurtrie dans cet endroit, que cette poudre
cauſa à toutes les fois le vomiſſement.

§. V.

Le fréquent uſage que font la plûpart du tabac
en poudre, les empêche d'en uſer intérieurement.
Le plus grand nombre des adultes, dans les climats
humides & froids, aiment ſi fort à fumer & à prendre
du tabac en poudre , qu'ils ne paſſent point de mi-
nute ſans en prendre ou ſans fumer , au point qu'ils
aimeroient mieux ſe paſſer de pain ; cependant
s'il eſt permis de dire ce qui en eſt , & ce que confirme l'expérience journaliere , l'uſage du tabac en
médecine eſt ſuſpect; le tabac à fumer, de même que
le tabac en poudre , altere conſidérablement & de
differentes manieres, la ſanté de ceux qui en uſent ,
& nuit beaucoup aux perſonnes ſéches , ſur tout
aux maigres & aux cholériques. En effet , la fumée
de tabac eſt remplie de particules chaudes , fétides ,
empyreumatiques & terreuſes-alkalines plus àcres ,
qui s'engendrent pendant que le tabac brûle , & fait

féparer abondamment la falive en irritant fortement, prive ainfi tout le corps de férofité & l'eftomac (fur tout fi on en ufe un peu avant & après le
manger) d'une liqueur falivaire qui lui eft néceffaire; d'où il arrive que la digeftion actuelle ou
celle qui doit fe faire immédiatement après, eft
confidérablement dérangée : outre cela, elle noircit les dents, difpofe les gencives à une efpéce de
fcorbut, en ce qu'elles faignent facilement, defféche les poûmons, les relâche & les affoiblit, rend
l'haleine puante ; portée peu à peu avec la liqueur
falivaire dans l'eftomac & dans le fang, elle dé-
range l'appétit & la digeftion, fecoue le fang,
affoiblit le cerveau & les nerfs, & jette peu à peu
tout le corps dans le marafme, fait ulcérer les
poûmons, ou caufe quelqu'autre accident fâcheux.

Le tabac mâché, à ce que dit *Ramazzini* dans
fon Traité *de morbis artificum*, ou fumé, ôte l'appétit, de maniere qu'en en ufant on peut faire beaucoup de chemin fans être preffé par la faim &
fans fentir de maux d'eftomac; témoin *Guil. Pifon*,
qui n'éprouva ni faim, ni laffitude, dans un long
trajet qu'il fit dans des déferts, en mâchant du tabac.
Van-Helmont afsûre la même chofe, & il dit que
cela arrive, non parce que le tabac calme l'appétit, comme s'il fatisfaifo.t aux befoins, mais fimplement à ce qu'il empêche de fentir, & en même
tems l'exercice des fonctions, &c.

§. VI.

§. VI.

Le tabac en poudre a bien autant d'inconvéniens que le tabac à fumer. En effet, en remplissant toujours les narines de cette poudre âcre & terreuse, il ne peut se faire autrement que les conduits excrétoires des glandes ne soient obstrués, & que les papilles nerveuses étant insensiblement détruites, l'organe de l'odorat dont elles sont l'instrument immédiat reste sans fonction. Joignez à cela le dommage qu'il cause au cerveau, à l'estomac & aux poûmons qui se trouvent sur tout lésés, parce que l'air qui pénétre les narines dans l'inspiration, transporte les molécules les plus subtiles du tabac & les attire insensiblement dans le poûmon, où non-seulement elles occasionnent ensuite la toux & la difficulté de respirer, mais peuvent encore en déranger le tissu déja endommagé par d'autres causes antécédentes & lui causer une plus grande corruption. On peut se rappeller ici ce que dit *Ramazzini*, sur l'odeur du tabac & le dommage que cause le tabac en poudre. Voici comme il s'en explique. L'odeur & la poussiere volante du tabac, qui sont d'autant plus âcres que le tabac est fin, en entrant par la bouche & les narines de ceux qui en usent, picottent & desséchent considérablement la membrane tendre des poûmons & de la trachée artére, offusquent les esprits animaux du cerveau par leurs mauvaises exhalaisons, & les

émouſſent en que'q ie façon par je ne ſçai quoi de
narcotique qu'elles portent avec elles, corrompent
en même tems le ferment de l'eſtomac en altérant
ſon acide , &c.

§. VII.

Que tout ce que j'ai dit juſqu'à préſent ſur les
mauvais effets du tabac , ne faſſe pas croire que je
ſois d'avis qu'on dût ſe priver de l'uſage du tabac.
Je n'ai ſimplement voulu que faire ſentir , comme
en paſſant , qu'il peut cauſer beaucoup de détri-
ment par l'abus qu'on en peut faire ; car je ſuis
aſſez perſuadé que l'uſage moderé du tabac fumé
& en poudre , eſt fort propre pour diſſiper la pituite du cerveau & toutes les maladies qui en dépendent , de même que celles qui proviennent
d'une trop grande affluence de lymphe âcre &
viſqueuſe ; qu'il produit de très-bons effets dans
la céphalalgie & l'hémi-crânie , le tintement des
oreilles , l'otalgie , l'odontalgie ſéreuſe-catharrale
& rheumatique , même dans l'ophtalmie humide ,
&c. , & particuliérement dans les ſujets qui ont de
l'embonpoint ; pour ne rien dire ici des ſelles que
procure dans la matinée aux perſonnes qui par
habitude fument modérement le matin , & qui par
ce moyen ſe tiennent le ventre libre. Je crois qu'il
ſeroit inutile d'ajoûter rien de plus ſur l'uſage
extérieur du tabac , & qu'il ſuffit d'ajoûter ici qu'on
en applique quelquefois les feüilles vertes ſur les

ulcéres & les playes pour les confolider ; qu'elles entrent aussi en décoction dans les traumatiques & les anthelmintiques externes ; je ne ferois pas trop d'avis qu'on les fît entrer dans les lavemens , parce que je fçai par expérience que leur narcotifme a quelquefois jetté dans l'engourdiffement & l'affoupiffement, après qu'on en a fait ufage.

§. VIII.

On peut parler des fleurs de fureau après le tabac , parce qu'outre leur principe mucilagineux fixe, elles renferment plufieurs parties vaporeufes balfamiques, font émollientes, anodines, hypnotiques & lacti-feres. On les fait ordinairement bouillir avec du lait pour prendre intérieurement. On les applique extérieurement , cuites dans de l'eau ou du lait , fur les parties douloureufes, convulfées & defféchées plus qu'il ne faut , en forme d'épithémes & de cataplafmes ; elles entrent auffi fort fouvent dans les lavemens émolliens & paregoriques.

CHAPITRE IV.

Du Saffran.

§. I.

PAr faffran nous n'entendons pas ici parler de la plante entiere, mais fimplement des étamines rouges , aromatiques, un peu ameres , très-odorantes de la fleur du vrai faffran qui fleurit en automne. On l'apportoit autrefois d'Egypte & de quelqu'autres régions Orientales fujettes du grand Turc & du Sophi de Perfe ; & on eftimoit par-deffus toutes les autres efpéces le corycéen, qui croît dans les montagnes Coryque & Olympe, & le cyrænaique. On en plante abondamment de nos jours dans differens endroits de l'Europe, en Angleterre par exemple, en France, en Bohême, en Italie, en Efpagne, en Auftrie, &c., & on le fub-ftitue à l'Oriental. Celui d'Angleterre eft fort bon, & on fe fert plus fouvent de faffran d'Auftrie. On le falfifie d'ordinaire en le mêlant de fleurs de faffran fauvage, de balauftes, &c. Il faut donc pour l'ufage qu'on en doit faire en médecine, choifir les filamens plus larges, odorans, rouges, frais, un peu fléxibles, gras au toucher, un peu fecs & faciles à rompre. Il faut au contraire rejetter les filets blanchâtres, jaunâtres, arides, grêlés, diffi-ciles à rompre & un peu odorans.

§. I I.

Les étamines font remplies de principes fort actifs & très-finguliers. Elles ont en effet beaucoup de particules très-mobiles & fort odorantes, hui-leufes-fpiritueufes, qui paffent facilement par la diftillation avec l'eau & l'efprit de vin, & com-muniquent à ces liqueurs d'excellentes vertus. On n'apperçoit cependant jamais l'huile étherée fub-ftantielle, à moins qu'on ne faffe diftiller au moins

une livre de faffran à la fois. On dit qu'une livre
a rendu environ un gros & demi d'huile étherée
très-pénétrante & fort odorante. Les principes fixes
réfineux-gommeux encore remplis du principe
fpiritueux , font très-tendres & fi bien mêlés enfemble , qu'on peut les féparer entiérement avec
un menftrue fpiritueux ou aqueux. L'extrait fpiritueux un peu épaiffi par le moyen de la diftillation ,
a extérieurement l'air d'une huile fort rouge , a
beaucoup d'odeur & un goût amer , aromatique ,
très-pénétrant , peut néanmoins fe mêler promptement & fans qu'il s'en précipite rien avec l'efprit,
l'huile & l'eau. C'eft là pourquoi Boerhaave, après
avoir décrit plus amplement la préparation , dit ;
cette expérience admirable nous fait voir une
nouvelle efpéce de matiere , qu'on peut à peine
appeller huile, efprit, gomme, réfine, gomme-
réfine ; cependant ce n'eft pas de la cire ni un
baume , ce ne peut donc être que quelque chofe
de fingulier , huileux-fpiritueux , &c. Quoiqu'il
en puiffe être , une once de faffran bien choifi a
fourni fix gros & demi d'une fubftance foluble ,
plus gommeufe que réfineufe. Des filamens blanchâtres & inertes , en grande partie terreux , donnent le refte du poids. Sa vertu médicinale dépend
uniquement de fon principe huileux-fpiritueux
très-mobile & très-odorant ; par conféquent la
fubftance la plus fixe qui en a été dépoüillée par

une longue exhalaison, n'a plus de vertus remar‑
quables.

§. I I I.

Ce n'est pas d'aujourd'hui qu'on met le saffran
au nombre des meilleurs médicamens; car les
Anciens l'estimoient si fort, qu'ils l'appellerent
Aroph, c'est-à-dire, aromat des Philosophes, &
végétal, médecine de la tristesse, &c. Ces vertus
sont si égayantes, dit Boerhaave, qu'un trop fré‑
quent usage fait presque toujours rire : mais en en
usant modérément, il rend l'humeur jolie. Il teint
l'urine d'une couleur assez jaune. On lui donne
aussi la vertu de détruire la disposition à la pierre,
c'est là ce qui le fait regarder comme un excellent
lithontrifique, le vrai aroph de paracelse, &c. Ce ne
sont pas encore là tous les éloges qu'on peut faire
du saffran ; mais differens Ecrivains nous l'annon‑
cent encore, à juste titre & d'après de nombreuses
expériences, comme un médicament actif, hyp‑
notique, sédatif, anodin, apéritif, pectoral, car‑
diaque, anti-spasmodique, stomachique, carmi‑
natif, utérin & traumatique, & par conséquent si
utile dans les trop grandes insomnies, la cachéxie
vulgaire & l'ictéritie, la toux, la difficulté de res‑
pirer, les palpitations & le tremblement de cœur,
la lipothymie, les douleurs errantes, la cardialgie,
la colique, la dispepsie, les vents, les fièvres in‑
termittentes, la diarrhée, la lienterie, la céliaque,

la dyſenterie, la paſſion hyſtérique, l'obſtruction des régles & des vuidanges, l'accouchement diffi- cile, la détenſion de l'arriere-faix, l'engourdiſſe- ment vénérien, les ulcéres, &c., toutes les fois que les cauſes ſpécifiques de ces maladies & d'au- tres ſemblables, demandent des remédes remuans, dilatans, & en même tems des confortatifs plus forts & plus chauds.

§. I V.

Sa vertu utérine l'emporte ſur les autres, & l'expérience journaliere non-ſeulement la confir- me, mais encore *Herdodt* l'a appuyée d'une expé- rience ſinguliere. Voici comment. Il donna à une chienne pleine de trois ou quatre mois, pendant tout le reſte de ſa groſſeſſe, des alimens & des boiſſons, tout teints de ſaffran, juſqu'au derniers huit jours qui reſtoient de ſa portée ; & dans les trois derniers jours, il mit deux & même trois gros de ſaffran dans les boüillons qu'il lui fit prendre. Enfin un peu avant que la chienne fit ſes petits, il l'étrangla, ouvrit la matrice, & trouva la liqueur de l'amnios toute jaune, & les petits chiens mar- quetés de taches jaunes, blanchâtres dans quelque endroits ; ce qu'il y a de remarquable, c'eſt que le chyle dans les vaiſſeaux lactés étoit blanc comme à l'ordinaire.

§. V.

On peut faire uſer du ſaffran intérieurement

depuis un demi jufqu'à 2, 3, 4, 5 grains, fans en donner une plus grande quantité, de crainte de caufer une trop grande expanfion dans le fang & même de l'engourdiffement, fur tout dans les perfonnes féches, bilieufes & pléthoriques ; pour empêcher auffi d'autres mauvais effets, comme la folie, les ris déplacés, les hémorrhagies exorbitantes, &c. On le met au nombre des fortifians ; des répercuffifs & des anodins extérieurs, & on le fait entrer très-fouvent en petite quantité dans les fermentations, les cataplafmes, les épithemes, les emplâtres, les onguens & les fachets balfamiques, dont les uns s'appliquent fur les membres douloureux, affoiblis, paralytiques, & les autres fur les parties édémateufes ou attaquées d'éréfypele. On l'ajoûte auffi quelquefois aux collyres pour la foibleffe de la vûe, la petite vérole, &c., & il entre dans différentes autres préparations.

CHAPITRE V.

De l'Opium.

§. I.

L'Opium eft le fuc d'un pavot Oriental, épaiffi, gommeux-réfineux, diurufcule, après avoir été entiérement defféché, d'une couleur verdâtre ou jaune, ou rouffe noirâtre, d'un goût âcre & amer, d'une odeur forte & très-*nofeufe*.

§. I I.

On le diftingue en opium fin & en groffier ou
meconium, par rapport à fa pureté & à fa bonté ;
en Thébaïque & en Indien , eu égard à fa patrie.
Le thébaïque qui fe tire de la tête des pavots qui
croiffent en Egypte aux environs du Caire & dans
les pays voifins, eft bien fupérieur en fubtilité & en
vertus à celui qui fe tire du pavot qui croît dans
l'Inde ftrictement dite , la Perfe & les differentes
autres Provinces de la Turquie ; & le plus fin de
cette efpéce que les habitans appellent *Affion* (c'eft
l'affium) eft bien meilleur que le meconium ap-
pellé pouft par les Indiens ; le fin ne fe tire pas en
grande quantité, & le laiffe s'écouler de lui-même
des têtes incilées des pavots que les Egyptiens, les
Indiens & les Perfes font femer dans leurs champs,
puis on le laiffe s'épaiffir à l'air & à la chaleur du
foleil. Le meconium fe tire par expreffion non-
feulement de la tête , mais même des tiges & des
feüilles remplies de fuc laiteux, que l'on fait enfuite épaiffir ; ou même on fait boüillir la plante
dans l'eau , puis on fait évaporer la décoction. On
tranfporte rarement en Europe le meconium qu'on
a fimplement tiré des têtes de pavots , & on ne
trouve gueres dans nos boutiques que le meconium
le plus vil.

Ce fuc fe tire en Perfe , comme le dit *Kampfer*
dans fes *Amænit. exot.* , pendant l'été, en faifant des

incifions aux têtes les plus proches de leur maturité.
Le coûteau duquel on fe fert pour cet effet, eſt
garni de cinq lames, qui d'un feul coup fait cinq
incifions paralleles. Le lendemain on emporte avec
un linge le fuc qui en fort, & on l'exprime dans un
vaiſſeau qu'on porte devant foi. On fait enfuite
d'autres incifions d'un autre côté de la tête du
pavot pour en faire pareillement fortir le fuc. On
eſt quelquefois obligé de faire plufieurs fois cette
moiſſon dans un même champ, fuivant que les têtes
font plus ou moins groſſes. On a coutume d'ôter
quelques-unes des têtes des pieds de pavots qui en
ont trop, par ce moyen les autres deviennent plus
groſſes & fe rempliſſent d'un fuc plus efficace. La
premiere cueillette qui s'appelle *Gobaar*, eſt bien
meilleure, récréée bien mieux le cerveau, & elle eſt
d'une couleur blanchâtre ou d'un jaune pâle. La
feconde donne un fuc bien inférieur en vertus &
en prix au premier ; il eſt ordinairement d'une
couleur obſcure, & il a peu d'efficace. Voici comme fe prépare l'opium. On l'humecte avec un peu
d'eau, puis on le meut & remue continuellement
& avec force avec une groſſe fpatule de bois dans
un plat de bois, juſqu'à ce qu'il ait la confiſtance,
la ténacité & l'éclat de prix très-travaillé, &c.

§. III.

Une douce analyſe chymique fait voir que l'o-
pium eſt compoſé de parties terreuſes, aqueuſes,

salines, gommeufes & réfineufes; puis il eft pur
& excellent , plus il a de parties gommeufes
& moins réfineufes. Les parties gommeufes-
réfineufes font la matrice du principe vaporeux
très-mobile , & le tout eft fi bien mêlé par le
moyen des particules falines, qu'il n'eft gueres
poffible d'extraire avec l'efprit de vin la feule
partie réfineufe , & avec l'eau la partie gommeufe
feule ; néanmoins fuivant les expériences de
l'exact *Neumann* , les parties réfineufes font en
plus grande quantité que les gommeufes. En effet,
quatre onces d'opium commun, extraites d'abord
avec d'excellent efprit de vin , puis avec l'eau fimple , donnerent trois onces & quatre fcrupules de
fubftance plus réfineufe que gommeufe , & quatre
fcrupules de fubftance gommeufe , de maniere
qu'après le double extrait qu'il en fit, il ne refta
plus que fept gros & un fcrupule d'une terre in-
diffoluble & inerte. En faifant ces extraits dans un
ordre renverfé, fur une pareille quantité d'opium ,
il tira d'abord avec l'eau deux onces cinq gros &
un fcrupule de fubftance plus gommeufe que réfineufe , & avec l'efprit de vin trois gros & un fcrupule de fubftance purement réfineufe.

§. IV.

Les parties réfineufes ont un double extrait cru ;
les unes font en effet d'une confiftance plus dure, &
affez femblables aux réfines vulgaires ; les autres

font plus onctueufes & plus liquides, prefque comme du baume. Les premieres font rélativement plus fixes & plus lentes dans leur génération. Les autres font plus remplies du principe vaporeux & douées conféquemment d'une plus grande volatilité , & de vertus plus promptes & plus actives ; c'eft là pourquoi quelques grains de cette fubftance donnés à un chien , qui d'ailleurs avale impunément un gros d'opium , le tuent ; d'une livre d'opium , on en tire environ trois gros , & elle s'éleve ordinairement fous la forme d'une matiere onctueufe & écumeufe à la furface de l'eau , dans laquelle on a fait boüillir l'opium. Les parties falines dont nous avons auffi parlé , font âcres & acides : en effet , l'opium crud eft d'un goût amer & fi âcre, que fi on le tient quelque tems dans la bouche , il ulcére la langue & le palais , & produit quelquefois une légere inflammation de l'eftomac. Elles font fi intimement mêlées avec le refte , qu'il eft très-difficile de les féparer, & il y a peu de perfonnes qui ayent obfervé de vrais criftaux falins dans les diffolutions d'opium. C'eft néanmoins à ces particules qu'on doit rapporter la principale caufe qui fait précipiter la folution aqueufe de l'opium au moyen des fels alkalis fixes & volatils, & que la fubftance réfineufe & gommeufe ne peuvent exactement fe féparer de leur mixte.

§. V.

L'opium corrigé & suffisamment purifié, c'est-à-dire, débarrassé de ses parties terreuses-résineuses épaisses & superflues, doit avec raison se rapporter aux plus puissans sudorifiques, anodins, hypnotiques & sédatifs. On ne le corrige point, comme j'en ai averti dans le premier Chapitre, en le grillant, ni avec les sels alkalis, les aromates & autres semblables ingrédiens ; mais on y réussit très-bien en le faisant infuser & digérer à froid , ou même en le faisant cuire doucement avec de l'eau simple pure ou avec du vinaigre distillé , du suc de citron , de limon , de coine , de la crême de tartre , ou quelqu'autre aigrelet ; & si on veut encore le tempérer davantage , je crois qu'il seroit à propos de le faire fermenter doucement après l'avoir épuré. Lorsqu'on l'a fait cuire doucement dans l'eau , ou qu'on l'y laisse infuser & digérer à froid pendant quelque tems , les parties gommeuses mêlées des résineuses les plus tendres , font les seules qui se dissolvent, les terreuses-résineuses les plus grossieres restent dans le fond sans se dissoudre ; la portion la plus virulente , la plus empreinte de l'esprit fongeux , s'éleve à la surface , comme j'ai observé ci-devant , de maniere qu'on peut l'enlever avec une cueiller ; les autres parties se séparent des parties résineuses-gommeuses les plus pures , par la filtration & par la colature.

§. VI.

L'extrait préparé , comme nous l'avons dit ci-
deſſus , entre dans les pilulles , les électuaires &
autres ſemblables compoſitions ; ou bien on le fait
prendre en forme de teinture , diſſous dans de
l'eſprit de vin très-rectifié , ou ce que j'aimerois
mieux encore , dans l'eſprit de nitre ou de ſel dulcifié. En Pruſſe on le fait prendre depuis la huitié-
me partie juſqu'à 1 , 2 , 3 , 4 grains. Dans les pays
Orientaux , à ce que rapportent *Cleyer* , *Kampfer*
& pluſieurs autres , on le prend depuis un ſcrupule
juſqu'à un gros ſans en être ſenſiblement incommodé. On doit ſans doute attribuer cet effet au
caractere plus doux du meilleur opium , à la tranſpiration plus facile & plus conſidérable dans ces
pays chauds , & à l'uſage journalier que les habitans font de cette drogue. On commence d'abord
par de petites doſes ; on les augmente peu à peu ,
en ſuivant la méthode de bûveurs d'eau de vie ou
de ceux qui aiment à fumer du tabac. Un peu de
fumée de tabac cauſe d'abord à ceux qui n'y ſont
pas habitués des accidens violens , ſçavoir , le vertige , l'yvreſſe , la douleur de tête , le vomiſſement,
le tremblement des membres , &c. ; tous accidens
qui ſe diſſipent dans ceux qui y ſont habitués , à
moins qu'ils n'en faſſent débauche , au point que
quelques-uns peuvent fumer une demi-journée
ſans en être incommodés. On ſçait outre cela, que

les Européens qui habitent les pays froids , prennent une grande quantité d'opium fans en être fenfiblement incommodés , une fois qu'ils y font habitués. *Gabriel Clauder* dit avoir vû un homme qui prenoit tous les jours en trois fois 40 ou 50 grains d'opium , & cela pendant 18 mois au plus.

Il ne faut cependant pas prendre ceci à la lettre ; car quoique les gourmands d'opium ne fe fentent en aucune façon incommodés lorfqu'ils en prennent beaucoup , ni après en avoir fait ufage , cependant Kæmpfer rapporte que lorfqu'ils en font débauche pendant long-tems , ils en périffent. L'opium , dit-il, qui eft mortel aux Européens , fi on leur en fait prendre plus d'un grain , eft fi familier aux peuples de ces contrées , que plufieurs en prennent un gros fans danger ; l'abus que l'on en fait ou le trop long ufage , caufe bien des accidens : en effet, il maigrit , abbat les forces , rend trifte & hébété ; c'eft auffi là pourquoi on voit les grands mangeurs d'opium dormir à table comme des fouches fans parler , &c.

CHAPITRE VI.
De la graine de Pavot.
§. I.

LES femences de pavot font menues , foudées , d'un goût doucinâtre , d'une couleur blanchâtre , noirâtre ou grife. On les tire des têtes mures & féches. Les blanchâtres font préférables aux noirâtres & aux grifes, c'eft ce qui les fait employer plus fréquemment en médecine.

§. I I.

La fubftance doucinàtre laiteufe dont elles font fournies, eft compofée de parties terreufes-réfineufes-gommeufes & onctueufes-huileufes. C'eft dans cette huile onctueufe, qui renferme plus que les autres parties conftitutives du principe mobile vaporeux, que confifte la vertu médicinale ; elle fait blanchir l'eau fimple dans laquelle on triture ces femences ; c'eft là pourquoi on l'en fépare par expreffion, pour produire tout l'effet qu'on attend de la femence.

§. I I I.

On fait ordinairement de ces femences des émulfions avec des eaux diftillées, que l'on regarde enfuite comme de doux hypnotiques anodins, fédatifs & adouciffans, que l'on fait prendre fouvent avec fuccès dans differentes maladies, l'enrhouëment, la toux âcre, l'hémoptifie la pthyfie, la dyffurie, la pierre, la dyfenterie & même dans l'agrypnie fébrile. Quelquefois auffi on en fait un épithéme pour appliquer au front, dans la céphalalgie & les infomnies trop longues. On fe fert rarement de l'huile qu'on en tire, comme d'un reméde extérieur : on l'ajoûte fouvent aux onguens anodins.

Fin de l'onzième Section & du premier Volume.

www.ingramcontent.com/pod-product-compliance
Lightning Source LLC
LaVergne TN
LVHW011229170726
843501LV00002B/425